W0062152

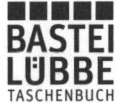

BASTEI
LÜBBE
TASCHENBUCH

Über die Autoren:

Prof. Dr. rer. nat. Frank Mußhoff ist im In- und Ausland als Sachverständiger vornehmlich für Polizei, Staatsanwaltschaften und Gerichte tätig. Er studierte Biologie in Düsseldorf, wo er 1990 in das dortige Institut für Rechtsmedizin eintrat und promovierte. 1996 übernahm er die Leitung der Forensischen Toxikologie am Institut für Rechtsmedizin in Bonn. Seit Januar 2013 ist er einer der beiden Leiter des Forensisch Toxikologischen Centrums München. Er ist Mitglied nationaler wie internationaler Fachgesellschaften und Autor von mehr als 170 Fachaufsätzen, zahlreicher Buchbeiträge sowie Mitherausgeber von Fachbüchern rund um die Forensische Toxikologie.

Dr. rer. nat. Cornelius Heß ist seit 2013 Leiter der Abteilung Forensische Toxikologie am Institut für Rechtsmedizin der Universität Bonn. Nach dem Studium der Pharmazie in Bonn arbeitete er im Rahmen seiner Diplomarbeit am Institut für Biochemie und Dopinganalytik der Deutschen Sporthochschule Köln. Während seiner Promotion beschäftigte er sich mit dem Nachweis von Insulin – als Gift eingesetzt gilt dieses noch immer als schwer aufspürbar.

Frank Mußhoff
Cornelius Heß

MORDSGIFTE

Ein Toxikologe berichtet

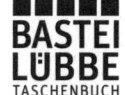

BASTEI
LÜBBE
TASCHENBUCH

BASTEI LÜBBE TASCHENBUCH
Band 60803

1. Auflage: Juli 2014

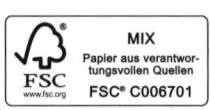

Originalausgabe
Copyright © 2014 by Bastei Lübbe AG, Köln
Textredaktion: Dr. Katharina Theml, Wiesbaden
Umschlaggestaltung: Christin Wilhelm, www.grafic4u.de
Satz: hanseatenSatz-bremen, Bremen
Gesetzt aus der Minion Pro
Druck und Verarbeitung: CPI – Ebner & Spiegel, Ulm
Printed in Germany
ISBN 978-3-404-60803-4

Sie finden uns im Internet unter
www.luebbe.de
Bitte beachten Sie auch: www.lesejury.de

Inhalt

Was macht ein forensischer Toxikologe?
Eine persönliche Einleitung

»Suff, Sex, Gewalt und Drogen, damit verdienen wir unser Geld«, meinte einmal ein befreundeter Kollege und hat damit gar nicht so unrecht. Denn wir forensische Toxikologen haben es tagtäglich mit den eher unschönen Auswirkungen des Alkohol-, Drogen- oder Medikamentenkonsums, mit K.-o.-Mittel-Gaben bei Vergewaltigungen sowie selbstverständlich mit Giftmorden, Selbstmorden mit Gift oder unglücklichen Unfällen mit Gifteinwirkung zu tun.

Wie bin ich da hineingeraten? Im Frühjahr 1990 betrat ich zum ersten Mal ein Institut für Rechtsmedizin. Ich stand an der Heinrich-Heine-Universität Düsseldorf gerade kurz vor der Fertigstellung meiner Diplomarbeit am Ende meines Biologie-Studiums und nun vor der Frage, wie es weitergehen sollte. Eigentlich wollte ich die Universität verlassen und endlich etwas »Handfestes« tun, wobei mich die Toxikologie bereits da schon sehr interessierte. Dann hörte ich per Zufall, dass in der chemisch-toxikologischen Abteilung der Rechtsmedizin Düsseldorf eine Stelle frei werden sollte, und nach einem kurzen Anruf bekam ich gleich die Einladung, doch einmal persönlich vorbeizukommen. Über das, was dort wirklich gemacht wurde, wusste ich noch nicht viel.

Der Besuch verlief überraschend. Vom Leiter der Abteilung, Prof. Dr. rer. nat. Thomas Daldrup, wurde ich an der Tür empfangen, und dann ging es nicht etwa in sein Büro, sondern ich wurde sogleich durch die Labore und Gänge geführt. Am Ende des Labortraktes befanden wir uns in einem kleinen Flur, in dem es ziemlich stark roch. »Wir haben eben nicht immer mit den frischesten Leichen zu tun«, meinte Thomas Daldrup mit einem Grinsen, und ich erfuhr, dass einer der beiden Sektionssäle des Institutes sich nur durch eine Holztür getrennt auf dem ersten Stock direkt neben dem Laborbereich befand. Natürlich ließ ich mir nichts anmerken und machte auf cool. Ich habe nie erfahren, ob auch das dazu beigetragen hat, dass ich zwei Tage später die Zusage auf eine Stelle mit der Möglichkeit zu einer naturwissenschaftlichen Promotion erhielt. Bis heute habe ich an einigen Leichenöffnungen teilgenommen, und es sind gar nicht die Bilder, sondern vielmehr die Gerüche, die mir immer am meisten zu schaffen machen.

Jedenfalls begann ich im Sommer 1990 in der Düsseldorfer Rechtsmedizin, und von Anfang an war ich Feuer und Flamme für alles, was sich mir dort bot. Ich beschäftigte mich nicht nur mit meiner eigenen Doktorarbeit, sondern versuchte möglichst viel in der täglichen Routine mitzuarbeiten und mitzubekommen. Ich entwickelte erste Methoden zum quantitativen Nachweis von Drogen in Körperflüssigkeiten, las mir die Fallgeschichten durch und diskutierte nach Abschluss der Analysen die Fälle mit meinem Lehrer und heutigen Freund Thomas Daldrup. So bekam ich direkt einen Gesamteinblick in das Fach und konnte von Anfang an reichlich Berufserfahrung sammeln. Und bereits 1996 wurde mir die Leitung des chemisch-toxikologischen Labors der Rechtsmedizin in Bonn angetragen.

Aber zurück zu Suff, Sex, Gewalt und Drogen. Was macht ein forensischer Toxikologe überhaupt, und wie ist ein Institut für Rechtsmedizin in der Regel aufgebaut?

Die Leitung als Institutsdirektor liegt natürlich in der Hand eines Rechtsmediziners, ist das Fach doch auch in aller Regel den Medizinischen Fakultäten einer Universität zugeordnet. In einem Institut für Rechtsmedizin finden sich dann zumeist drei Hauptabteilungen.

Da ist zum einen das, was alle aus vielen Berichten und dem Fernsehen kennen, die Forensische Medizin. Zu den Aufgaben der Forensischen Medizin zählen Obduktionen inklusive Folgeuntersuchungen an Gewebeschnitten (Histologie), Leichenschauen, Leichenfundorteinsätze sowie körperliche Untersuchungen von Geschädigten oder Tätern und die Erstattung medizinischer Gutachten auf Aktenbasis. Als weitere Abteilung gibt es in der Regel die Forensische Genetik. Ihr wichtigstes Arbeitsgebiet ist die Untersuchung biologischer Spuren insbesondere von Fund- beziehungsweise Tatorten und deren Zuordnung zu Personen, um schwere Straftaten aufzuklären. Des Weiteren geht es um die Identifizierung unbekannter Toter sowohl in Einzelfällen als auch bei der Identifizierung von Opfern von Massenkatastrophen (z. B. Naturereignisse, Terroranschläge) und Kriegen. Letztendlich gehört auch der einfache Vaterschaftstest zu den Aufgabengebieten der Forensik.

Als dritte Einheit ist die Forensische Toxikologie zu nennen. Hier sind in der Regel ebenfalls Naturwissenschaftler tätig, also Chemiker, Pharmazeuten, Lebensmittelchemiker oder, so wie ich, Biologen. Der Begriff »Toxikologie« geht auf die griechischen Worte »Gift« (τοξικόν – toxicon) und »Lehre« (λόγος – logos) zurück; die Toxikologie beschäftigt sich allgemein mit der Erforschung der Wirkungsweise von Giften zur Diagnostik und Therapie von Vergifteten. »Forensisch« leitet sich vom lateinischen Wort »forum« (Marktplatz) ab, da Gerichtsverfahren, Urteilsverkündungen und Strafvollzug im antiken Rom öffentlich und zumeist auf dem Marktplatz durchgeführt wurden. Unter »Forensischer Toxikologie« versteht man dann ganz allgemein die Vergiftungslehre in ihrer Beziehung zur Rechtsordnung, das heißt in strittigen Rechtsfragen im Straf-, Zivil-, Verwaltungs- oder Versicherungsrecht bei Lebenden oder Verstorbenen.

Hier denken die meisten dann natürlich an die Leichentoxikologie nach Giftmorden sowie Tötungen und Selbsttötungen oder Unfällen mit Giften. Das war natürlich unser ursprüngliches Arbeitsgebiet, wenngleich die Leichen heute nur noch einen Teil der Untersuchungsfälle ausmachen.

Doch mittlerweile überwiegen Untersuchungen an Proben von Lebenden eindeutig. Da haben wir zum einen die Personen, die unter Alkohol-, Drogen- oder Medikamenteneinfluss am Straßenverkehr teilnehmen und damit eine Ordnungswidrigkeit oder Straftat begehen können. Deren Blutproben werden in forensisch-toxikologischen Laboren, zumeist in einer Rechtsmedizin, untersucht. Dann haben wir die Personen, die unter dem Einfluss von solchen zentral wirksamen Substanzen Straftaten begehen, aber vielleicht so stark beeinträchtigt sind, dass zu prüfen ist, ob ihre strafrechtliche Verantwortung noch (vollständig) gegeben war oder sie als (vermindert) schuldfähig anzusehen sind. Ferner gibt es die Verabreichung von K.-o.-Mitteln, um Personen gefügig zu machen oder außer Gefecht zu setzen. Ein stetig wachsendes Feld sind die Eignungsuntersuchungen. So bedarf es zum Beispiel nach einer Drogenfahrt des Nachweises einer Drogenabstinenz über einen bestimmten Zeitraum, um den Führerschein zurückzubekommen. Manche Institutionen untersuchen auch sichergestellte Drogen auf ihre Wirkstoffe beziehungsweise Wirkstoffgehalte, obwohl dies vornehmlich Aufgabe der Kriminalämter ist. Aufgrund der vorhandenen instrumentellen Ausstattung und der Fachkenntnis werden in forensischen Laboratorien gerade der rechtsmedizinischen Universitätsinstitute häufig auch die chemisch-toxikologische Analytik und die fachspezifische Beratung für die Klinische Toxikologie durchgeführt. Per Kurier erhalten wir aus Kliniken Proben von Personen mit Verdacht auf eine Vergiftung und analysieren sie im Rahmen eines Notfallprogramms, um behandelnde Ärzte schnell bei ihrer Diagnose und Behandlung zu unterstützen.

Unsere Arbeit ist ungeheuer vielfältig, und das macht das Spannende daran aus. Früher hielten sich Rechtsmediziner nicht selten Naturwissenschaftler quasi als Messknechte, um die im Labor erhaltenen Befunde dann als Arzt nach außen zu vertreten. Zum Glück bin ich auf keiner meiner Stationen in so eine Situation geraten. Ich kenne rechtsmedizinische Institute so, dass Ärzte und Naturwissenschaftler auf Augenhöhe in der täglichen Fallarbeit miteinander umgehen und gerade dieses Interdisziplinäre ein rechtsmedizinisches Institut ausmacht. Medizinische und naturwissenschaftliche Aspekte werden so gleichermaßen berücksichtigt, man arbeitet Hand in Hand an einem Fall zusammen, und man lernt dabei täglich voneinander.

Bei der forensischen Toxikologie steht natürlich zunächst die Analytik von biologischen Proben im Vordergrund. Dazu bedarf es eines gewissen chemischen wie technischen Verständnisses. Zu bedienen sind modernste Analysesysteme, und man hat sich ständig auf dem aktuellen Stand zu halten, was neue Möglichkeiten und Methoden betrifft. Aber unsere Arbeit ist bei weitem nicht mit dem Abschluss der Analysen beendet. Denn dann gilt es, die erhaltenen Befunde in ihren ganz individuellen Zusammenhang einzuordnen, zu interpretieren und schließlich ein Sachverständigengutachten zu verfassen. Wir erhalten daher nicht nur irgendwelches Probenmaterial, sondern zusätzlich umfangreiche Informationen zum gesamten Fall. Das können polizeiliche Berichte sein oder auch die gesamte Ermittlungsakte der Staatsanwaltschaft. Wir haben sämtliche Anknüpfungspunkte und Hintergründe zu berücksichtigen und in unser Gutachten einfließen zu lassen. Zunächst wird in der Regel ein schriftliches Gutachten verfasst, nicht selten müssen wir die Befunde aber auch bei einer späteren Gerichtsverhandlung als Sachverständige vertreten. Dann sitzen wir neben der Staatsanwaltschaft, haben wie das Gericht, die Verteidigung und die Staatsanwaltschaft ein Fragerecht bei der Anhörung Beschuldigter wie auch der Zeugen und erstatten dann nach Abschluss der Beweisaufnahme unser mündliches Sachverständigengutachten. Im Anschluss daran stehen wir noch dem Gericht, der Verteidigung und der Staatsanwaltschaft für Fragen zur Verfügung, bevor es zu den Plädoyers und schließlich zum Urteil kommt.

Und das ist das, was mich so begeistert. Man hat nicht nur die Laborarbeit, sondern lernt die Hintergründe und Menschen zu den Fällen kennen. Dabei bleibt einem nichts Ungewöhnliches fremd. Neben unseren analytischen Kenntnissen ist natürlich ein umfangreiches Wissen um die Wirkungen giftiger Substanzen von Bedeutung, aber auch juristische Kenntnisse sind notwendig, um dem Gericht hilfreich sein zu können. Schließlich geht es doch darum, die Voraussetzungen zur Einordnung eines Falles zu diesem oder jenem Paragraphen zu kennen. Nicht selten stellen die verschiedenen Beteiligten Dinge unterschiedlich dar, und man muss Aussagen und weitere Beweise, zum Beispiel auch Analyseergebnisse, zu einem Gesamtbild zusammenfügen. Wir als Sachverständige können uns dann zu den Wahrscheinlichkeiten äußern, ob eher die eine oder die andere Version unter Berücksichtigung aller Anknüpfungspunkte stimmen könnte. Eine abschließende Bewertung, man spricht dann auch von einer Würdigung, nehmen wir Sachverständige natürlich nicht vor, denn dann würden wir als befangen gelten. Die Würdigung und damit verbunden die Urteilsfindung sind einzig und alleine die Sache des Gerichts.

An universitären Einrichtungen kommt zu diesen Aufgaben zusätzlich noch die Lehre, das heißt Studentenunterricht, und die Forschung. Ich selbst unterrichte in Bonn immer noch in vier Fakultäten, in der Medizinischen, der Mathematisch-Naturwissenschaftlichen, der Landwirtschaftlichen und Juristischen Fakultät, wobei die Toxikologie natürlich auch für die Studenten ein spannendes und interessantes Fach ist. Forschungsarbeiten betreffen nicht nur die Erarbeitung neuer Analysemethoden, sondern auch die Wirkungsweisen neuer Gifte oder pathophysiologische Grundlagen der Suchtentstehung, um nur einige Beispiele zu nennen. Mich hat dabei immer die direkte Anwendbarkeit unserer Forschung auf aktuelle Problemstellungen begeistert, für reine Grundlagenforschung wäre ich zu ungeduldig.

Kommen wir noch einmal zurück zu dem originären Gebiet der Leichentoxikologie, trägt dieses Buch doch den Titel »Mordsgifte«. Stirbt ein Mensch, so hat eine ärztliche Leichenschau zu erfolgen. Dabei soll unter anderem der Tod sicher festgestellt werden, ferner die Identität des Verstorbenen, der Todeszeitpunkt und schließlich, ob Anhaltspunkte für einen nicht-natürlichen Tod bestehen oder sich nicht sicher ausschließen lassen (Todesart) und wodurch der Tod eingetreten ist (Todesursache). Bei nichtnatürlicher oder ungeklärter Todesart sind die Ermittlungsbehörden einzuschalten, und gegebenenfalls kommt es dann zu einer gerichtlichen Obduktion und eventuellen Folgeuntersuchungen, auch chemisch-toxikologischen. Über die Qualität der ärztlichen Leichenschau in Deutschland wurde schon viel geklagt, nicht zuletzt, da jeder Arzt ohne spezifische Ausbildung als Leichenbeschauer tätig sein kann. Und hier muss ich als Toxikologe natürlich auf ein ganz spezielles Problem hinweisen. Denn für eine Vergiftung charakteristische Leichenschaubefunde, also äußerlich wahrnehmbare typische Veränderungen, sind selten beziehungsweise nur in Ausnahmefällen zu erkennen. Auch zuvor schwerkranke Personen könnten selbstverständlich vergiftet worden sein, ohne dass bei einer Leichenschau Hinweise darauf zu erlangen sind. Insofern ist das vielleicht eine Erklärung dafür, dass Giftmorde heutzutage relativ selten zu verzeichnen sind. Wahrscheinlich wird in einer Vielzahl solcher Fälle gar kein Verdacht geschöpft und keine Ermittlungsbehörde eingeschaltet, sodass eine hohe Dunkelziffer zu vermuten ist. Generell ist zu bemängeln, dass in Deutschland per se die Sektionsquote mit unter fünf Prozent aller Verstorbenen im Vergleich zu anderen Ländern sehr niedrig liegt. Während klinische Sektionen bei Todesfällen aus natürlicher Ursache stetig zurückgehen, bleiben die gerichtlichen Obduktionen mit circa zwei Prozent der Sterbefälle relativ konstant. Bei diesen zwei Prozent an Sterbefällen mit gerichtlicher Leichenöffnung werden circa zu einem Drittel dann chemisch-toxikologische Untersuchungen angeordnet. In England und Wales wird bei zweifelhafter oder unnatürlicher Todesursache ein speziell ausgebildeter Untersuchungsbeamter, ein Coroner, eingeschaltet. Immerhin 46 Prozent der Todesfälle landen bei ihm, und in circa 20 Prozent der Fälle erfolgt dann eine Obduktion.

Neben diesen strukturellen Problemen bei der Leichenschau treten immer mehr Probleme bei der Finanzierung rechtsmedizinischer Institute in Deutschland auf. Es wird Personal eingespart, es wird nicht mehr in moderne Analysegeräte investiert, und überall regiert der Rotstift. So sind immer mehr Standorte bedroht und werden regelrecht ausgeblutet, indem Stellen nicht wiederbesetzt und notwendige Neugeräte mit dem Hinweis auf angebliche Defizite einfach nicht beschafft werden. Ob das zur Rechtssicherheit beiträgt?

Ich wollte so nicht weiterarbeiten und habe mich daher 2013 dem Forensisch Toxikologischen Centrum in München angeschlossen, das alle Tätigkeiten eines forensisch-toxikologischen Labors von der Leichentoxikologie bis zu den Eignungsuntersuchungen privatwirtschaftlich anbietet, und das mit den jeweils modernsten Analysegeräten und neuesten Methoden. Nicht zuletzt durch enge Kooperation mit Hochschulen sind wir zudem weiterhin auch wissenschaftlich tätig, bilden Nachwuchs aus und bieten sogar Promotionsmöglichkeiten.

In »Mordsgifte« verfolge ich zwei Ziele: Zum einen möchte ich natürlich eine Reihe eigener Fälle vorstellen, die mir in meiner bisherigen Zeit als forensischer Toxikologe begegnet sind. Zum anderen ist es mir ein Anliegen, die Vielfalt von Giften und Vergiftungsfällen und den Wandel relevanter Gifte im Laufe der Zeit darzustellen. Ein Prinzip ist klar. Zurückgegriffen wird immer auf das, was gerade verfügbar oder zu bekommen ist. Gerade bei Kriminalfällen soll es sich dann auch um ein Gift handeln, das möglichst unbemerkt beigebracht werden kann und kaum nachzuweisen ist. Gerade der letzte Punkt ist natürlich immer eine Herausforderung für den tätigen forensischen Toxikologen.

Zu Beginn des Buches berichte ich von einigen schon eher als historisch zu bezeichnenden Fällen mit anorganischen Giften, die von den im 19. Jahrhundert damals sagenumwobenen pflanzlichen Giften abgelöst wurden. In der ersten Hälfte des 20. Jahrhunderts schritten chemische wie pharmazeutische Industrie erheblich voran. Und das bedeutete natürlich, dass auch immer mehr neue synthetische Gifte immer mehr Personen zugänglich waren. Aber auch aktuell werden wir von einer neuen Flut synthetischer Drogen überschwemmt, die dem heutigen Party-Lifestyle angepasst sind. Nicht zu vernachlässigen sind die unschönen Auswirkungen des Alkohols sowie giftige, flüchtige Substanzen. Immer wieder haben wir es mit Serien von Tötungen durch medizinisches Personal zu tun, immer mehr mit der Verabreichung von K.-o.-Mitteln. Als Letztes soll dann noch ein ganz besonderes Thema zur Sprache kommen, der politisch motivierte Giftanschlag, der uns teilweise deutlich die Grenzen bezüglich eines sicheren Nachweises aufzeigt.

Dieses Buch habe ich nicht alleine geschrieben. Es hat mich sehr gefreut, dass ich meinen ehemaligen Doktoranden und Nachfolger in meinem Amt an der Rechtsmedizin Bonn, Cornelius Heß, zunächst einmal mit der Begeisterung für unser Fach anstecken konnte. Neben der täglichen Routine wurde er auch für die Wissenschaft und das Schreiben angesteckt, und ohne seine Arbeit als Mitautor wäre »Mordsgifte« nicht zustande gekommen.

Mein Dank gilt auch weiteren Kollegen und Freunden für die Unterstützung und Bereitstellung von Informationen. Zu benennen ist natürlich der Direktor des Institutes für Rechtsmedizin des Universitätsklinikums Bonn, Herr Prof. Dr. med. Burkhard Madea, mit dem ich mehr als 16 Jahre sehr erfolgreich zusammengearbeitet habe. Dann mein erster Lehrer Prof. Dr. rer. nat. Thomas Daldrup aus dem Institut für Rechtsmedizin der Heinrich-Heine-Universität Düsseldorf sowie mein neuer Kompagnon, der Gründer des Forensisch Toxikologischen Centrums (FTC) in München, Dr. rer. nat. Hans Sachs. Nicht zuletzt danken möchte ich auch Prof. Dr. rer. nat. Detlef Thieme, heute Direktor am Institut für Dopinganalytik und Sportbiochemie in Kreischa bei Dresden, zuvor wie Hans Sachs tätig am Institut für Rechtsmedizin der Ludwig-Maximilians-Universität München und auch am FTC München.

Tödliche Chemie – Einige frühe Klassiker

Einige Mordsgifte haben vielleicht sogar Epochen geprägt. Geschichten sollen erzählt, persönliche Hintergründe von Mördern und Ermordeten beleuchtet werden. Beginnen möchte ich mit einigen Klassikern, die auch Sie bei Nachfrage sicherlich als tödliche Substanzen aufzählen würden, auch wenn sie heute vielleicht nicht mehr ganz so bedeutsam sind.

Bevor für Vergiftungen synthetisch hergestellte Substanzen genutzt wurden, griff man in der Regel meist auf leicht verfügbare anorganische Stoffe zurück. Man versteht unter anorganischer Chemie beziehungsweise Anorganik die Chemie aller Elemente oder Verbindungen, die keinen Kohlenstoff enthalten. Hinzu kommen einige wenige Ausnahmen von Kohlenstoffverbindungen, die denselben typischen Aufbau haben wie anorganische Stoffe, dazu zählen zum Beispiel Kohlenmonoxid, Kohlendioxid oder Cyanid. Neben den Schwermetallen sind auch sie von besonderer Bedeutung bei Vergiftungen.

Doch beginnen wir mit dem Klassiker schlechthin, Arsen.

Arsen

Arsen oder Arsenik ist wohl eines der ältesten Mordsgifte, und einen vorsichtigen Umgang damit ließen vor allem einige Damen vermissen. Der neue Pitaval, eine von Brockhaus zwischen den Jahren 1842 und 1890 herausgegebene *Sammlung der interessantesten Kriminalgeschichten aller Länder aus älterer und neuerer Zeit*, kürte ein »Giftmischerinnenquartett«, die allesamt mit Arsenik ihr Unwesen getrieben hatten. In diesem erlauchten Kreise fanden sich neben der in den besten Berliner Kreisen verkehrenden Geheimrätin Charlotte Ursinius, die Deutschland 1803 den ersten großen Giftmordskandal beschert hatte, und Anna Margaretha Zwanziger, die 1811 enthauptet worden war, noch zwei weitere Giftmischerinnen. Marie-Madeleine Marguerite d'Aubray, die Marquise de Brinvilliers, sowie die »Königin des Quartetts«, Gesche Gottfried.

Die Giftküche der Marquise de Brinvilliers

Eine schockierende Giftmordserie spielte sich mitten im Pariser Hochadel während der Herrschaft von König Ludwig XIV. ab. Dreh- und Angelpunkt der Serie war Marie-Madeleine de Brinvilliers. Marie-Madeleine war wie ihre drei Geschwister, zwei Brüder und eine Schwester, in die Welt des Pariser Adels geboren worden. Ihr Vater war ein ranghoher Offizier. Zudem wurde sie von anderen als intelligentes und überaus schönes Mädchen beschrieben.

Doch die Geschichte von Marie ist vor allem – wie so oft in Fällen von Vergiftung durch Frauen – eine Geschichte ihrer Männer. Da wäre zunächst einmal der Kavallerieoberst Marquis Antoine Gobelin de Brinvilliers, den die 21-jährige Marie-Madeleine 1651 heiratete und der sie zur Marquise machte. Mit ihm verband sie eine wilde Zeit, standen die beiden sich im Nichtwahrnehmen der ehelichen Treue doch in nichts nach. Der Ehemann verprasste sein durch Wollhandel erlangtes Geld und gestand seiner Ehefrau zu, ihr eigenes Vermögen zu verwalten.

Einen weiteren Mann in Maries Leben stellte der Rittmeister Jean Baptiste Godin de Sainte-Croix dar, den sie über ihren Ehemann kennenlernte und mit dem sie bis zu dessen Tod eine Affäre hatte. Maries einflussreicher Vater empfand jedoch den Stand des Liebhabers seiner Tochter als nicht angemessen und veranlasste, dass der Chevalier am 19. März 1663 verhaftet und ein Jahr in die Bastille gesperrt wurde. Schon vor seinem Gefängnisaufenthalt den giftigen Substanzen zugetan, lernte Sainte-Croix dort den Italiener Exili (auch Eggidi) kennen. Dieser – so behauptete er zumindest –

hatte der schwedischen Königin Christine gedient und sich dabei auch mit der Herstellung von Giften befasst. So erfuhr der Chevalier von den Giften und gab sein neu erworbenes Wissen an Marie weiter.

Wie so häufig waren die Motive, die Marie zu ihren späteren Taten trieben, eher einseitig. Um an das enorme Erbe zu gelangen, musste sie ihren Vater töten. Ihr Antrieb war also Geld, für ihren Liebhaber, der Marie bei ihren Gräueltaten unterstützte, war in diesem Fall jedoch Rache das Motiv, hatte der Vater seiner Geliebten ihn doch ins Gefängnis stecken lassen. Die Marquise folgte dem Vater auf seinen Landsitz, betreute den kränkelnden Mann und achtete peinlich genau darauf, dass sie die Einzige war, die in seine Nähe gelangte.

Sainte-Croix stellte eine langsam wirkende, aber tödliche Mischung her. Diese soll aus Arsenik, Sulfaten und Krötenfett bestanden haben. Über die Speisen wollte Marie dem Vater dann das Gift verabreichen. Doch welche Dosis führt sicher zum Tod? Sie war unsicher in der Handhabung des Giftes. Ob sie – wie in manchen Quellen behauptet – tatsächlich ihre Mischung in Biskuits an Arme im Pariser Krankenhaus »Hotel de Dieu« verteilt hat, wird in anderen Quellen angezweifelt und auf den nach Maries Tod entstandenen Mythos der herzlosen Mörderin zurückgeführt. 1666 begann sie dann über einen Zeitraum von acht Monaten, ihrem Vater etwa 30 Mal kleinere Dosen des Giftes zu verabreichen. Am 10. September 1666 erlag der Vater der chronischen Vergiftung. Ein Verdacht kam nicht auf.

Auf die Frage nach dem »giftigsten Element des Periodensystems« würden wohl viele mit Arsen antworten. Dass es sich bei Arsen um ein tödliches Gift handelt, weiß man weitläufig spätestens seit dem Agatha-Christie-Roman *Arsen und Spitzenhäubchen*: »… nur einer der Herren hatte noch Zeit zu bemerken: ›oh, wie köstlich‹.« Doch abgesehen davon, dass eine Steigerung hinsichtlich der Giftigkeit von Substanzen schwer anwendbar ist, ist dies auch nur die halbe Wahrheit.

Arsen kommt praktisch überall in elementarer Form im Boden vor. Elementar bedeutet, dass es nicht an andere Elemente gebunden und ohne Ladung auftritt. Noch häufiger tritt das Element allerdings in verschiedenen Verbindungen mit anderen Metallen wie Antimon und Kupfer sowie in verschiedenen Mineralen auf. In der elementaren Form würde Arsen seinem Opfer wenig schaden. Elementares Arsen wird vom Körper nur im geringen Maße aufgenommen. Nur in ionischer, also in gelöster Form kann es den Körper schädigen. Gefährlich ist vor allem das Arsen(III)-oxid, das sogenannte »Arsenik«, welches bei der Verbrennung von elementarem Arsen an der Luft entsteht. Bei der Verbrennung entweicht Arsenik als Rauch und kann als weißes Pulver wiederaufgefangen werden. Die häufige Anwendung des Arseniks in Vergiftungsfällen trug der Substanz den Beinamen »Erbschaftspulver« ein. Der größte Vorteil bei der Verwendung von Arsenik ist sicherlich seine Färbung: Das weißliche Pulver wird bei Kontakt mit Wasser farblos, ist geruchsfrei und kann so in böser Absicht unbemerkt beigebracht werden. Lösliche Arsenverbindungen werden zudem leicht über den Magen-Darm-Trakt aufgenommen und innerhalb von 24 Stunden im Körper verteilt. Man findet den größten Teil des aufgenommenen Arsens in den Muskeln, Knochen, Nieren und Lungen. Der optimale pH-Wert für die Aufnahme von Arsen aus dem Magen-Darm-Trakt liegt bei 5. Dieser Wert kann bereits mit ein wenig Cola zum Arsenik erreicht und so die Aufnahme deutlich erhöht werden.

Dreiwertige lösliche Verbindungen des Arsens wie das Arsenik sind hoch toxisch, da sie biochemische Prozesse stören. Sie inaktivieren bis zu 200 wichtige Enzyme und die DNA-Reparatur. Dies geschieht, da ein Arsen-(III)-Ion das gleich große wichtige Zink aus seiner Bindung zu Proteinen verdrängen und somit zu Schädigungen führen kann. Kleine Dosen (< 5 mg) führen zu Erbrechen und Durchfall, eine Behandlung erscheint nicht notwendig, und nach 12 Stunden ist alles wieder gut. Eine Vergiftungssymptomatik geht dann mit Krämpfen, Fieber, Schwitzen und

Atembeschwerden weiter. Die Bauchschmerzen nach Arsenikeinnahme sollen besonders schmerzhaft sein. Es kommt zu inneren Blutungen, Herzrhythmusstörungen, Muskelschwäche, Verwirrtheitszuständen, einem gestörten Elektrolythaushalt durch Durchfall, Koliken bis hin zu Nieren- und Kreislaufversagen. Bei schweren Vergiftungen fühlt sich die Haut feucht und kalt an, und der Betroffene kann in ein Koma fallen. Die tödliche Dosis Arsenik liegt beim Menschen, je nach Gewicht des Vergifteten, zwischen 100 und 300 mg. Bei derartigen Dosen stirbt man gewöhnlich nach Einnahme durch Nieren- und Kreislaufversagen innerhalb von einem bis vier Tagen. Es wurde allerdings auch von einem Fall berichtet, bei dem ein 23-Jähriger nach einer Dosis von acht Gramm Arsenik acht Tage überlebte. Doch zurück zu unserem Fall.

Nach dem Tod des Vaters war klar, dass die Marquise – um an das volle Erbe zu gelangen – auch ihre Geschwister verschwinden lassen musste. Doch wie sollte sie in ihre unmittelbare Nähe kommen? Das Verhältnis war nicht das beste, und so musste Marie-Madeleine gewieft und durch große Geldversprechen Jean Stamelin, genannt La Chaussée, als Kammerdiener ins Haus der Brüder schleusen. Schon nach kurzer Zeit im Hause folgte der erste Mordversuch. Wieder wurde Arsenik benutzt. Der jüngere Bruder bemerkte jedoch einen bitteren Geschmack und schlug den weiteren Genuss des angebotenen Weines aus. In den Osterferien 1670 gelang das Vorhaben Maries schließlich mittels einer Ragoutpaste. Sieben Personen, darunter auch die beiden Brüder, erkrankten nach deren Genuss. Am 17. Juni verstarb der ältere Bruder der Marquise, drei Monate später auch der zweite. Die Symptome, die nach der Erkrankung so vieler Menschen jetzt deutlich auf eine Vergiftung hindeuteten, waren die einer chronischen Arsenikvergiftung: starke Abmagerung, Sodbrennen, Erbrechen. Die Ermittler, die nach diesen Symptomen natürlich von Mord ausgingen, konnten sich jedoch nur schwer auf einen Verdächtigen einigen. Marie-Madeleine und deren Schwester, die durch den Erhalt des väterlichen Erbes vom Tod der Brüder profitierten, kamen nicht in Betracht, da sie nicht am Ort des Tathergangs waren. Und auch Jean Stamelin, der Inbegriff eines treuen Dieners, geriet nicht unter Verdacht.

So gelang es den Ermittlern nicht, einen Tatverdächtigen festzustellen. Nun stand nur noch eine Person der Mörderin im Weg, ihre Schwester Thérèse. Diese ahnte schon, dass Marie die Ursache des Massensterbens in der Familie war, und bereitete ihre Speisen deshalb nur noch selbst zu.

Dann passierte allerdings etwas, das den Verdacht endgültig auf Marie-Madeleine lenkte und diese Frau überhaupt erst zu einer der bekanntesten Giftmischerinnen des 17. Jahrhunderts machte. Ihr Giftlieferant Sainte-Croix vergiftete sich aufgrund einer Unvorsichtigkeit bei der Bereitung eines Giftes selbst. Seine Gifte vermischte er in fein pulverisierter Form. Da Arsenik aber seine Toxizität auch über die Atemwege verbreiten kann, musste er bei der Herstellung immer eine Atemmaske tragen. Die Glasmaske fiel ihm vom Kopf und zerbrach, und so starb Sainte-Croix an seiner eigenen Todesmischung.

Der Mann hinterließ den Ermittlern in seinem Nachlass eine Schatulle mit einem Schreiben, dass dieses Kästchen der Marquise de Brinvilliers zuzustellen sei und der Inhalt nur sie etwas anginge. In ihr befand sich eine Auflistung aller Giftlieferungen an Marie-Madeleine. Weiterhin enthielt sie Schuldscheine, denn seine Geliebte hatte ihm Geld geschuldet, eine Giftsammlung und alle Briefe Marie-Madeleines an Sainte-Croix. Penibel hatte Saine-Croix aufgeführt, wie er seine Mischung an Tieren getestet hatte. Zudem wurde bei der Durchsuchung des Hauses des Dieners Jean Stamelin, der inzwischen untergetaucht war, Gift gefunden. Am 4. September 1672 konnte dieser schließlich verhaftet werden. Als Marie-Madeleine bemerkte, dass ihr die Ermittler auf die Schliche gekommen waren, flüchtete sie zunächst nach England, von da nach Deutschland und Belgien.

Der Polizeikommissar Nicolas de Reynie spürte die Marquise

schnell dort auf, doch kam man trotzdem nicht an sie heran, da sie sich in ein Kloster geflüchtet hatte. Mit einer List konnte de Reynie sie dennoch locken. Er verkleidete sich als Geistlicher und machte ihr seine Aufwartung. Tatsächlich gelang es ihm, mit ihr anzubandeln und sie zu einem Treffen in einem Garten außerhalb der Stadt zu überreden, wo sie schließlich festgenommen wurde.

Während der Verhandlungen wurde offensichtlich, dass Marie-Madeleine durchaus noch mehr Missetaten begangen hatte. Unter anderem beschrieb die Kammerzofe einen Vorfall aus vergangenen Tagen, als sie nach dem Genuss eines »Gerichts aus Johannisbeeren und Schinken« Vergiftungssymptome zeigte, erkrankte, aber überlebte. Der Haushofmeister und zeitweilige Liebhaber der Marquise beschuldigte Marie ebenfalls des versuchten Mordes. Er hatte eines Tages bei einem Treffen mit den Brinvilliers Sainte-Croix »in Lumpen gehüllt« im Kamin versteckt bemerkt haben wollen. Schließlich soll die Marquise de Brinvilliers versucht haben, ihren Ehemann zu vergiften, um Sainte-Croix heiraten zu können. Dies sei nur dadurch verhindert worden, dass der Chevalier sie nicht hätte heiraten wollen und dem Gatten heimlich ein Gegengift gegeben habe.

Worum es sich bei diesem Gegengift gehandelt hat, darüber kann nur spekuliert werden. Ich nehme an, dass es sich bei dem von Sainte-Croix benutzten »Gegenmittel« um Substanzen handelte, die an ihrer Oberfläche eine große Menge des Arsens adsorbieren beziehungsweise binden konnten. Heute steht dazu Aktivkohle, die bei fast jeder Vergiftung in großen Mengen genommen werden kann, zur Therapie bereit. Die direkten Gegengifte, Antidote genannt, die heute zum Einsatz kommen (z. B. Dimercaptopropansulfonsäure in Dimaval˙), besitzen alle eine schwefelhaltige Endgruppe, die mit Arsen Komplexe, sogenannte Chelate, eingehen können. Diese Komplexbildung verhindert ein Anlagern der toxischen Metallionen an lebenswichtige Enzyme. Zudem werden die als Komplexe gebundenen Schwermetalle schneller ausgeschieden. Die Medikamente sind auch bei starken Arsendosen effektiv, wenn die Vergiftung rechtzeitig diagnostiziert wird. Da diese Endgruppe auch andere positiv geladene Ionen binden kann, können auch Blei- oder Thalliumvergiftungen dadurch gelindert werden.

Nachdem man der Marquise de Brinvilliers unter Wasserfolter ein Geständnis entlockt hatte, in dem sie auch die Vergiftung eines ihrer Kinder zugab, wurde sie im Juli 1676 enthauptet. Niemals wurde nur daran gedacht, das Gift im Körper der Vergifteten nachzuweisen. Diese Weiterentwicklung der forensischen Wissenschaften wurde erst im 19. Jahrhundert angegangen. In diesen Zeiten gab es also allenfalls Indizien für einen Giftmord.

Arsenik hatte allerdings auch eine therapeutische Verwendung. Schon im 19. Jahrhundert erfuhr man aus China die »lungenaufblähende« Wirkung des Rauchens von Arsenverbindungen mit Tabak und setzte seitdem Arsenverbindungen als Asthmamittel ein. In sehr geringen Dosen von circa 2 mg erzeugt die orale Einnahme von Arsenik ein Wärmegefühl im Magen. Ursache dafür ist die lokale Reizung der Magenschleimhaut, wie sie auch bei der Aufnahme von Alkohol zu beobachten ist. In dieser Dosierung steigert Arsenik den Appetit und das allgemeine Wohlbefinden. Die stimulierende Wirkung des Arsens ist vermutlich auch Ursache des »Arsenikessens«. Im 17. Jahrhundert verzehrten vor allem Alpenbewohner lebenslang zweimal wöchentlich bis zu 250 mg Arsenik. Es soll, wie das heutige Kokablätter-Kauen in Hochlagen der Anden, gegen die Höhenkrankheit schützen. Das in der Steiermark und in Tirol verbreitete sogenannte »Hüttenrauch« oder »Hittrach« wurde wie Kandiszucker gelutscht oder feingemahlen aufs Brot geträufelt. Eine langsame Gewöhnung an das Gift mit permanent steigenden Dosen ist durchaus möglich. Zum ersten Mal wissenschaftlich belegt wurde dies 1875 auf einer Fachtagung in Graz, als ein steirischer Bauer vorführte, wie er nach einer für andere Menschen tödlichen Dosis von 400 mg Arsenik keinerlei Vergiftungssymptome zeigte. Ähnliches wird von Bewohnern einer Siedlung in der hochgelegenen chilenischen Atacama-Wüste berichtet, deren Trinkwasser hochgradig mit Arsen belastet ist und die trotzdem keinerlei Vergiftungssymptome zeigen.

Auch betrügerische Pferdehändler konnten sich früher die appetitsteigernde Wirkung des Arsenik zunutze machen. Magere und ausgezehrte Pferde nahmen nach Arsenik-Gabe schnell an Gewicht zu und machten so einen gesunderen, feurigeren Anschein. Beim Verkauf konnte dann ein höherer Preis erzielt werden. Vor allem das Haar wurde dadurch schön glatt und glänzend. Auch bei Damen der gehobenen Gesellschaft scheint Arsenik aus »kosmetischen« Gründen mitunter eine Rolle gespielt zu haben. Die gesunde Gesichtsfarbe und die durch das Arsenikessen verbundene Gewichtszunahme entsprachen wohl dem Schönheitsideal des 19. Jahrhunderts. Oft wird auch das »Arseniktörtchen«, mit Arsenik versetzter Kuchen, als gängiges Kosmetikum bis in den Zweiten Weltkrieg hinein genannt.

Und es gibt noch weitere positive Eigenschaften des Arsens: Es führt wie das bei Radsportlern so beliebte EPO zu mehr roten Blutkörperchen, die den Sauerstoff im Blut transportieren, weshalb Arsen früher vor allem bei Rennpferden als Dopingmittel galt. Auch die heutige Pharmaindustrie macht sich die Eigenschaften des Arseniks zunutze. Seit Anfang 2002 wird es auch in Deutschland intravenös zur Behandlung einer bestimmten Leukämieform eingesetzt. Dabei handelt es sich um ein sogenanntes »Orphan-Arzneimittel«, welches für die Behandlung seltener Erkrankungen genutzt wird. Die Behandlung mit Arsentrioxid ist erfahrenen Ärzten in der Klinik vorbehalten, und dementsprechend wird das Präparat nur an ein Krankenhaus versorgende Apotheken geliefert. Noch etwas nebenbei: Im Jahr 2008 konnte eine indische Arbeitsgruppe im *Journal of Food and Chemical Toxicology* zeigen, dass die Einnahme von wässrigen Knoblauchextrakten die Toxizität von Arsenik in kultivierten Zellen reduziert. Bei einem vermuteten Attentat auf Sie also bitte prophylaktisch viel Knoblauch essen!

Der Fall Gesche Gottfried in Bremen

Noch heute kann man bei einem Stadtspaziergang auf dem südlichen Domhof in der Stadt Bremen Menschen dabei beobachten, wie sie voller Abneigung auf einen Stein mit einem eingekerbten Kreuz spucken. Dieser sogenannte Spuckstein wurde im 19. Jahrhundert anlässlich einer unvergleichlichen Giftmordserie errichtet und erinnert seither die Menschen an die abscheulichen Ereignisse und die Hinrichtung der Mörderin.

Im Jahre 1831 waren Tausende Schaulustige auf den Bremer Domhof gekommen, um die nachweislich letzte Hinrichtung der Bremer Geschichte mitzuerleben. Jeder wollte noch einen Blick auf die Frau erhaschen, die so viele Menschen vergiftet haben sollte. Und so wurde eine Frau, deren eigene Taten so subtil geplant und durchgeführt wurden, martialisch geköpft.

Der »Engel von Bremen«, wie Gesche Gottfried aufgrund ihres sozialen Engagements auch genannt wurde, war vor diesen Vorfällen jahrelang Stadtgespräch in der Hansestadt gewesen, hatte sie doch eine Reihe von Schicksalsschlägen erleiden müssen. So musste sie mit mehreren Todesfällen im engsten Kreis der Familie sowie bei Freunden und Bewohnern ihres Hauses fertigwerden. Viele Bremer teilten das Leid der Frau, und sie wurde für ihre Kraft bewundert. Dennoch wurde natürlich auch gemunkelt, dass diese erstaunliche Anhäufung von Verstorbenen im Umkreis der Gesche Gottfried kein Zufall sein konnte.

Als Tochter einer Wollnäherin und eines Schneiders wurde Gesche Margarethe Timm am 6. März 1785 in Bremen geboren. Das Haus in der Pelzerstraße bewohnte sie zusammen mit ihrem Zwillingsbruder Johann und den Eltern. Sie war ordnungsliebend und fleißig, nahm Tanz- und Französischunterricht und galt mitunter als etwas eitel.

Mit 21 Jahren heiratete sie 1806 den Nachbarn und Sattlermeister Johann Miltenberg. Für ihn war es die zweite Hochzeit nach dem Tod seiner ersten Ehefrau, und es sollte auch seine letzte sein.

Die Ehe war nicht glücklich, Miltenberg verwaltete das elterliche Vermögen und war dem Alkohol und Prostituierten nicht abgeneigt. So kam es Gesche zupass, dass ihr ihre Mutter um 1812 eine Dose mit »Mäusebutter« schenkte. Dabei handelte es sich um in Fett eingebettete Arsenikkügelchen, die der Insekten- und Mäuseplage Abhilfe schaffen sollten. Mit diesem Döschen sollte Gesche im Laufe der nächsten Jahre nicht nur ihren ersten Ehemann umbringen, sondern auch viele weitere Morde begehen. 1813, im verflixten siebten Jahr der Ehe, verstarb Miltenberg.

Die fünf Kinder aus dieser Verbindung verstarben allesamt unter mysteriösen Umständen. Zwei von ihnen unmittelbar nach ihrer Geburt, die anderen drei sehr jung im Alter von sechs bis drei Jahren. Im selben Zeitraum wie ihre Kinder verstarb auch Gesches eigene Mutter. Ironie des Schicksals, dass sie Gesche das tödliche Gift selbst zukommen ließ. Auch ihr Vater Johann Timm fiel ihr zum Opfer, ebenso wie ein Jahr später ihr Bruder.

1816 tauchte unvermutet der längst verschollen geglaubte Zwillingsbruder, ein abgerissener und schwerkranker Soldat, wieder in Bremen auf. Er forderte – völlig zu Recht – seinen Anteil an den elterlichen Hinterlassenschaften. Gesche, die zwar nach außen hin stets den Eindruck vermittelte, solvent und wohlversorgt zu sein, lebte in Wahrheit verschwenderisch und litt häufig unter drückenden Geldsorgen. Daher tötete sie am 1. Juni auch ihren Zwillingsbruder mit einer Portion gekochten Schellfischs, den sie zuvor großzügig mit Arsen versetzt hatte.

In zweiter Ehe heiratete Gesche den Weinhändler Christoph Gottfried, den sie über ihren verstorbenen ersten Ehemann kennengelernt hatte und der – so wurde getuschelt – schon vor dem Tod Miltenbergs Gesches Geliebter war. Der bereits von der Arsenikvergiftung gekennzeichnete Gottfried versprach 1817 die Heirat, die tatsächlich noch vor dem Ableben des Weinhändlers vollzogen wurde. Das mit Gottfried gezeugte Kind wurde allerdings tot geboren. Nach ihrer zweiten Hochzeit nahm Gesche den Namen Gottfried an, welchen sie seitdem zu zweifelhafter Berühmtheit brachte.

Nach dem Mord an Gottfried war es sechs Jahre still um Gesche. Für die Außenstehenden schien es, dass alles Pech, was sie in den vergangenen Jahren so verfolgt hatte, aufgebraucht war und niemand mehr in ihrer näheren Umgebung starb. Der wirkliche Grund war profan: Das kleine Döschen mit Arsenik, das sie von ihrer Mutter bekommen hatte, war leer. Um den Verdacht nicht auf sich zu lenken, wollte sie zunächst keinen Nachschub besorgen. Per Zeitungsinserat stieß sie dann 1823 auf eine Arsenik verkaufende Apotheke. Von ihrer Magd und Freundin Beta Schmidt ließ sie sich neue »Mäusebutter« von dort holen.

In der Zwischenzeit hatte Gesche ein verschwenderisches Leben geführt. Das Erbe der verstorbenen Ehemänner war schnell verprasst, und sie musste von dem Haus in der Pelzerstraße in die Obernstraße ziehen.

Als sie 1822 auf einer Reise nach Stade den Modewarenhändler Paul Thomas Zimmermann kennenlernte, verlobte sie sich mit ihm. Doch er verstarb noch vor der Heirat; allerdings nicht bevor er Gesche in seinem Testament bedacht hatte.

Im Jahr 1824 zog Gesche dann von der Obernstraße zurück in ihr altes Haus in der Pelzerstraße. Dort lebte mittlerweile das Radermachermeister-Ehepaar Wilhelmine und Johann Christoph Rumpf. An Warnungen seitens ihrer Freunde, den Kauf doch zu unterlassen, hatte es nicht gemangelt. Man sah das Haus als unheilvollen Ort, in dem bereits viele Menschen gestorben waren. Vor allem aber sollten sie sich vor der bisherigen Besitzerin in Acht nehmen. Trotz der Warnungen stellten die beiden Gesche als Haushaltshilfe gegen Kost und Logis ein und vermieteten ihr ein ganzes Geschoss des Hauses. Acht Wochen nach Gesches Einzug starb die Dame des Hauses. Sie hatte die Entbindung eines Kindes gerade gut überstanden, als heftiges Erbrechen und Durchfall sie dahinrafften. Bald darauf erkrankten, ebenfalls an Durchfall und Erbrechen, die neue Amme des Säuglings, die Hausmagd und Arbeiter des Radermachergeschäfts. Johann Rumpf selbst erkrankte ebenfalls wenige Monate nach dem Tod seiner Frau. Sein Leiden dauerte Jahre, ohne dass ihm der geringste Verdacht kam. Doch Johann Rumpf sollte Gesche zum Verhängnis werden: Er hatte sich für seine Haushaltung ein Schwein schlachten lassen. Von einem ausgesuchten Stück, das ihm der Schlachter brachte, genoss er einen Teil und verschloss das Übrige in einem Schrank. Das Fleisch war ihm, wider der Gewohnheit, sehr gut bekommen, weshalb er am folgenden Tage den Rest verzehren wollte. Als er den Schrank öffnete, bemerkte er, dass der Speck nicht mehr an derselben Stelle lag. Als er den Speck umdrehte, entdeckte er zu seinem Erstaunen weißliche Körner darauf, die er zuvor schon einige Male auf seinem Essen entdeckt hatte. Gesche, die er daraufhin befragte, erklärte, es handele sich um Fett. Da stieg ein Verdacht in ihm auf. Er ließ die weiße Substanz abstreifen und schickte sie zu seinem Arzt Luce, der auch schon viele der Mordopfer untersucht hatte. Glücklicherweise hatten Chemiker schon einige Jahre vorher eine Nachweismethode für Arsen entwickelt. Im Körper eines Verstorbenen war Arsen zu dieser Zeit zwar noch nicht auffindbar, doch der geschickte Chemiker fand in den weißlichen Körnern eine nicht unbedeutende Beimischung Arsenik.

Gesche wurde am Abend des 6. März 1828 – ihrem Geburtstag – verhaftet und am 13. Mai 1828 in das neue Detentionshaus am Ostertor überführt. Vorher hatte es jedoch noch weitere Opfer gegeben. 1825 mussten Anna Lucia Meyerholz, Gesches Freundin und Musiklehrerin, und Johann Mosees, ein Nachbar, Freund und Berater, dran glauben. Auch die Mäusebutter-Besorgerin Beta Schmidt und deren Tochter Elisa starben an Gesches Gift. Ihren letzten nachweislichen Mord beging Gesche 1827. Als sie nach Hannover fuhr, um ihren alten Freund Friedrich Kleine zu treffen, brachte sie ihm eine tödliche Dosis Arsenik mit, anstelle des geschuldeten Geldes.

Am Ostertor verbrachte sie gut drei Jahre, in denen sie regelmäßig durch Senator Franz Friedrich Droste, den Untersuchungsrichter, verhört wurde und mit dem sich anscheinend eine fast freundschaftliche Beziehung bildete. Am 21. April 1831 wurde Gesche Gottfried dann auf dem Domshof vor etwa 35 000 Zuschauern mit dem Schwert enthauptet. Senator Droste hatte ihr tags zuvor gesagt, dass er sie all die Monate lächelnd und glücklich angesehen habe, das Protokoll aber vorschreibe, auf dem Schafott ernst zu blicken. Das sei nicht gegen sie gerichtet, sondern notwendig. Sie solle ihn in freundlicher Erinnerung behalten, man würde sich im Himmel wiedersehen. Nach der Enthauptung wurden von Gesches abgeschlagenem Kopf Abdrücke genommen und Totenmasken gefertigt, um – wie in damaliger Zeit gängig – die typischen charakteristischen Gesichtszüge von Straftäter(inne)n zu studieren. Ihr Kopf wurde in Spiritus eingelegt, im Museum am Domshof ausgestellt und ihr Skelett zunächst in einem Schrank aufbewahrt. 1912 befanden sich Gesches Knochen im Pathologischen Institut der Städtischen Krankenanstalt, sie sollen aber während des Zweiten Weltkrieges verbrannt sein. Im Bremer Focke-Museum, dem Museum für Kunst- und Kulturgeschichte, sind eine Kopie der Totenmaske aus dem Bestand des Gefängnisarztes aus Winchester in England sowie drei Porträts der Giftmörderin zu sehen.

Erst im Jahre 1836, fünf Jahre nach Gesche Gottfrieds Tod, entwickelte der englische Chemiker James Marsh eine Nachweismethode für Arsen auch in Körperflüssigkeiten oder Geweben von Verstorbenen. Die Marsh'sche Probe wird auch heute noch Chemie- und Pharmaziestudenten gelehrt. Bei diesem Verfahren erzeugt man in einem Gefäß, mittels einer Reaktion von Schwefelsäure mit Zink, Wasserstoff. Die betreffende unbekannte Probe wird, sofern es sich bei der Substanz um Arsenik handelt, durch den vorher erzeugten Wasserstoff zu Arsenwasserstoff. Unter einem Bunsenbrenner zerfällt diese Verbindung dann in der Hitze zu schwarzem, elementarem Arsen. Dies kann dann anhand des schwarzen Spiegels im Reagenzglas oder zum Beispiel auf einer kalten Porzellanschale nachgewiesen werden. Handelt es sich bei dem Stoff um Arsen, kann sich dieser elementare Arsenniederschlag anschließend in ammoniakalischer Wasserstoffperoxid-Lösung auch wieder auflösen.

Bei dem entstehenden Arsenwasserstoff handelt es sich übrigens um ein giftiges, nach Knoblauch riechendes Gas. Daher werden Arsennachweise in Studentenkursen unter strenger Aufsicht und immer unter einem Laborabzug vorgenommen, der das entstehende Gas sofort abführt. Trotz dieser Sicherheitsvorkehrungen kam es im Januar 2012 an der Universität Dresden zu einem verdächtigen Geruch im gesamten Labor, was die verantwortlichen Assistenten sofort aufmerksam werden ließ. Einige Studenten klagten über Übelkeit. Die Feuerwehr wurde gerufen und das Gebäude evakuiert. Es wurde allerdings keine erhöhte Konzentration an Arsenwasserstoff in der Laborluft festgestellt. Die Lösung der ganzen Geschichte: Ein Student wollte sich einen sehr makabren Spaß erlauben und hatte Knoblauchspray im Labor versprüht.

Thallium

Das chemische Element Thallium gehört zu den Schwermetallen. Thallium und thalliumhaltige Verbindungen, speziell Thallium(I)-sulfat, sind hochgiftig und müssen deshalb mit größter Vorsicht gehandhabt werden. In meinen Anfangszeiten in der forensischen Toxikologie gab es durchaus noch häufiger Vergiftungen, wenngleich ich nur mit Suiziden und nicht mit einem Mordfall zu tun hatte. Heute ist Thallium(I)-sulfat als Rattengift (Zeliokörner) wegen seiner Giftigkeit in vielen Ländern verboten, so auch in Deutschland, dennoch sollte es als potentielle Vergiftungsquelle immer noch in Betracht gezogen werden.

Thallium wird oral, über die Haut und über die Atemwege aufgenommen. Die Resorption vor allem aus wasserlöslichen ionischen Thallium(I)-Salzen im Magen-Darm-Trakt ist hoch. Die tägliche Aufnahme über die Luft und Nahrung wird normalerweise auf weniger als 5 µg geschätzt (µg steht für Mikrogramm, also ein Millionstel Gramm). Dabei überwiegt die Aufnahme über die Nahrung. Die Aufnahme über die Atemwege beträgt nur etwa ein

Prozent. Dadurch, dass Thallium schnell in Zellen akkumuliert, spiegelt die Thallium-Konzentration im Blut nicht die im Gewebe wider. Vielmehr wird die Konzentration im Urin als Indikator für eine Vergiftung herangezogen. Diese liegt bei unbelasteten Menschen bei circa 0,3 bis 0,4 µg/L und im Fall einer Vergiftung bei über 500 µg/L. Die maximale Blutkonzentration wird schon nach zwei Stunden erreicht, und schon ab da ist das Metall vermehrt im Urin nachweisbar. Die toxische Wirkung des Thalliums, welches aufgrund seiner ähnlichen Größe im Körper das für fast alle Stoffwechselprozesse wichtige Kalium ersetzt, richtet sich gegen das Nervensystem, den Herzmuskel, Leber, Niere, Magen und Darm.

Die akute Vergiftung verläuft in vier Phasen, deren erste relativ allgemeinsymptomatisch mit sich abwechselnden Durchfällen und Verstopfungen verläuft. Diese verhältnismäßig symptomlose Zeit ähnelt Vergiftungen mit anderen im Periodensystem benachbarten Elementen wie Blei, Quecksilber oder Arsen. In dieser Phase ist bereits eine Veränderung der Haarwurzeln zu erkennen, die dann meist mit dem dreizehnten Tag in den für eine Thalliumvergiftung typischen Haarausfall an bestimmten Körperstellen in unterschiedlicher Ausprägung übergeht. Neben dem charakteristischen Haarausfall stellt man bei häufigerer Thalliumaufnahme bei einer Obduktion oft Veränderungen der Fingernägel fest, denn das Nagelwachstum wird derart gehemmt, dass man sogenannte Mees'sche Bänder findet, weiße Querstreifen auf den Fingernägeln. In der zweiten Vergiftungsphase stellen sich neurologische und psychische Veränderungen ein, die sich als übermäßige Schmerzwahrnehmung an zunächst den unteren, dann an den oberen Extremitäten bemerkbar machen. Zudem kommt es zu schweren Sehstörungen, und Herzrhythmusstörungen führen dann zum Tod.

Mit der dritten Woche einer akuten Vergiftung sinkt die Wahrscheinlichkeit eines tödlichen Ausgangs, und die Spätphase stellt sich ein. Hier zeigen sich meist irreversible Schäden an Nervenfortleitungen der unteren Körperteile, gestörte Reflexe und Muskelschwund. Es kann eine dauerhaft herabgesetzte geistige Leistungsfähigkeit zurückbleiben. Die Körperbehaarung entwickelt sich nach wenigen Monaten wieder neu.

Es kann davon ausgegangen werden, dass bereits die Aufnahme von 1,5 mg pro Kilogramm Körpermasse zu Vergiftungssymptomen führt, die tödliche Dosis für Erwachsene wird mit circa 8 bis 15 mg pro Kilogramm Körpergewicht beschrieben.

Wie schon gesagt, ist Thallium(I)-sulfat bei uns als Rattengift mittlerweile verboten, und man setzt auf andere Mittel. So werden heute zur Bekämpfung von Nagetieren als sogenannte Rodentizide gerinnungshemmende Substanzen, Cumarine, als Fraßköder eingesetzt, deren Wirkung erst nach Stunden einsetzt. Moderne Wirkstoffe wie zum Beispiel Brodifacoum sorgen dafür, dass keine Vitamin-K-Synthese mehr stattfinden kann, Vitamin K ist aber bedeutsam für die Blutgerinnung. Eine Einflussnahme auf die Synthese führt letztlich zu einer tödlichen Blutung. Die Wirkung tritt erst sehr verzögert, zum Teil erst nach 48 Stunden ein, und das ist so gewünscht, weil Ratten sehr vorsichtig sind. Sie schicken nämlich in der Regel immer erst einen »Vorkoster«. Überlebt dieser Vorkoster die Mahlzeit, heißt das für die Ratten, dass sie bedenkenlos zugreifen können. Würde das mutige erste Tier hingegen direkt oder innerhalb weniger Minuten zusammenbrechen oder gar versterben, bliebe der giftige Köder unangetastet. Vor allem Katzen sind auch nach Verzehr von Cumarin-vergifteten Ratten oder Mäusen durch diese Gifte bedroht. Auch beim Menschen können mit Cumarinen selbstverständlich Vergiftungen auftreten. In solchen Fällen muss dann unverzüglich Vitamin K als Antidot, also Gegengift, gegeben werden. Aber auch hier besteht eine Wirkungsverzögerung, da die fehlenden Gerinnungsfaktoren erst nach und nach durch die Leber ersetzt werden können. Daher kann eine Langzeittherapie mit Vitamin K erforderlich sein, oder fehlende Gerinnungsfaktoren werden im Notfall direkt ersetzt.

Graham Young – Ein 14-jähriger Toxikologe

Die Begeisterung für das Fach forensische Toxikologie teilen nicht nur einige wenige Wissenschaftler, sondern durchaus auch Laien und allgemein interessierte Menschen. Mich begeistert vor allem das Interdisziplinäre dieses Faches. Medizinisch-biologische Aspekte werden mit pharmazeutischem Wissen verbunden und führen zur Faszination für die Möglichkeiten, die Substanzen und Gifte dem menschlichen Körper anhaben können. Diese Faszination entwickelte sich beim Engländer Graham Young schon sehr früh.

Im Jahr 1961 durchzog eine mysteriöse Magenkrankheit die gesamte Familie Young im nördlichen London. Molly, die Großmutter des Hauses, war die Erste, die sich ständig übergeben musste und an Durchfall sowie Magenkrämpfen litt. Auch der Hausherr Fred Young und die beiden Kinder, unter ihnen der 14-jährige Graham Young, litten darunter. Kein Familienmitglied schöpfte auch nur den geringsten Verdacht, dass Graham dahinterstecken könnte, obwohl alle wussten, wie sehr er in die Giftkunde vernarrt war.

Graham Young hatte einige verwirrende Jahre hinter sich. Kurz nach seiner Geburt war seine Mutter gestorben. Da der Vater Fred nicht in der Lage war, ihn und seine ältere Schwester alleine zu versorgen, musste die Großmutter Graham und dessen Schwester bei der Tante großziehen. Erst als Graham zwei Jahre alt war, heiratete Fred Young erneut, und die Familie zog wieder zusammen.

Graham Young träumte davon, ein berühmter Toxikologe zu werden. Er verschlang schon mit zwölf Jahren Bücher über Giftmorde und zeigte sich auch in der Schule nur vom Chemie-Unterricht begeistert. Er kannte sich hervorragend mit Giften aus und konnte so einige in seiner Heimatstadt ansässige Chemiker überzeugen, ihm für »Schulexperimente« Arsen, Thallium, Antimon oder Digitalis zur Verfügung zu stellen. Jeder in der Familie wusste um die Interessen und Versuche des Jungen.

Die mysteriöse Magenkrankheit in der Familie Young hatte sich noch nicht verzogen, da brachte Graham seiner Schwester Winifred eines Morgens eine Tasse Tee. Der bittere Geschmack des Tees hielt sie nicht ab, einige Schlucke zu sich zu nehmen. Schon kurze Zeit später, auf dem Weg zur Arbeit, begann Winifred zu halluzinieren und musste ins Krankenhaus eingeliefert werden, wo man eine Vergiftung mit Atropin feststellte. Fred Young vermutete, dass Graham aus Versehen mit seinen Chemieexperimenten das Essen der Familie kontaminiert hatte, und wies Graham zur Vorsicht an. Doch dies half nichts.

Am 21. April 1962 kam Fred nach Hause, um seinen Sohn wie gebannt aus dem Fenster sehend aufzufinden. Im Garten krümmte sich seine zweite Frau Molly, die noch am selben Abend im Krankenhaus verstarb. Die Ärzte waren sich unklar über die Todesursache, ein hervorstehender Wirbelsäulenknochen sollte zum Tod geführt haben können.

Nach dem Tod seiner Ehefrau wurden auch die Symptome bei Fred Young schlimmer. Sein Arzt führte eine Metallbestimmung im Blut durch und diagnostizierte eine Antimonvergiftung bei Fred. Noch immer glaubte er allerdings, dass sein Sohn Graham nichts mit diesen Vorfällen zu tun hatte, oder zumindest unterstellte er ihm keine Absicht.

Als dann aber auch Grahams bester Freund Christopher Williams an denselben Symptomen wie die Familie litt, wurde nicht nur Fred aufmerksam. Der Junge, ebenfalls ein begeisterter Jungwissenschaftler, litt nach einem gemeinsamen Mittagessen mit Graham an Übelkeit, Erbrechen, Magenkrämpfen und Kopfschmerzen. Doch auch in diesem Fall zeigten sich die behandelnden Ärzte nicht in der Lage, den wahren Grund für die Symptome zu ergründen, und diagnostizierten daher eine »schwere Migräne«.

Grahams Tante Winnie und sein Chemielehrer schöpften allerdings Verdacht. In Grahams Schulschreibtisch fand der Chemielehrer Aufzeichnungen über die gefährlichen Experimente, die Graham durchgeführt hatte. Giftflaschen, Bücher und haargenaue Aufzeichnungen belegten, dass Graham seiner gesamten Familie wechselnde Mengen Gift verabreicht hatte. Auch Rezepte für eigene Gifte wurden gefunden. Was lag näher, als die Wirkungsweise der tödlichen Gifte an seiner Familie und seinen Freunden auszuprobieren und sämtliche Dosen und Wirkungen akribisch zu notieren? Sein Chemielehrer verständigte die Polizei. Graham wurde am 23. Mai 1962 im Alter von 14 Jahren verhaftet und in eine Anstalt für geistesgestörte Verbrecher mit maximaler Sicherheit gebracht, nachdem er zugegeben hatte, seinen Vater, seine Schwester und seinen Schulfreund vergiftet zu haben. Den Mord an seiner Stiefmutter gab er jedoch nicht zu. Leider waren deren Überreste zum Zeitpunkt des Geständnisses schon verbrannt und somit eine toxikologische Analyse nicht mehr möglich. Daher wurde Graham lediglich wegen versuchten Mordes zu 15 Jahren Haft im Broadmoor Maximum Security Psychiatric Hospital verurteilt.

Doch die Faszination für Gifte verlor Graham auch im Gefängnis nicht. Er bildete sich in der Giftkunde fort, las Bücher und verfolgte seine Experimente an Insassen und Wärtern weiter. Schon wenige Wochen nach seiner Ankunft im Gefängnis starb ein Insasse des Krankenhauses, John Berridge, an einer Überdosis Cyanid. Graham Young gestand sofort die Tat. Doch ihm wurde nicht geglaubt, da Berridge vorher schon als selbstmordgefährdet galt.

Mit 23 Jahren wurde Graham als scheinbar resozialisierter junger Mann aus der Haftanstalt entlassen, neun Jahre hatte er dort verbracht. Er wurde vom Psychiater des Krankenhauses als »vollständig geheilt« und »nicht mehr den Giften verfallen« beschrieben. Doch schon am Abend seines Auszugs sagte er einer der Krankenschwestern: »Wenn ich hier draußen bin, werde ich für jedes Jahr, das ich hier absaß, einen Menschen töten.« Diese Aussage wurde in seine Akte aufgenommen, aber nie verfolgt.

Schon kurz nach seiner wiedererlangten Freiheit erlitten Bewohner eines Hostels in Hempstead Bauchkrämpfe. Ein Bewohner nahm sich aufgrund der starken Schmerzen selbst das Leben. Sie ahnen es schon – Graham Young war in dieses Hostel gezogen und hatte seine Experimente nahtlos fortgeführt.

Im Nachhinein mag es unglaublich klingen, dass eine Firma für fotografische Ausrüstung in Bovingdon diesen Mann einstellte. Die Mitarbeiter hatten zwar Informationen über die letzten Jahre Grahams in Broadmoor erhalten, waren aber in Unwissenheit darüber, dass Giftmorde die Ursache seines Aufenthalts dort waren. Durch die neue Arbeitsstelle hatte er Zugriff auf das ihm bekannte Metall Thallium. Die Firma stellte Thalliumbromid/-iodid-Linsen für militärische Ausrüstung her.

Graham begann, den Mitarbeitern der Firma täglich freundlich den Tee zu servieren. Und wieder kam es weder den Behörden noch den Mitarbeitern komisch vor, als ihr Chef, Bob Eagle, unter Krampfanfällen, Erbrechen und Durchfall zu leiden begann. Die Symptome wurden auf eine Viruserkrankung zurückgeführt. Als Bob Eagle jedoch Urlaub machte, verschwanden die Symptome. Seltsamerweise traten sie wieder auf, als er aus dem Urlaub zurückkehrte. Zehn Tage nach seiner Rückkehr starb Eagle, in seiner Krankenakte wurde eine Lungenentzündung als Todesursache angegeben.

Auch der Lagerleiter Fred Briggs musste aufgrund ähnlicher Symptome ins Krankenhaus eingeliefert werden, wo er tagelang an Schmerzen litt und schließlich verstarb. Mindestens 70 weitere Mitarbeiter der Firma litten bis dahin ebenfalls unter Symptomen, was dann endlich dazu führte, dass die Polizei Ermittlungen einleitete. Forensische Analysen bestätigten bei allen Opfern eine Thalliumvergiftung.

Die Polizei verdächtigte sofort Graham. Bei der Durchsuchung seines Zimmers wurden dann erneut mehrere Gifte und ein exaktes Tagebuch gefunden, was zu Grahams Verhaftung am 21. November 1971 führte. Bei seiner Befragung gab er an, das Tagebuch nur für eine Buchveröffentlichung geschrieben zu haben und dass alles seiner Fantasie entsprungen sei. Nur zwei Morde, zwei versuchte Morde und zwei Körperverletzungen im

Zusammenhang mit Gift konnten dem »Teacup Poisoner« nachgewiesen werden.

Graham Young starb am 1. August 1990 42-jährig im Gefängnis auf der Isle of Wight. Viele Menschen haben angesichts seiner Geschichte Zweifel, ob die offizielle Todesursache Herzinfarkt wirklich der Wahrheit entspricht. Doch dies wurde nie weiter geklärt.

Nachdem ein Film aus dem Jahr 1995, der an Grahams Geschichte angelehnt war, den Fall endgültig in die Weltöffentlichkeit brachte, wurde 2005 in Japan ein 16-jähriges Mädchen verhaftet, das sich von Graham hatte inspirieren lassen und ihre Mutter vergiftet hatte. Ähnlich wie Young hatte sie ihr das Gift mittels Tee verabreicht und in einem Internet-Blog Tagebuch über die benötigten Dosen und die Symptome geführt. Bei ihrer Vernehmung sagte sie aus: »Ich wollte meiner Mutter nicht wehtun, sondern einfach nur experimentieren.«

Dr. Mord und die Massenvergiftung mit Thallium an der Uni Würzburg

Im Jahr 1983 gab es einen perfiden Anschlag auf Studenten an der Würzburger Universität. Vor ihrem Hörsaal fanden Mediziner ein paar Flaschen Orangensaft mit einer auf einem Zettel verfassten Nachricht: »Liebe Kommilitonen! Das sind die Reste unserer Faschingsfeier. Großherzig, wie wir sind, spenden wir sie unseren Erstsemestern.« Zudem fanden sich weitere Flaschen, auch Bier, in Wohnheimen. Insgesamt tranken davon zwölf Studenten mit zum Teil schlimmen Folgen. Robert A. starb im Alter von 24 Jahren. Der Jurastudent Peter S. erholte sich nie mehr von den Folgen der Vergiftung, und auch die anderen Vergifteten litten noch lange Zeit. Bei allen behandelten Patienten zeigte sich starker Haarausfall, der nach drei Wochen am stärksten ausgeprägt war, nach drei Monaten zeigten sich Mees'sche Nagelbänder. Im Urin der Vergifteten wurden zwischen 5 und 43 mg/l und im Plasma zwischen 0,1 und 6 mg/l an Thallium nachgewiesen. Jedoch ergaben sich erst

2009 Hinweise darauf, dass der Arzt Dr. Wolfgang R., bekannt als Dr. Mord, verantwortlich dafür gewesen sein könnte.

Dr. Mord war 1986 vom Landgericht Darmstadt zu 17 Jahren Haft verurteilt worden, nachdem er nachweislich den Vermieter seiner sportmedizinischen Praxis in einem kleinen Ort im Odenwald umgebracht hatte. Der Tatort war besagte Praxis. Die Anklage hatte recherchiert, dass Wolfgang R. einen möglichen Zeugen für einen Versicherungsbetrug habe beseitigen wollen. Nach der Tat soll er seine Praxis angezündet haben, nicht zuletzt um die Spuren des Verbrechens zu beseitigen. Dann wollte er 3,5 Millionen Mark von der Versicherung kassieren. Mehrere Monate gingen die Ermittler von Brandstiftung durch einen Unbekannten aus, der Tod wurde zunächst auf die Rauchentwicklung zurückgeführt.

Doch bei der chemisch-toxikologischen Untersuchung der Brandleiche ergab sich ein wichtiges Indiz für ein mögliches Fremdverschulden. Im Blut des Toten konnte das Narkosemittel Methohexital nachgewiesen werden. Methohexital ist schnell wirksam und konnte den Vermieter bewusstlos machen, sodass R. ihm dann einen Schnitt in die Nase zufügte, wodurch der Mann an seinem eigenen Blut erstickte. Wolfgang R. stritt alles ab. Warum sollte er die Praxis abfackeln? Sie sei doch sehr gut gegangen. Er habe mit seiner Familie in der Nähe von München eine neue Praxis aufmachen wollen, deren Finanzierung schon geregelt gewesen sei. Die Mafia sei in die ganze Sache verstrickt, so Dr. Mord.

Doch der Prozess lief schlecht für ihn. Er kam in Untersuchungshaft. Verzweifelt nahm er während des Prozesses vier Tage lang einen Wärter als Geisel und flüchtete, bis er in Freiburg gefasst wurde. In Haft spielte sich R. dann immer wieder derart auf, dass er Mitgefangenen anbot, ihnen medizinisch zu helfen. Als ein Rauschgiftsüchtiger einen Kollaps erlitt, leistete R. Erste Hilfe. Mit seiner klugen Art und seinem gewandten Auftreten gelang es ihm, mehrere Fürsprecher von seiner Unschuld zu überzeugen. Nach seiner Haftentlassung 2003 bekam R. sogar seine Approbation als

Arzt zurück und fand eine Anstellung in einer Arztpraxis in Augsburg-Göggingen.

2009 nun stand der Orthopäde im Rahmen eines Mordprozesses an dem Finanzbeamten Anton F. vor dem Landgericht Landshut. Er stand im Verdacht, Anton F. in Kirchasch im Kreis Erding mit einem gezielten Kopfschuss umgebracht zu haben. Kurz vor Prozessbeginn gegen Dr. Mord wurden weitere Details der Tat bekannt. Geldgier war das Motiv des Mörders, der zunächst das Testament des Opfers gefälscht hatte, sodass plötzlich die 36 Jahre alte Freundin des Tatverdächtigen zur Haupterbin wurde. Die Frau war in früheren Zeiten eine Kollegin und Freundin von Anton F. und wusste über dessen Reichtum Bescheid.

So fiel der Verdacht auf Dr. Mord, der die Ermittler allerdings einige Zeit an der Nase herumführte. Er hatte im Haus des Verstorbenen aus einer Spritze Blut einer seiner Patientinnen verspritzt, um eine falsche Fährte zu legen. Daraufhin mussten die Leichen der Mutter und Tante von Anton F. exhumiert werden, um einen DNA-Abgleich durchzuführen, der negativ ausfiel. Die Fahnder durchforsteten dann das Labor des Angeklagten, die Kripo schrieb in Erding 3300 Patientinnen des Arztes an, bat um DNA-Proben und landete einen Treffer. Das Blut konnte einer unbeteiligten Frau zugeordnet werden. Ein Indizienprozess schloss sich an, in dem mehr als 100 Zeugen und Sachverständige gehört wurden. Schließlich wurde Wolfgang R. wegen Mord aus Habgier zu einer lebenslänglichen Haftstrafe und anschließender Sicherungsverwahrung verurteilt.

Interessant war jedoch, dass im Rahmen dieses Prozesses zwei Frauen die Spur auch bezüglich des Würzburger Giftanschlags auf Dr. Mord lenkten. Es handelte sich dabei um seine Exfrau, eine Ärztin, die sich in ihrer Aussage erinnerte, »dass er mich im Jahr 1978 von einem Kongress angerufen hat«. Wolfgang R. habe die damals 27-Jährige gebeten, keinen von den Joghurts im Kühlschrank zu essen, »die könnten schlecht sein«. Sie tat es trotzdem, brach zusammen und lag eine Woche auf der Intensivstation. Gift?

Wolfgang R., insgesamt viermal verheiratet, ging selbst von einem Anschlag aus, ein Geheimdienst könnte dahinterstecken, fantasierte er seiner Ehefrau vor. Eine weitere in Landshut angehörte Zeugin war in dem Jahr, als die Anschläge auf die Studenten passierten, die Geliebte des Arztes. Beide arbeiteten damals an der Uniklinik in Würzburg. Die medizinisch-technische Assistentin erinnerte sich, dass der Orthopäde nach den Giftanschlägen an der Uni die Zeitung besonders eifrig las. Die Giftanschläge hatten damals die Stadt und insbesondere die Ärzteschaft erschüttert, da es sich bei den Opfern ja auch um Nachwuchsmediziner gehandelt habe. Zu ihr habe Wolfgang R. damals gesagt, »als hätte er in den Kopf des Täters blicken können: Der wollte nur mal ausprobieren, was dabei herauskommt«. Oder wusste R. mehr über den Fall? Sprach er von einer dritten Person oder von sich in der dritten Person? Das fragte sich seine Exfreundin heute immer noch, und das hatte sie auch schon früher in einer Strafanzeige zu Protokoll gegeben. Im Winter 1983 war sie nämlich selbst plötzlich zusammengebrochen und hatte wochenlang mit dem Tod gekämpft. Eine schwere Vergiftung lag vor, durch die das Kleinhirn teilweise zerstört wurde. Es gab zu der Zeit sogar eine Häufung von Vergiftungserscheinungen im Umfeld von Dr. Mord. Auch eine Sprechstundenhilfe klagte über Symptome. Handelte es sich dabei ebenfalls um Thallium? Die Aufklärung dieser Fälle und vor allem auch des Würzburger Giftanschlags steht bis zum heutigen Tag noch aus.

Quecksilber

Quecksilber ist ein bei Normaldruck und Normaltemperatur flüssiges und giftiges Schwermetall, das den meisten Menschen von Thermometern bekannt ist. Bereits bei Zimmertemperatur können aus einem zerbrochenen Thermometer Dämpfe entstehen, die toxisch sind. Wie bei Arsen ist die Aufnahme des metallischen Quecksilbers über den Magen-Darm-Trakt relativ ungefährlich, eingeatmete Dämpfe wirken jedoch stark toxisch. Besonders giftig sind aber vor allem organische Verbindungen des Quecksilbers wie Methylquecksilber. Insbesondere zweifach geladene Hg^{2+}-Ionen werden leicht vom Körper resorbiert. Die ersten Symptome einer akuten Vergiftung sind Kopfschmerzen, Übelkeit, Schwindel und ein trockener Mund-Rachen-Raum. Ferner kann es zu Langzeitschäden der Nieren und Leber kommen. Als tödlich wird eine Menge von 150 bis 300 mg angesehen.

Quecksilber – Tödlicher Giftanschlag in Hannover 2011

Dass Schwermetallvergiftungen und auch Anschläge mit Schwermetallen als Gift auch heute nicht gänzlich auszuschließen sind, zeigte sich in einem reichlich mysteriösen und skurrilen Fall im Frühjahr 2012. Dabei stellte sich der tödliche »Erfolg« erst Monate nach der Giftattacke ein. Bereits am 15. Juli 2011 war ein 40-jähriger Mann in Hannover auf der Straße auf dem Nachhauseweg von der Arbeit von einem Unbekannten mit einem Regenschirm attackiert worden, an dessen Spitze eine Spritze mit Quecksilber montiert war. Der unbekannte Täter wurde als etwa 40 bis 50 Jahre alt, schlank und mit einem auffälligen Pflaster im Gesicht beschrieben.

Der Unbekannte lief zunächst an dem Opfer vorbei, drehte sich dann plötzlich um und stach ihm ohne ersichtlichen Grund mit einer an dem Regenschirm befestigten Spritze in das Gesäß. Der Mann verspürte einen brennenden Schmerz und versuchte, den Täter zu greifen. Das gelang ihm zwar nicht, doch der Mann konnte dem Unbekannten, der dann verschwand, den Schirm samt Spritze entreißen.

Bei ersten Untersuchungen konnte zunächst nicht festgestellt werden, was die Spritze enthalten hatte. Erst Wochen später traten Vergiftungserscheinungen bei dem Opfer auf.

Der Zustand des Hannoveraners verschlechterte sich zusehends, und er fiel ins Koma. An eine Quecksilbervergiftung wurde erst bei den verspätet einsetzenden Symptomen gedacht und eine solche daher erst einige Wochen nach dem Vorfall diagnostiziert. Zuletzt ging es dem Mann etwas besser, er wurde in einer Reha-klinik behandelt, verstarb dann aber doch unerwartet. Der Täter konnte nicht gefasst werden, und so blieb auch das Motiv im Dunkeln.

Ein ungewöhnlicher Fall einer Quecksilber-Vergiftung

Einen recht merkwürdigen Fall mit Quecksilber hatten wir kürzlich in Bonn zu bearbeiten. Eine 83-jährige Dame befand sich nach einer Oberschenkelhalsfraktur in einer Klinik, zudem war bei ihr Krebs diagnostiziert worden. Bei deutlicher Verschlechterung ihres Gesamtzustandes wurde eine Darmspiegelung durchgeführt und ein blutendes Geschwür festgestellt. Tags darauf fand eine Kontrolluntersuchung statt, und man fand silbriges Material in der Spülflüssigkeit. Bei einer Analyse stellten wir fest, dass es sich zu 100 Prozent um metallisches Quecksilber handelte. Gleichzeitig wurde im Blut eine Quecksilberkonzentration von 77 µg/L ermittelt, 1–2 µg/L sind die übliche Hintergrundbelastung, in der wir uns bewegen. Demnach war eine Behandlung mit Quecksilber-bindenden sogenannten Chelaten angezeigt, um das giftige Schwermetall abzufangen. Da die Patientin eine selbstständige Einnahme abstritt, wurde die Kriminalpolizei eingeschaltet. Sollte es ihr jemand Fremdes verabreicht haben?

Im weiteren Verlauf der Behandlung stiegen die Werte in Blut und Urin eher noch an. Nun endlich gab die ältere Dame zu, dass sie selbst das Quecksilber eingenommen habe, da sie es aus alten Tagen als Abführmittel kenne.

Tatsächlich gibt es entsprechende Quellen zu einer solchen Verwendung, auch gegen Entzündungen, bei Organleiden oder gegen die Syphilis. Ein amerikanischer Kollege äußerte vor einigen Jahren gar die Vermutung, dass Napoleon Bonaparte an den Folgen von Einläufen und Abführmitteln am 5. Mai 1821 verstorben sei.

Am 3. Mai habe man ihm laut Aufzeichnungen 600 mg der Queck-silberchlorid-Verbindung Kalomel verabreicht.

Trotz eindringlicher intensivmedizinischer Behandlung ver-starb unsere Patientin zwei Monate nach der OP. Als Todesursa-che wurde ein Multiorganversagen bei metastasiertem Karzinom und Quecksilbervergiftung angegeben. Aufgrund der Quecksil-bervergiftung wurde eine gerichtliche Obduktion angeordnet. Und tatsächlich fanden wir noch eindeutige Reste von Quecksilber im Darmbereich. Die Schwermetallvergiftung wurde von uns als zu-mindest mit ursächlich für den Tod der Frau angenommen, zumal sich mit der Aufnahme des Quecksilbers die gesamte Symptomatik drastisch verschlechtert hatte.

Aber eigentlich sollte metallisches Quecksilber doch vergleichs-weise ungefährlich sein. Zu vermuten war im Fall der alten Dame, dass bei einer nicht intakten Darmschleimhaut und eventuellem Blutkontakt eine Aufnahme von Quecksilber und Umwandlung zu Quecksilber(II)-Verbindungen möglich war.

Auch heute noch können anorganische Substanzen zu enor-men gesundheitlichen Schäden führen. Wie aber kann man mit solchen Stoffen in Kontakt kommen? Quecksilber kennen Sie aus Thermometern, es ist aber auch in Holzschutzmitteln enthalten. Arsen spielt in Legierungen und Elektroelementen eine Rolle, dort kommt es aber nicht als giftige Salzvariante vor. Ansonsten haben wir ja schon gehört, dass es auch als Arzneimittel auf dem Markt ist. Bleivergiftungen konnten zum Beispiel in Westeuropa bis in die achtziger Jahre aufgrund der Aufnahme (auch über die Luft) von Benzin vorkommen. Dem Benzin war Tetraethylblei zugesetzt, um die Klopffestigkeit zu erhöhen, also die Eigenschaft des Treib-stoffs nicht unkontrolliert durch Selbstentzündung zu verbrennen. Diese Zeiten sind zumindest in Europa vorbei. Auch die Blutwerte für Blei sind seither bei der Bevölkerung zurückgegangen. Derar-tige Vergiftungen kommen heutzutage nur bei böswilliger Gabe von Blei vor. In Afrika und weiten Teilen Asiens wird aber noch verbleites Benzin verwendet, und so treten dort immer noch ab und zu Bleivergiftungen auf. Blei findet man außerdem in veralteten Trinkwasserrohren. Tatsächlich können Bewohner von Altbauten mit nicht erneuerten Wasserleitungen erhöhte Bleiwerte im Blut aufweisen. Blei kann sich in Knochen und Weichteilen ablagern und beeinträchtigt die Leistungsfähigkeit. So spricht man ja auch von einer »bleiernen Müdigkeit«, oder man sagt, man hätte »Blei in den Knochen«. Cadmium ist aufgrund seiner hohen Toxizität seit Dezember 2011 als Korrosionsschutz in Schmuck, Legierungen zum Löten und in PVC in der Europäischen Union verboten. Daher treten auch diese Vergiftungen in den Hintergrund. In Kosmetik, Pflanzenschutzmitteln und älteren PVC-Produkten ist es aber heute noch enthalten.

Wie eingangs erwähnt, könnte man bei den anorganischen Giften nun auch solche wie Kohlenmonoxid oder Cyanid aufzählen, die heute noch sehr bedeutsam bei unserer täglichen Fallarbeit sind. Ich greife sie lieber später bei den giftigen Gasen auf.

Pflanzliche Gifte

Gerne zeigt der Direktor des Bonner Institutes für Rechtsmedizin, Prof. Dr. Burkhard Madea, in seiner ersten Vorlesungsstunde eine alte Miniatur zu Bartholomaeus Anglicus' *Le Propriétaire des choses* vom Ende des 15. Jahrhunderts aus der Bibliothèque Nationale in Paris.

Zahlreiche Ärzte, Advokaten und Studenten stehen um den geöffneten Leichnam eines Verstorbenen, zu ihren Füßen liegt ein Hund. Diesen Hund bezeichnet Burkhard Madea gerne als einen der Vorreiter der forensischen Toxikologie. Ihm wurden nämlich Speisebreireste und sogar Organteile zum Fraße vorgelegt, und man wartete dann ab, wie er diese Mahlzeit vertrug beziehungsweise ob sich Vergiftungserscheinungen einstellten. Wies er kritische Symptome auf, hatte man es wohl mit dem Opfer einer Vergiftung zu tun.

Auch in späteren Zeiten war der Tierversuch nichts Ungewöhnliches. Gerne verabreichte man Tieren Extrakte, die aus Organen eines Vergifteten gewonnen worden waren, um deren Einfluss auf Lebewesen zu studieren. Und noch heute wird teilweise der sogenannte »Drosophila-Test« durchgeführt. *Drosophila melanogaster* ist der wissenschaftliche Name für die Tau- oder Obstfliege, die ausgesprochen leicht zu züchten ist. Intoxikationen mit Insektiziden sind gar nicht so selten, sei es ein Unfall bei der Verwendung im Garten, ein Selbstmordversuch mit Resten aus der Garage oder sogar ein Tötungsdelikt, wozu ich später noch kommen werde. Besteht ein entsprechender Verdacht, so gibt man zum Beispiel Mageninhalt zusammen mit einigen dieser Fliegen in ein abgeschlossenes Gefäß und beobachtet möglicherweise auftretende Vergiftungserscheinungen in dieser Population. Mit anderen Worten: Sterben die Fliegen recht schnell, spricht das für die Anwesenheit eines giftigen Insektenschutzmittels. Alles in allem ein einfacher Schnelltest.

Aber verlassen wir einmal unsere Kollegen und das Tier- und Insektenreich und schauen auf die tatsächlichen Begründer der forensischen Toxikologie. Hier ist wohl an erster Stelle Mathieu Joseph Bonaventur Orfila (geboren am 24. April 1787 in Maó, Menorca; gestorben am 12. März 1853 in Paris) zu nennen. Orfila studierte zunächst Chemie und Medizin in Valencia und Barcelona, bevor er nach Paris zog und dort 1811 zum Doktor der Medizin promovierte. In seiner privaten Wohnung richtete er ein kleines Labor ein. Dort erforschte er verschiedenste Gifte und veröffentlichte 1813 sein erstes Buch *Traité des poisons … ou Toxicologie générale*. Im Jahr 1819 wurde Orfila zum Professor für medizinische und später gerichtliche Chemie an der Universität von Paris berufen. Hauptsächlich beschäftigte er sich mit dem Gift Arsen und trat 1840 als Gutachter im Prozess gegen Marie Lafarge auf, die beschuldigt wurde, ihren Ehemann Charles mit Arsen ermordet zu haben. Orfila wies tatsächlich mit Hilfe des Marsh'schen Apparates im exhumierten Körper von Charles Lafarge Arsen nach, und sein Gutachten führte zur Verurteilung der Ehefrau.

Orfila hatte sich darüber hinaus mit einer anfangs recht überschaubaren Gruppe neuartiger Gifte beschäftigt, den geheimnisumwobenen Pflanzengiften. Im Jahre 1803 isolierte der deutsche Apotheker Friedrich Sertürner aus dem Opium das Morphin, und in der ersten Hälfte des 19. Jahrhunderts folgten eine ganze Reihe weiterer Substanzen, wie das Strychnin, das aus der Brechnuss gewonnen wurde, das Chinin aus der Rinde des Chinabaumes, Coffein aus Kaffee, Coniin aus dem Schierling, Nikotin aus Tabak oder Atropin aus der Tollkirsche. Allesamt waren das aus dem Basischen (=Alkalischen) isolierte Stoffe, daher die Bezeichnung Pflanzenalkaloide, auch wenn diese Definition später ein wenig aufgeweicht wurde. Alle diese Pflanzenalkaloide zeichnen sich aber dadurch aus, dass sie direkt auf den tierischen und menschlichen Organismus charakteristische Wirkungen haben. In niedriger Dosierung wirken sie zum Teil als Medizin, in größeren Dosen als zumeist tödliches Gift.

Das große Problem zum Zeitpunkt der Entdeckung der Wirkungsweisen bestand darin, dass keine geeigneten Nachweismethoden zu existieren schienen. Eine Tatsache, die sich schnell herumsprach. Zwar fanden sich um 1850 einige chemische Reagenzien, die das Vorhandensein von Alkaloiden in reinen Lösungen ermöglichten. So konnten charakteristische Trübungen oder Niederschläge durch Zugabe von Gerbsäure, Quecksilberchlorid oder anderen Reagenzien hervorgerufen werden. Gab man einige Tropfen Salpetersäure zu einer Morphiumlösung, so nahm sie sogar eine rote Färbung an. Aber wann fand man bei vermeintlichen Mordfällen wirklich noch die verwendete Originallösung? Als unmöglich wurde dagegen die Isolierung solcher Alkaloide aus biologischem Material von Verstorbenen angesehen. Wenn man sich also geschickt anstellte und keine erdrückenden weiteren Indizien hinterließ, konnte mit Hilfe von Pflanzenalkaloiden wohl der perfekte Giftmord verübt werden.

Strychnin im Fall Palmer

Der Fall Palmer aus Großbritannien machte das Strychnin damals nicht nur in Deutschland bekannt. Leider liefen sowohl die Leichenöffnung als auch die toxikologischen Analysen nicht gerade vorbildlich ab. Es wimmelte nur so von Nachlässigkeiten der Sachverständigen bei der Bearbeitung des Falles. Diese verwickelten sich vor Gericht in viele Widersprüche, sodass sie am Ende als nicht mehr unbefangen die Wahrheit suchend, sondern als parteiische Zeugen dastanden und sich den Geschworenen gegenüber unglaubwürdig machten. So etwas wäre heute unmöglich, ein solcher Sachverständiger würde zumindest in unserem Fachgebiet sehr schnell an seine Grenzen kommen.

William Palmer lebte im englischen Städtchen Rugeley. Er war ein Wundarzt, hatte aber weniger mit seiner Praxis zu tun als viel mehr mit Pferderennen und anderen Sportarten. Palmer war wettsüchtig und steckte in beträchtlichen Geldschwierigkeiten. Er hatte Bekanntschaft mit einem Mann namens Cook gemacht. Dieser war unverheiratet, vermögend und hatte bei Wetten mehr Glück gehabt. Er war so reich, dass er sonst keiner anderen Arbeit mehr nachgehen musste. Cook hatte einige Jahre zuvor unter Syphilis gelitten, war aber ansonsten kerngesund. Am 17.11.1855 gewann Cooks Pferd Polestar in Shrewsbury in Anwesenheit von Palmer das Rennen. Laut der Zeugenaussage von Ishmael Fisher, der in Shrewsbury zugegen war, liefen die ans Rennen anschließenden Ereignisse im Raven Hotel Shrewsbury folgendermaßen ab:

»Ich war im Hotel. Mr. Cook und Mr. Palmer saßen im Raum neben uns. Ich kannte die beiden. Zwischen 23 Uhr und Mitternacht lief ich in den Raum der anderen, ich sah Mr. Cook, Mr. Palmer und einen dritten Herrn. Mr. Palmer schaute mich an, als wäre ich nicht willkommen, und ich wurde darauf hingewiesen, dass ich doch bitte den Raum verlassen solle, aber ich setzte mich trotzdem neben Mr. Cook. Die Herren hatten Grog vor sich stehen. Mr. Cooks Glas war voll. Mr. Cook bot mir ein wenig an und fragte auch Palmer: ›Palmer, Sie müssen ein wenig mehr Grog trinken.‹ ›Nein‹, sagte dieser, ›ich werde erst dann mehr trinken, wenn Sie Ihren austrinken.‹ Mr. Cook ließ sich das nicht zweimal sagen und leerte sein Glas. Weniger als eine Minute danach schrie er auf: ›Da war etwas drin! Mein Hals brennt wie die Hölle!‹ Mr. Palmer stand von seinem Stuhl auf, rannte zu Cook und nahm das Glas, in welchem ein kleines bisschen Flüssigkeit zurückgeblieben war, und trank es aus. ›Da ist nichts drin.‹ Mr. Palmer drückte mir das Glas in die Hand und fragte: ›Glauben Sie, dass da was drin war?‹ Mr. Cook verließ das Zimmer. Als er nach zehn Minuten zurückkam, nahm mich Mr. Cook beiseite und sagte mir: ›Ich glaube, Palmer hat mich vergiftet, mir geht es sehr schlecht.‹ Da er dachte, aufgrund seines Geldes vergiftet worden zu sein, gab er mir sein Geld, 700 oder 800 Pfund. Zehn weitere Minuten später sollte ich ihm in sein Schlafzimmer folgen, da er offensichtlich sehr krank war. Ich blieb bis zwei Uhr bei ihm. Am nächsten Morgen ging es Cook wieder besser, und er sagte mir, dass er Palmer darauf angesprochen habe, ob dieser ihm etwas in den Brandy getan hätte. Dieser hätte verneint, und Cook hatte hinzugefügt: ›Wahrscheinlich hat er es wirklich nicht getan.‹«

Am Tag nach der Rückkehr nach Rugeley tranken die beiden Männer wieder gemeinsam Kaffee, und Cook fühlte sich erneut krank. Cooks Jurist Smith brachte alsbald eine Suppe vorbei, welche Palmer entgegennahm, bevor sie erneut in der Küche erhitzt wurde. Ein Dienstmädchen naschte zwei Teelöffel von der Suppe und musste sich erbrechen. Cook aß den Rest der Suppe und musste ebenfalls erbrechen.

In Abwesenheit von Palmer wurde Cook zur Heilung »Grützwasser« gegeben, das dieser nicht erbrach. Doch als Palmer erneut hinzustieß und Cook »Pfeilwurzelmehl« reichte, erbrach sich dieser erneut. Am Tag darauf, am 19.11., reiste Palmer nach London. Während dieser Zeit ging es Cook besser. Gegen 21 Uhr kehrte Palmer zurück und kaufte sich nachweislich in einem Laden drei Gramm Strychnin. In den folgenden Stunden kümmerte er sich fortwährend um Cook, pflegte ihn und gab ihm einige Pillen. Gegen 23 Uhr verließ er Cooks Haus, und nur kurze Zeit später wurde Cook mit einem heftigen Schüttelkrampf aufgefunden: Die Fäuste seien geballt gewesen, die Zuckungen seien stoßweise gekommen, der Hals sei steif gewesen, der Kopf »hintenübergezogen« und die Zähne »etwas aneinandergeklemmt«. Cook konnte schlucken, war bei Bewusstsein, klagte aber über Erstickungserscheinungen. Von diesem Anfall erholte sich Cook wieder. Am 20.11. ging es ihm wieder erstaunlich gut. Bis Palmer kam. Laut Ermittlungsergebnissen hatte er sich zwischen 11 und 12 Uhr »in einem Droguistenladen« sechs Gramm Strychnin gekauft und war zu Cook gefahren, um ihm als Arzt und Freund beiseitezustehen. Cook erhielt von Palmer am Abend erneut einige Pillen, litt im Anschluss an denselben krampfartigen Anfällen. Und diesmal verstarb er.

Der 80-jährige Dr. Bamford, ein alter Heilkünstler, wurde hinzugerufen und stellte – von Palmer beeinflusst – einen Totenschein aus, der besagte, dass Cook an »Apoplexie« verstorben sei. Unter Apoplexie versteht man einen Schlaganfall. Schnell nach Cooks Tod machte sich Palmer über dessen Papiere und vor allem über sein Wettbuch her. Diese Dinge wurden jedenfalls später vermisst. Und wäre nicht Cooks Stiefvater nach Rugeley gekommen, wäre alles darauf hinausgelaufen, dass Cook ohne Verdacht beerdigt worden wäre. Doch der Stiefvater schöpfte Verdacht.

Palmer dagegen zeigte sich auffällig eifrig, den Leichnam unter die Erde zu schaffen. Auf Anraten des Stiefvaters wurde eine Leichenöffnung vorgenommen. Diese Untersuchung erfolgte oberflächlich und formlos. Es wurde kein Protokoll geführt, es erfolgte keine Aufsicht durch eine Gerichtsbehörde. Und was das Schlimmste war: Palmer, als der Hauptverdächtige, durfte frei umhergehen und fleißig bei der Leichenuntersuchung mitmischen.

Dr. Harland, der bestellte Leichenbeschauer, führte vor Gericht aus: »Auf dem Wege zu Herrn Bamford traf ich Palmer, den Wundarzt. Er sagte: ›Ich freue mich, dass Sie zu uns gerufen wurden, denn Sie kenne ich. Mir ist das lieb, denn der Verstorbene war mein Freund, und ich habe ihm in seiner Krankheit beigestanden.‹ Ich fragte, ob denn wirklich jemand vergiftet worden sei, und er antwortete mir: ›Ach nein, keinesfalls. Cook hatte einen mit Zuckungen verbundenen Anfall, und Sie werden bestimmt die Spuren eines alten Herz- und Gehirnleidens vorfinden.‹ Wir gingen zusammen zu Dr. Bamford. Palmer bot mir seine Instrumente an und sagte mir bei der Gelegenheit, dass wir bei der Leiche einen querköpfigen alten Mann vorfinden werden, Cooks Stiefvater. Dieser würde Palmer verdächtigen. Wir holten nun noch Herrn Frere, einen anderen in Rugeley wohnenden Wundarzt, und gingen zur Leiche. Die Obduktion selber machte Hr. Devonshire, assistiert von Hr. Newton. Ich, Bamford, Palmer und mehrere andere Personen waren anwesend. Der Körper war in einem Zustand wie nach starken Krämpfen, die Hände waren geballt, die Arme waren kontrahiert. Das Herz war zusammengezogen und enthielt kein Blut, zeigte sonst aber nichts Krankhaftes. Ich sah nichts, was nach meiner Ansicht den Tod bewirkt haben konnte. Als Newton eben daran war, die Eingeweide herauszunehmen, bekam er von Palmer wie zufällig einen Stoß, der ihn auf Devonshire warf und bei welcher Gelegenheit ein Teil des Mageninhalts verschüttet wurde. Ich sagte zu Palmer, er solle das unterlassen, ich hielt es für einen Scherz zwischen den beiden. Der Mageninhalt wurde in ein Glasgefäß getan und Teile des Darmkanals in eben dasselbe Gefäß. Ich verschloss das Glas mit einer Blase. Palmer tummelte sich inzwischen im Zimmer umher. Nach einigen Minuten sah ich das Glasgefäß nicht mehr und fragte danach, worauf Palmer vom anderen Ende des Zimmers antwortete, er habe es weggenommen, um Platz zu machen. Palmer stand, als er dieses sagte, an einer Tür, und es schien mir, als ob er sich aus eben dieser entfernen wolle. Er hatte das Gefäß in der Hand. ›Ich bitte um das Glas‹, sagte ich. Er brachte es mir, und ich fand in der Blase, womit es verbunden war, ein von einem scharfen Instrument gemachtes Loch. ›Wer hat das getan?‹, fragte ich. Alle behaupteten, es nicht getan zu haben, so verschloss ich es von neuem. Als ich es mit mir nahm, fragte mich Palmer, was ich damit vorhätte …«

Devonshire sagte dasselbe aus. Zusätzlich erfuhr man von ihm, dass das Glasgefäß dem Schreiber des Anwalts Gardiner übergeben und am 29. November aus der Leiche noch Leber, Milz, Nieren und etwas Blut entnommen wurden. Eine zweite Leichenöffnung sei am 28. Januar erfolgt, von Dr. Monckton aus Rugeley. Auf wessen Veranlassung, war vor Gericht unklar. Und sollte diese große Menge an Auffälligkeiten im Zusammenhang mit Palmer nicht reichen? Nachdem der Anwalt Gardiner mit seinem Schreiber für das Gefäß »Extrapost bis zum nächsten Halteplatz der nach London führenden Eisenbahn« nahmen, bot Palmer dem Postillon zehn Pfund, »wenn er den Wagen zum Umwerfen brächte und dabei das Glasgefäß zerbräche«. Dieser lehnte ab, und das Gefäß wurde Herrn Taylor, dem Lehrer der gerichtlichen Medizin am Guy's Hospital, zur Prüfung auf Strychnin übergeben. Er fand kein Strychnin. Und trotz des fehlenden Nachweises wurde Palmer vor Gericht gestellt.

Vor Gericht konnte der Sachverständige Curling den Verdacht der Verteidigung, Cook sei an einem Tetanus gestorben, nicht bestätigen. »Ich hörte nie von einem Falle, wo ein Mann an einem Tag Tetanus gelitten hat und dann 24 Stunden frei geblieben ist, und dann wieder vom Tetanus ergriffen wurde. Er ist nicht an einem traumatischen Tetanus gestorben. Der erste und auch der zweite Anfall sind bei Cook mit aller Gewalt eingetreten, und es ist auf den zweiten gleich der Tod erfolgt. In allen Fällen, die mir sonst zu Kenntnis gekommen sind, begann die Krankheit mit milderen Symptomen und steigert sich allmählich zu heftigeren. Strychnin und Brucin erzeugen Tetanus, aber ich habe noch keinen Fall der Art beim Menschen zu sehen Gelegenheit gehabt.« Ein weiterer Wundarzt, Dr. Todd, wusste ebenfalls »Apoplexie und Tetanus auszuschließen. Ich halte dafür, dass ein Gramm Strychnin genügt, einen Menschen zu töten.« Die Symptome, die bei Cook beschrieben wurden, seien typisch für Strychnin-Gabe: krampfhafte Kontraktion der Rückenmuskeln, die Gliedmaßen verfallen in heftig stoßende Zuckungen und werden gekrümmt und starr. Weitere Sachverständige stimmten dem zu.

Dann erschien der Hauptzeuge Taylor, ein Chemieprofessor, der die Analyse des Inhaltes der Eingeweide Cooks vorgenommen hatte. Auf Befragen, ob und wie Strychnin in den Eingeweiden zu finden sei, antwortete Taylor: »Der Magen mit seinem gesamten Inhalte wird in Alkohol, dem eine kleine Menge Schwefelsäure hinzugemischt ist, getan; die Schwefelsäure verbindet sich mit dem Strychnin zu einem Sulfat.« So weit, so gut. »Die Flüssigkeit wird filtriert und abgedunstet. Dadurch wird der Alkohol entfernt. Nun wird kohlensaures Kali zugesetzt, welches sich mit der Schwefelsäure verbindet. Strychnin wird niedergeschlagen.« Das klingt für mich plausibel, doch fast alle basischen Stoffe würden auf diese Art und Weise niedergeschlagen. Daher, so Taylor, »müsse man sich von den Eigenschaften des Strychnins überzeugen«. Strychnin habe einen bitteren Geschmack. Strychnin ist unlöslich in Wasser, löslich in Alkohol und Säuren, wenn in Säuren löslich, wird es mit Alkali niedergeschlagen. Wichtig dabei ist das Farbenspiel. Der oben erwähnte Niederschlag nämlich erzeugt, wenn er Strychnin ist, mit starker Schwefelsäure und doppelt chromsaurem Kali behandelt, eine blaue Farbe, die bald violett oder purpurrot wird und endlich ganz in Rot übergeht. Wenn man das Strychnin weiterhin auskristallisieren lässt, bildet es »eigentümliche Kristalle«. Würden Sie diese Farbreaktionen und Kristallformbeschreibung als gerichtsfest erachten? Taylor sagte selbst, dass ähnliche Stoffe ein ähnliches Farbenspiel ergeben würden.

Auch damals reichten derartige Nachweise vor Gericht nicht aus. Käme zu diesen Indizien aber noch die durch den niedergeschlagenen Stoff im Tierversuch erzeugte physiologische Wirkung hinzu, tetanische Zuckungen etc., dann könnte man davon ausgehen, dass man Strychnin vor sich hat.

Doch bei der Aufarbeitung des Mageninhaltes von Cook wurde kein derartiger Niederschlag gewonnen. Wie kann das sein? Neben analytischen Problemen wäre es auch möglich, dass einmal aufgenommenes Strychnin schon aus dem Magen in die Blutbahn gelangt und daher im Mageninhalt nicht mehr aufzufinden war. Es stellt sich grundsätzlich die Frage, warum damals kein Blut untersucht worden war. Doch, so Taylor, »um nach solchen Vergiftungsfällen das Gift im Blut aufzufinden, gibt es kein sicheres Verfahren. Die außerordentlich geringe Menge, die darin verbreitet ist, kann nicht entdeckt werden. Wenn zum Beispiel ein halbes Gramm Strychnin, das in den Magen gebracht wurde, gänzlich absorbiert ist, so würde in einem Pfund Blut ein Fünfzigstel Gramm verteilt sein, und unsere Reagenzmittel sind für so geringe und so verdünnte Mengen des Strychnins nicht empfindlich genug. Aus dem Blute lässt sich Strychnin nicht derart kristallisieren.«

Strychnin ist das Hauptalkaloid des Samens der Brechnuss, lateinisch *Nux vomica*. Brucin ist ebenfalls in diesen Samen enthalten, ist aber weniger pharmakologisch aktiv. Strychnin wurde über

Hunderte von Jahren therapeutisch zur Verbesserung der Blutzirkulation und gegen Muskelverspannungen genutzt, daher konnte Palmer auch so leicht über die Apotheke oder beim »Droguisten« an das Gift herankommen. In Dosen von 0,5 bis 5 mg führt Strychnin zu starker Erregung mit Euphorie und intensivierter Wahrnehmung von Farben. Daher werden wir auch heute noch in ganz seltenen Fällen um eine Analyse auf Strychnin gebeten. Nicht in Mordfällen, sondern weil Menschen aufgrund der anregenden und halluzinogenen Eigenschaften diesen Stoff freiwillig eingenommen haben. In Konzentrationen zwischen 0,05 bis 8 mg wird er heute in manchen Ländern noch bei den genannten Indikationen eingesetzt. Der Tod kann aber schon nach Dosen zwischen 60 und 100 mg infolge der Lähmung der Atemmuskulatur einsetzen. Bei Patienten, die eine Intoxikation überlebten, erfolgten die bei Cook beschriebenen krampfartigen Anfälle noch 12 bis 24 Stunden nach der Einnahme. Die Konzentrationen, die nach einer potentiell letalen Dosis von Strychnin im Blut auftreten, kennt man heute genauer. Der Toxikologe Taylor hatte diese im Prozess mit 1/50 Gramm pro Pfund Blut geschätzt, was bei Annahme eines wässrigen Mediums (was Blut ja darstellt) und der Annahme, dass ein englisches Pfund = 0,45 kg ist, einer Konzentration von circa 44 mg/l Blut entsprechen würde. Konzentrationen im Blut von Opfern einer Strychningabe wurden in der Literatur einige Male beschrieben, lagen aber deutlich unter diesen Angaben (0,2–5 mg/l).

»Dazu kommt«, so Taylor im Prozess weiter, »dass das Strychnin im Körper zum Teil eine Veränderung erleidet.« Strychnin wird tatsächlich im Körper umgewandelt, zu Stoffwechselprodukten, die weit weniger toxisch sind. Nur sechs Prozent der eingenommenen Strychnindosis wird unverändert im Urin wiedergefunden. Taylor weiter: »Für die Entdeckung des Strychnins fanden sich die mir gelieferten Teile in äußerst ungünstigem Zustand. Der Magen war vollkommen aufgeschlitzt, und zwar von einem Ende bis zum anderen, der ganze Inhalt war verloren, die feine Haut, die sogenannte Schleimhaut, auf der eventuell noch Gift hätte gefunden werden können, lag mit der Außenseite der Därme in Kontakt. Und der Kot des Darms bildete mit dem Magen einen großen Brei.« Auch für damalige Verhältnisse kann man diese Asservierung der Proben gerne als schludrig bezeichnen. Heutzutage wird jede einzelne Flüssigkeit und jedes Organteil in ein einzelnes, beschriftetes Gefäß überführt. »Auf mein Verlangen wurden später aus der Leiche noch andere Teile herbeigeschafft, nämlich Leber, Milz und Niere.« Das sind die Organe, in denen wir auch normalerweise post mortem nach Giften suchen.

Ich will hier kurz auf die Asservate eingehen, die wir in der Regel von einer Obduktion bekommen. Und hier ist schon der erste Irrglaube, den moderne Fernsehsendungen von unserem Berufsbild vermitteln. Forensische Toxikologen arbeiten selbst nur selten direkt an der Leiche, dies ist Aufgabe der forensischen Mediziner, die die Obduktionen durchführen und dann Empfehlungen an die Staatsanwaltschaft aussprechen, ob eine chemisch-toxikologische Untersuchung notwendig erscheint. Sie entnehmen auch diverse Körperflüssigkeiten und Organmaterialien routinemäßig bei jeder Obduktion, sodass bei Veranlassung der chemisch-toxikologischen Untersuchung immer auf schon asserviertes Material zurückgegriffen werden kann.

Urin ist für uns Toxikologen ein sehr wichtiges Untersuchungsgut. Über den Urin werden fast alle Substanzen zumindest in sehr großen Anteilen ausgeschieden, zum Teil in unveränderter Form, zum Teil über Abbauprodukte nach Verstoffwechselung. Im Urin sind also nicht immer Wirkstoffe, sondern häufig auch nur unwirksame Metabolite (Stoffwechselprodukte) aufzufinden. Der Körper will die Substanzen nicht zuletzt aufgrund ihrer giftigen Eigenschaften möglichst schnell ausscheiden. So verändert er körperfremde Stoffe meist in der Leber derart, dass diese wasserlöslicher werden und leichter über die Niere mit dem Urin ausgeschieden werden können. Allerdings hinkt der Nachweis im Urin dem im Blut hinterher. Im Urin sind immer noch Substanzen nachweisbar, auch wenn im Blut keine messbaren Konzentrationen mehr festzustellen sind. Zudem sind die Substanzkonzentrationen im Urin häufig deutlich höher als im Blut, sodass ein Nachweis im Urin leichter möglich ist. Urin ist somit hervorragend für sogenannte Übersichtsanalysen (Screeningverfahren) geeignet, um zunächst einmal Hinweise auf möglicherweise relevante Stoffe zu erhalten, vor allem auch dann, wenn kein Hinweis auf ein Gift von Ermittlungsseite her besteht und wir praktisch die Nadel im Heuhaufen suchen. Durch die langen Nachweisfenster und die Tatsache, dass gegebenenfalls sogar nur unwirksame Abbauprodukte bestimmt werden, ist aufgrund einer alleinigen Urinanalyse keine Aussage über eine akute Substanzwirkung möglich.

Um etwas zu einer akuten Wirkung zum Beispiel auch für den Zeitpunkt des Todeseintrittes aussagen zu können, ist dann doch eine Blutanalyse notwendig. Gegebenenfalls kann über die ermittelte Wirkstoffkonzentration im Blut auf die Dosis oder letztmalige Aufnahme geschlossen werden. Prinzipiell besteht aber das Problem, dass sich fettlösliche Substanzen nach dem Tod durch pH-Wert-Veränderungen et cetera aus dem Gewebe ins Blut rückverteilen. Daher sind Aussagen über die Konzentration zum Zeitpunkt des Todes aufgrund drastischer Konzentrationsänderungen im Zeitintervall zwischen Todeseintritt und Leichenöffnung für einige Wirkstoffe schwer möglich. Vor allem das aus dem Herzbeutel geschöpfte Blut ist für quantitative Messungen kaum zu gebrauchen und sollte ebenfalls eher nur für Übersichtsanalysen eingesetzt werden. Bei jeder Obduktion sollte peripheres Blut, in der Regel aus der Femoralvene (Oberschenkelhalsvene), genommen werden, da dieser Entnahmeort am wenigsten von solch einer postmortalen Redistribution beeinträchtigt wird. Die im Femoralblut ermittelte Substanzkonzentration spiegelt dann am ehesten die Konzentration zum Zeitpunkt des Todeseintrittes wider. Ansonsten sind auch Analysen von Gehirnproben anzuraten, schließlich ist dies der Ort, an dem zentral wirksame Mittel ihre Wirkungen entfalten.

In einigen Fällen liegen aber gar keine Flüssigkeiten mehr vor, so wie im Fall Cook. Welche Organe können uns dann weiterhelfen? Bei Verdacht auf eine Aufnahme über den Mund sollte Mageninhalt analysiert werden. Da eine Magenpassage in der Regel in maximal zwei Stunden vonstattengeht, kann das Auffinden von Substanzen im Mageninhalt auf eine Einnahme kurz vor dem Tod Rückschlüsse geben. Als Haupt-Metabolisierungs- und Ausscheidungsorgane sollten wie im vorliegenden Fall auch Leber und Niere analysiert werden. Galle gilt für einige Substanzen als Speicherorgan, und so können hohe Konzentrationen in der Galle auf eine häufigere und regelmäßige Aufnahme hinweisen. Auch bei einer Analyse von zum Beispiel Kniegelenks- oder Glaskörperflüssigkeit sind viele Stoffe länger nachzuweisen. Bei Verwesung vielleicht sogar nur noch darin. Viele Fremdstoffe werden noch nach dem Tod im Blut oder in Organen verändert, da weiterhin Enzyme aktiv sind und zudem Bakterien mit Zersetzungsprozessen beginnen. Insofern sind für uns Toxikologen Untersuchungsmaterialien aus abgeschiedener gelegenen Bereichen interessant, in denen keine Enzymaktivität vorhanden ist und die weniger von Bakterien und Zersetzung betroffen sind. Bei der Glaskörperflüssigkeit handelt es sich um circa ein Milliliter Flüssigkeit, die hinter dem Auge sitzt und bei einer Obduktion mit der Spritze entnommen werden kann. Aufgrund der Abgeschiedenheit dieser Flüssigkeit laufen (Abbau-)Prozesse viel langsamer ab. Zudem haben wir es nicht immer mit frisch Verstorbenen, sondern häufig auch mit fäulnisveränderten Leichen zu tun. Auch in solchen Fällen bringt uns die Glaskörperflüssigkeit weiter, wenn sich in anderen Matrices Fäulnisstoffe störend auf die Analyseergebnisse auswirken können. (Als Matrix bezeichnen wir Körperflüssigkeiten oder Organmaterial, die extrahiert und anschließend chemisch-toxikologisch untersucht werden können.)

Zurück zum Fall Palmer/Cook: »Das wenige Blut von Cook, das zu wenig für eine Untersuchung auf Strychnin war, war in einem winzigen Fläschchen ohne Angabe, woher dasselbe entnommen wurde«, führte Taylor aus. Ich würde sagen, wir benötigen für eine ausführliche chemisch-toxikologische Untersuchung an Leichenblut im Schnitt fünf Milliliter Blut, je nachdem wie viele Hinweise wir vorher schon haben oder ob wir selbst noch nach der Nadel im Heuhaufen suchen müssen. »Wir fanden im Blut nur wenig Antimon, was auch nicht den Tod hätte bewirken können. Strychnin wurde nicht gefunden.«

Und dann kam eine Frage des Verteidigers, die Taylor sichtlich unruhig werden ließ, denn die Unvoreingenommenheit eines Sachverständigen vor Gericht ist wichtig. »Sie haben sich aber in Bezug auf Cook schon vorher eine Meinung gebildet; denn Sie haben in einem öffentlichen Blatte eine Mitteilung gemacht. Diese lässt erscheinen, als ob Sie in Ihrem Urteile gegen Palmer schon befangen waren. Haben Sie nicht über diese Angelegenheit, schon ehe Sie zur Verhandlung kamen, ja ehe Ihnen die verdächtigen Substanzen zur Untersuchung kamen, sich ausgesprochen?« Antwort: »Ich habe allerdings an die Lancet einen Brief geschrieben, um einigen irrigen Angaben zu widersprechen.«

Und tatsächlich findet sich in der Fachzeitschrift *Lancet* aus dem Jahr 1855 ein Aufsatz von Taylor, dessen letzter Satz im Gericht vorgelesen wurde: »Während der letzten 25 Jahre, welche ich vorzugsweise toxikologischen Forschungen gewidmet habe, habe ich keinen Fall kennengelernt, der mit den schauerlichen Vergiftungserscheinungen zu vergleichen wäre, die in Rugeley vorgekommen sind. Die Folgen, welche diese Vergiftungsfälle für den Urheber haben werden, sind nicht in Vergleich zu stellen mit der Gefahr, in welche dadurch die Gesellschaft versetzt wird. Ich scheue mich nicht, zu sagen, dass die Sicherheit des Lebens der Menschen in diesem Lande von dem Urteile abhängt.« Eine unbefangene Aussage sieht wahrlich anders aus.

Er hege auch immer noch diese Meinung, so der Chemiker, und diese habe ihn auch nicht befangen gemacht, als er die Eingeweide toxikologisch untersucht habe. Er habe mit dem Brief an den *Lancet* lediglich der irrsinnigen Meinung entgegenhalten wollen, man finde nach der Gabe hoher Dosen Strychnin im Toten immer wieder. »Ich habe nichts gegen den Angeklagten. Ich habe nur von der Wirkung dieser Vergiftungsfälle gesprochen, wenn sie ungeahndet blieben.« Der Verteidiger wollte diese Indiskretion des Herrn Taylor zu Gunsten seines Klienten nutzen. Taylor kam am Ende seines Verhörs zu folgendem Schluss: »Strychnin wurde zwar nicht nachgewiesen. Die Symptome, die Cook dargeboten hat, stimmten aber ganz mit einer Strychnin-Vergiftung überein.«

Und unglaublicherweise – ohne den Nachweis des Giftes selbst im Körper – verurteilten die Geschworenen den Angeklagten Palmer als schuldig. Die Hinrichtung durch Erhängen wurde am 14.6.1856 vollzogen.

In wissenschaftlichen Zeitschriften hat die Diskussion über eine Strychnin-Vergiftung noch eine Zeit lang angedauert; als Mordmittel ist es mittlerweile aus der Mode gekommen. Heute weisen wir Strychnin nicht mehr mit Farbreaktionen nach: Die Massenspektrometrie erlaubt einen klaren Nachweis des Giftes – wir können Substanzen über ihre molare Masse aufgrund ihrer chemischen Struktur und über die Masse seiner Fragmente nach Zerfall des Moleküls ganz klar identifizieren und quantifizieren. Man kennt den Begriff DNA-Fingerprint oder genetischer Fingerabdruck. Gemeint ist die Ermittlung eines DNA-Profils, das für eine Person charakteristisch ist und beweist, dass diese DNA zu ihr gehört. So kann man einen Blutstropfen oder ein Haar am Tatort eindeutig einem vermeintlichen Täter zuordnen. Ähnlich ist ein Massenspektrum einer Substanz anzusehen, und man kann fast von einem chemischen Fingerabdruck dieser Substanz sprechen, der mit an Sicherheit grenzender Wahrscheinlichkeit deren Anwesenheit beweist.

Vor einigen Jahren konnte ich selbst noch Nachweise von Strychnin in sogenannten Ködergiften führen. Hundefeinde legten mit Gift versetzte Köder, oft feinste Tatarbällchen, in der Nachbarschaft aus, um sich der unliebsamen Vierbeiner zu entledigen. Nachdem sich der arme Hund so sehr über seinen leckeren Fund gefreut und ihn rasch verschlungen hat, kommt es zu den oben beschriebenen Symptomen, und so waren auch einige Todesfälle von Hunden in dieser Nachbarschaft zu verzeichnen.

Nach dem aufgedeckten Mord an Cook fiel den Ermittlern im Übrigen auf, dass gleich vier Kinder von Palmer ebenfalls früh verstorben waren. Sein erster Sohn, William Palmer, überlebte als Einziger seinen Vater. Williams Geschwister Elizabeth, Frank, John und Henry starben alle innerhalb der ersten Monate nach ihrer Geburt. Frank überlebte gar nur sieben Stunden. Die Kindersterblichkeitsrate in dieser Zeit war freilich höher als heute, nichtsdestoweniger musste man aufgrund der immer gleichen Todesursache stutzig werden. In allen vier Fällen wurde sie mit »Krämpfen« angegeben.

Nikotin und der Fall Bocarmé

Das Schloss Bitremont hatte einen schon immer erschaudern lassen. In den belgischen Wäldern gelegen, von tiefen Wassergräben umzogen, war das Schloss den meisten der Bewohner des umgebenden Weilers Bury fremd, und wenige trieben sich freiwillig in der Gegend herum. Doch ein Vorfall im Jahre 1850 sollte in die Kriminalgeschichte eingehen und diese Gegend bekannt machen. Bekanntheit erlangte durch diese Begebenheit auch ein Mann namens Jean Servais Stas. Stas zählt zu den wesentlichen Vorreitern der modernen forensischen Toxikologie, eröffnete er doch neue Möglichkeiten bei der Detektion von Pflanzenalkaloiden. Hätte Taylor nach seinem Verfahren gearbeitet, wäre es vielleicht auch im Fall Palmer zum Nachweis einer Strychnin-Vergiftung gekommen.

Alles im Leben des Grafen und der Gräfin Bocarmé war exzentrisch. Die Geburt, die Kindheit, die Vereinigung, das Familienleben und das Ende. Im Jahre 1819 wurde der Graf Julian de Bocarmé als General-Inspektor nach Java gesandt. Er reiste mit seiner hochschwangeren Angetrauten dorthin. Ein Sturm erfasste das Schiff am Kap der Guten Hoffnung und »erschreckte die Gräfin derart, dass sie unter dem Brüllen des Donners und der wütenden See einen Jungen gebar«. Sein Name: Alfred Julien Gabriel Gérard Hippolyte Visart de Bocarmé. Gegen alle Widrigkeiten überlebte das Kind, das später zum Mörder werden sollte.

Nach einer Zwischenstation in den USA kam Visart de Bocarmé mit 18 Jahren nach Europa zurück. Einige Jahre später heiratete er Lydia Fougnies, die Tochter eines Kaufmanns und Apothekers, von dem man zumindest dachte, er sei sehr reich. Zur Mutter hatten Lydia und ihr Bruder Gustav kein gutes Verhältnis. Ihr gaben sie auch die Schuld an einem verheerenden Unfall Gustavs. Als er eines Tages der ungeliebten Mutter begegnet war, habe er eine verächtliche Bewegung gemacht, wobei das Pferd, auf dem er saß, so scheu wurde, dass es ihn abwarf. Ihm musste danach ein Bein abgenommen werden, sodass er sich nur noch auf Krücken fortbewegen konnte.

Fougnies' Vater gab Lydia eine Mitgift von 2000 Franc mit in die Ehe, der Graf Bocarmé selbst hatte 2400 Franc Rente. Das Vermögen von Fougnies war aber weit überschätzt worden. Es reichte nicht für den ausschweifenden Lebensstil des jungen Paares. Der Vater starb kurze Zeit später und vererbte Teile seines geringen Vermögens an Lydia. Dies reichte nur kurz. Die finanzielle Not in der Ehe Bocarmé war groß. Und so schien den beiden Bocarmés nur eine Lösung als Ausweg aus dem finanziellen Engpass in den Sinn zu kommen: Nur Gustavs Tod konnte die Verhältnisse des Ehepaares verbessern, hatte er doch viel Geld geerbt.

Noch dazu musste die Nachricht der bevorstehenden Hochzeit Gustavs mit der Gräfin Dudzeele de Grandmetz ein fürchterliches Gefühl in den beiden hervorgerufen haben. Würde er bei seinem Tod die Dudzeele de Grandmetz etwa als Alleinerbin einsetzen? Gustav hatte das Schloss der verarmten adeligen Familie Grandmetz gekauft. Am 25.11.1850 sollte die Hochzeit vollzogen werden, so stand es in einer belgischen Zeitung geschrieben. Man hatte also keine Zeit zu verlieren. Der Graf und seine Frau luden Gustav am 20. November zum Essen ein. Ein Bote hatte ihn angekündigt und mitgeteilt, dass Graf Gustav zu diesem Anlass seine Schwester über seine Verlobung mit Dudzeele de Grandmetz informieren wolle. Laut Angaben der Schlossangestellten meinte darauf der Graf: »Also heute bringe ich seine Sachen in Ordnung.« Was auch immer er damit meinte.

Am Tag darauf, am 21.11.1850, berichteten vier Bedienstete des Schlosses dem Untersuchungsrichter, was sich tags zuvor auf dem Schloss zugetragen und schon im ganzen Dorf herumgesprochen hatte. Der Richter machte sich auf einiges gefasst, kannte er doch die Geschichten aus Bitremont schon zur Genüge. Doch was er an diesem Abend hörte, sprengte seine Vorstellungskraft. Emmerance Bricourt, eine Zofe im Schloss Bitremort, begann schluchzend zu berichten: »Morgens hatte ein Bote angekündigt, Gustav würde mittags aufs Schloss kommen, um den Verwandten seine bevorstehende Hochzeit mitzuteilen. Von da an wurde es merkwürdig. Die Kinder des Grafen mussten bei uns in der Küche essen und durften nicht mit ihren Eltern in den Speisesaal. Das tun sie sonst immer. Als Gustav dann kam, mussten wir uns aus der Küche zurückziehen, und die Gräfin selbst trug das Essen auf. Doch gegen Abend hörte ich aus dem Speisesaal ein Geräusch. Als ob jemand gefallen wäre. Und ich hörte Gustav mit halberstickter Stimme sagen: ›Ach, ach, pardon, Hippolyte.‹ Ich wusste nicht, was ich tun sollte. Ich ging in den Saal, doch an der Tür stand die Gräfin, verließ den Raum und schickte mich ebenso fort. Die Gräfin lief in die Küche und kam mit Gefäßen zurück. Heißes Wasser war darin. Und kaum war sie wieder im Speisezimmer, rief sie mich herein.« – »Mich rief sie auch«, so der Kutscher Gilles. »Sie sagte dann, Gustav sei plötzlich krank geworden. Der Schlag habe ihn getroffen. Und Gustav lag einfach nur so da. Ich sah Graf Bocarmé, aufgebracht. Er wusch sich am anderen Ende des Raumes die Hände. Blutig waren die! Ich sollte Weinessig aus dem Keller holen. Dann sollte ich Gustav ausziehen. Ich brachte dem Grafen den Essig, ohne zu wissen, was er damit vorhatte. Und dann hat er Gustav einfach ganz viel Essig in den Mund geschüttet! Ich sollte noch mehr Essig über den

Körper schütten. Irgendwann hörte ich auf, doch ich sollte noch mehr Essig holen und mehr über den Toten schütten. Ich war mir nicht sicher, ob er tot war. Der Graf sagte aber, es sei so, und befahl mir, die Leiche ins Bett zu legen.« – »Ich habe Frau Gräfin dabei beobachtet, wie sie Gustavs Kleider auswusch«, fügte Emmerance noch hinzu. »Heute Morgen dann hat sie auch noch den Fußboden wie eine Wilde geschrubbt. Gustavs Krücken hat sie erst gewaschen, später aber verbrannt. Und der Graf hat mit einem Messer die Oberfläche der Dielen abgekratzt! Uns ist das alles so komisch vorgekommen.« Daher waren sie zunächst zum Pfarrer von Bury, ihrem Vertrauten, gelaufen, der sie zum Untersuchungsrichter weitergeschickt hatte. Heimlich hatten sie das Schloss verlassen, denn das Grafenpaar war erschöpft zu Bett gegangen.

Graf Bocarmé wurde schnell des Mordes an Gustav verdächtigt. Schon am 22.11.1850 befragten Justizbeamte ihn über den Vorfall. Sie wollten den Gerüchten etwas entgegensetzen, denn sie glaubten nicht an die Schuld des Grafen. Doch Bocarmé wirkte derart verwirrt, dass die Beamten ihre Meinung bald änderten. Er behauptete sogar, er wäre gar nicht im Schloss gewesen.

Schnell war klar, dass hier einiges nicht stimmte. Der Kamin des Speisezimmers war mit Asche gefüllt, Reste von verbrannten Büchern und Papieren waren zu erkennen. Auf dem Boden des Speisesaals lagen Holzspäne. Zunächst wollte das Paar den Richter gar nicht zum Toten führen. Und als sie im Zimmer angekommen waren, weigerte sich Lydia, die Vorhänge zu öffnen, die das Zimmer verdunkelt hatten. Der Untersuchungsrichter sah sofort die Verletzungen in Gustavs Gesicht. Als der Untersuchungsrichter sich von Bocarmé dessen Hände zeigen ließ, bemerkte er eine tiefe Bisswunde an der rechten Hand.

Gustav Fougnies wurde noch im Schloss obduziert. Die Obduktionsergebnisse, so wie sie durch die Doktoren Marouzé, Zoude und Cosse festgehalten wurden, lauteten: »Mann von schwächlicher Gestalt, hat nur ein Bein (das linke). Auf der linken Backe zahlreiche Schrammen von konkaver halbmondförmiger Gestalt in der Form von Nageleindrücken. Unmittelbar unter der linken Unterkiefergegend eine Korrosion der Haut. Diese Korrosion schien uns durch flüssiges Ätzmittel hervorgerufen worden zu sein. Die Zunge ist voluminös, fast doppelt so groß wie gewöhnlich, die Schleimhaut gräulich-schwarz, in der gesamten Ausdehnung der oberen Zungenfläche zerstört. Es genügte, sie mit einem Skalpell zu berühren, um sie in kleinen Lappen zerfallen zu lassen. Eine zähe Flüssigkeit befand sich in bedeutender Menge im Mund. Alle inneren Organe waren gesund. Die Obduzierenden kamen zu folgendem Schluss, dass:

1) die Einführung einer ätzenden flüssigen Substanz in Fougnies' Mund stattgefunden hat
2) die Flüssigkeit Mund, Schlund und Speiseröhre geätzt hat
3) die Flüssigkeit während des Lebens gegeben geworden ist. Das wird bewiesen durch die Fläche, auf welche sie gewirkt hat
4) es kein natürlicher Tod war
5) der Tod bewirkt ist durch die Dauer und Gewalt der schrecklichen Schmerzen, welche die Ätzung des Mundes erzeugt hat, und durch eine heftige Angina und krampfhafte Zusammenschnürung des Kehlkopfs.

Natürlich stirbt niemand alleine aufgrund von Schmerzen. An ein Gift außer dem Ätzmittel dachte aber keiner der Obduzenten. Die Leichenmaterialien wurden trotzdem einem Toxikologen zugeführt, da die Identität des Ätzmittels herausgefunden werden sollte. Zunge und Schlund, Magen und Eingeweide wurden entnommen und in Gefäße mit Alkohol gelegt. Bocarmé und seine Frau wurden festgenommen.

Die Untersuchungen übernahm Jean Servais Stas, zu dieser Zeit Leiter des Institutes für Chemie an der École militaire in Brüssel. Der Untersuchungsrichter hatte lediglich die Ansicht der Ärzte weitergeleitet, die von »Tötung durch eine ätzende Substanz, Schwefelsäure?« gesprochen hatten. Die Ätzgifte waren zu dieser Zeit schon gut erforscht, so konnte Stas die Vermutung Schwefelsäure schnell ausschließen. In einem ersten Bericht vermutete

Stas: »Die Zunge rötet Lakmuspapier. Zunge riecht stark nach Essigsäure …«. Der Untersuchungsrichter berichtete ihm daraufhin davon, dass Gustav vor Zeugen Weinessig eingeflößt worden war. So konzentrierte sich Stas zunächst auf einen Nachweis der Essigsäure. Doch er stieß bei den Untersuchungen auf eine Substanz, die keiner erwartet hatte.

»Untersuchung der Flüssigkeiten, welche im Magen, den Eingeweiden und der Blase vorhanden sind: Diese verschiedenen Stoffe waren in Alkohol aufbewahrt. Am Grunde des Gefäßes, das die Organe beinhaltet, liegt eine schwarzgraue Flüssigkeit, in welcher Fleischreste, Mohrrüben und anderes liegen. Diese sehr saure Masse hat einen hässlichen Geruch.« Stas teilte die Masse in zwei gleiche Teile A und B und hob den Teil A »für eine spätere Kontrolle« auf. B wurde »mit dem Spülwasser des Magens vermischt und filtriert«. Daraufhin wurde die Flüssigkeit »52 Stunden lang offen im Wasserbade auf zwei Drittel ihres Volumens eingedampft, später im Wassersalzbade, um auf eine flüchtige Säure zu untersuchen. Der bräunliche Sirup, sehr sauer und von Essiggeruch, löste sich in Alkohol teilweise auf.« Die alkoholische Lösung wurde weiterhin allerlei Tests unterzogen. Der Test, der Stas auf die richtige Fährte führte, war folgender: »Mit Kali bräunt sich die Flüssigkeit, und es entsteht ein animalischer und zugleich viröser Geruch. Man mischt eine hinreichende Quantität der Flüssigkeit mit dem doppelten Volumen absoluten Alkohols; nach 24 Stunden hat sich eine wenig klebrige Masse abgesetzt. Man gießt ab und lässt verdunsten, ohne zu kochen. Der Rest, mit konzentrierter Kalilösung gemischt, wieder stark braun gefärbt. Die Mischung hat einen ammoniakalischen, virösen Geruch, der an Schierling oder Mäuseurin erinnert.« Stas hatte daraus den Verdacht geschöpft, es hier mit Coniin zu tun zu haben, dem giftigen Alkaloid des Schierlings. Der Geruch dieses Stoffs erinnert an Mäuseharn und war jedem Chemiker in diesen Jahren vertraut. Auch heute noch ist eine Vergiftung mit dieser hochgiftigen Substanz leicht zu verhindern, denn wenn man nur kurz daran riecht, wird man von diesem fürchterlichen Gestank abgestoßen.

Doch auf den Geruch alleine wollte Stas sich nicht verlassen. Er führte seine Versuche fort: »Die Flüssigkeiten werden in ein Probefläschchen getan und mit reinem Äther geschüttelt. Nach hinreichender Ruhe wird die Hälfte des Äthers in eine Schale abgegossen und der freiwilligen Verdunstung überlassen. Es bleibt um den ganzen Rand der Schale ein flüssiger farbloser Ring von animalischem Geruch. Dieser Rand färbt Lackmuspapier blau. Und löst sich leicht in Wasser.« Damit hatte Stas einen Stoff gefunden, der keinesfalls saure Eigenschaften wie die Essigsäure vorzuweisen hatte. Vielmehr war er basisch. Und noch mehr: »In Schwefelsäure aufgelöst und neutralisiert hinterlässt diese Flüssigkeit einen farblosen Sirup, der nicht kristallisiert. Der Rückstand ist eine alkalische ölige Masse, deren scharfer, dauernd brennender Geschmack an Tabak erinnert.«

Stas hatte Nikotin nachgewiesen. Und neben Eigenschaften wie Geruch und Schmelzpunkt konnte er auch zeigen, dass sich, wenn der Stoff »in die Nähe eines mit Salzsäure befeuchteten Glasstabes kam, weiße Dämpfe bildeten. Es erzeugt auf der Zunge den stechenden Geschmack des Tabaks, welchem bald ein Gefühl von Wärme folgt.« Er verglich die Eigenschaften des extrahierten Stoffs mit denen einer Vergleichsprobe Nikotin und war sich sicher, »dass der Mageninhalt eine beträchtliche Quantität von Nikotin enthält«. Des Weiteren wies Stas nach, dass im Mageninhalt eine »bedeutende Quantität Essigsäure« vorhanden war. In Unterkiefer, Zunge, Leber und Lungen wurde Nikotin nachgewiesen. Schon eine Woche nach dem tödlichen Tag in Bitremort konnte Stas stolz ein Päckchen an den Untersuchungsrichter schnüren, in das er eine Phiole mit der Aufschrift »Nikotin aus den Organen des Gustav Fougnies« steckte.

Der Untersuchungsrichter begann alsbald weiterzuforschen. In sieben Stückchen Eichenholz, die aus dem Fußboden des Speisesaals gesägt waren, fand sich ebenfalls Nikotin. Am 10. Dezember wurde die chemische Analyse von Tieren verlangt, die im Garten des Schlosses Bitremort in Holzkästen tot aufgefunden worden waren. Zwei Katzen und zwei Enten. Die Untersuchung ergab »das Vorhandensein eines flüchtigen organischen Alkaloids von stechendem und erstickendem Geruch und beißendem Geschmack, aber die Reaktionen sind nicht genügend, um zu versichern, dass dieses Alkaloid Nikotin ist«.

Der Verdacht keimte auf, dass Bocarmé schon länger mit Nikotin hantierte. Der etwas beschränkte Gärtner Deblicqui sagte aus, dass er während des Sommers 1850 Bocarmé bei der Herstellung von Eau de Cologne geholfen habe. Zu diesem Zwecke habe er große Mengen Tabakblätter gekauft und in einem Laboratorium im Waschhaus verarbeitet. Der Richter musste zweimal nachfragen. Tabak zur Herstellung von Eau de Cologne? Die Ermittlungen ergaben, dass Bocarmé vor allem zwischen dem 28.10. und dem 10.11.1850 fast jeden Tag im Waschhaus war, um aus Tabak »Eau de Cologne« zu extrahieren. Am 10.11., einige Tage vor Gustavs Tod, hatte er auch Eau de Cologne in einem Schrank im Speisesaal eingeschlossen. Deblicqui hatte weiter beobachtet, dass am 11.11. das Waschhaus plötzlich wieder leer war. An den Hosen des Gärtners wurde am 7.12. Nikotin nachgewiesen.

Und auch der Kutscher Gilles erinnerte sich an Kuriositäten. Im Februar 1850 war er mit seinem Herrn nach Gent gereist. Dort hätte dieser sich mit einem Professor für Chemie getroffen. Professor Loppers aus Gent konnte sich noch genau an den Sonderling erinnern, der ihn damals befragt hatte: »Er fragte mich einige Male, wie man denn Nikotin aus Tabakblättern extrahieren könne. Doch der Mann hatte mir erklärt, er komme aus Amerika. Er wolle alle Pflanzengifte kennenlernen, da seine Verwandten oft unter Angriffen von Indianern mit diesen Giften leiden würden.« Ob es, so wollte Bocarmé wissen, zutreffe, dass man diese Stoffe in Vergifteten nicht wiederfinden würde. Im selben Monat wäre Bocarmé wiedergekommen und hätte von Indianern aus Amerika erzählt, die Nikotin aus Tabak extrahierten. Dieser Extrakt würde innerhalb von Minuten zum Tod führen. Er wolle selbst eine derartige Substanz herstellen. Professor Loppers, nichtsahnend, hatte ihm nicht nur die Methode der Gewinnung des Nikotins gezeigt. Er hatte Bocarmé auch noch Tipps gegeben, wo man die Apparaturen kaufen könne. Zwei Lieferanten von Glasapparaturen bestätigten dem Untersuchungsrichter, dass sie 120 verschiedene Gefäße und Apparate an Bocarmé versandt hatten. Immer wieder suchte Bocarmé während dieser Zeit den Professor in Gent auf, um ihn über seine Fortschritte in der Nikotingewinnung auf dem Laufenden zu halten. Indizien, die stark auf einen Mord hindeuteten. Doch schließlich war es der Nachweis von Nikotin durch Jean Servais Stas, der die Ermittler erstmals auf die richtige Spur geführt hatte.

Stas hatte das Nikotin nach einer Methode extrahiert, die abgewandelt bis zum heutigen Tag Chemie- und Pharmazie-Studenten als Stas-Otto-Trennungsgang gelehrt wird. Nach deren Grundprinzip werden heute noch Proben vor der analytischen Messung in forensisch-toxikologischen Laboren extrahiert. Gifte sind aufgrund ihrer chemischen Struktur unterschiedlich sauer oder basisch, d. h. sie können in wässriger Lösung entweder ein Wasserstoffatom abgeben oder aufnehmen. Stellt man die Lösung, in der ein Substanzgemisch gelöst ist, nun mittels einer Lauge basisch, sind Substanzen in dieser Lösung eher geneigt, Protonen abzugeben. Säuren können Protonen abgeben, werden aber dadurch negativ geladen und dadurch noch wasserlöslicher. Basen können das nicht, bleiben neutral geladen und sind mit organischen Lösungsmitteln wie Ether leichter auszuschütteln als die geladenen Säuren. Und das ist die Idee, die hinter dem Arbeitsgang von Stas steckte, Substanzen von anderen Substanzen aufgrund ihrer Säure/Base-Eigenschaften zu trennen. Heute werden diese Flüssig-Flüssig-Extraktionen, wie man sie nennt, weiterhin in forensisch-toxikologischen Laboren durchgeführt. Die wässrige Matrix Blut (oder Urin) wird mit einem organischen Lösungsmittel, häufig tatsächlich noch Ether, wie es Stas damals benutzte, versetzt, geschüttelt, und je nach Einstellung sauer/basisch und Extraktionsmittel werden bestimmte Arzneistoffe und Begleitstoffe herausextrahiert. Dieser Extrakt wird dann noch weiterverarbeitet oder direkt in die Analysegeräte eingespritzt. Die modernsten Analysegeräte, die Massenspektrometer, detektieren die Analyten dann aber nicht nur anhand einer Schnüffelprobe, wie es Stas damals tat, oder anhand ihres Schmelzpunktes oder Farbreaktionen. Heutzutage werden die Stoffe anhand ihrer exakten Molekülmasse, die jedes Molekül aufgrund seiner Zusammensetzung aus Kohlenstoff, Wasserstoff und anderem besitzt, identifiziert.

Im Fall Bocarmé wurde Stas noch mit weiteren Fragen konfrontiert. Am 7.1.1851 wurde er auch dazu befragt, ob man aus dem im Schloss gefundenen Tabak das Nikotin herstellen könne. Er bejahte die Frage, nachdem er selbst Versuche zur Extraktion des Nikotins aus Tabak gemacht hatte. Um den genauen Tathergang zu rekonstruieren, machte Stas am 27.2.1851 Tierversuche. Er tötete einen Hund mit Nikotin und tötete einen weiteren Hund mit einer gleichen Menge Nikotin, goss ihm aber unmittelbar nach dem Tod eine Portion Essigsäure ins Maul. Wahrscheinlich hatte der Mörder mit Hilfe des Essigs versucht, eine falsche Spur zu legen: Das Nikotin wurde aus dem Mundraum ausgespült und der typische Geruch überdeckt. Stas wollte bei seinen nachgestellten Versuchen das Gleiche tun, um dann zu schauen, ob die Essiggabe irgendwelche Einflüsse auf seine Analysen hat.

Es war Stas laut seinem Bericht unmöglich, die Menge des Nikotins zu beziffern, das er in den Organen fand. Er sagte aber aus, »dass ich versichere, dass die in Fougnies' Organen enthaltene Quantität mehr als hinreichend ist, um den kräftigsten Menschen zu töten«. Die Veränderungen an der Zunge, die schwarze Farbe der Unterlippe, alle Veränderungen des Verstorbenen seien auch bei den Hunden aufgetreten, und zwar aufgrund des Nikotins. Die chemischen Eigenschaften des Nikotins seien die eines Alkali, welches die Gewebe erweicht und zerstört.

Heute weiß man mehr über das Nikotin. Dass es langsam töten kann, wissen wir von zahlreichen Anti-Rauch-Kampagnen. Dass es allerdings auch als Mordsgift eingesetzt werden kann, wissen die wenigsten. Nikotin bindet im Körper an Zielstrukturen, an die auch Arzneistoffe binden können, an die sogenannten nikotinischen Acetylcholinrezeptoren. In niedrigen Dosen hat es einen stimulierenden Effekt. Das Herz schlägt schneller, man schwitzt. Die tödliche Dosis beim Menschen liegt bei circa 100 mg, je nachdem, wie die Statur des Menschen ist und wie das Nikotin gegeben wird. Durch eine Injektion des Nikotins oder eine Aufnahme großer Mengen über den Mund wie bei Gustav Fougnies ist es möglich, einen Menschen zu töten. Auch durch das Rauchen von Tabak kann man Nikotin aufnehmen, in diesem Fall nimmt man inhalativ aber nur maximal 1 mg pro Zigarette auf. Und Teile des Nikotins werden auch wieder ausgeatmet, sodass Vergiftungserscheinungen aufgrund von Nikotin beim Rauchen nicht auftreten. Gefährlich werden können allerdings die neuen elektrischen Zigaretten (E-Zigaretten) zum Inhalieren verdampfbarer Flüssigkeiten. Sie sind zum Teil mit Lebensmittelaromen, aber auch mit Nikotin in verschiedenen Dosierungen erhältlich. Es mehren sich Berichte von wahrscheinlich aufgetretenen Nikotinvergiftungen mit typischen Symptomen wie Unruhe, Blässe, leichte bis starke Magenschmerzen, Zittern und Erbrechen, vor allem bei intensivem und schnellem Ziehen an der E-Zigarette. Vor allem Menschen, die gedankenverloren über sehr lange Zeit während ihrer sonstigen Tätigkeit an solchen Zigaretten ziehen, sind gefährdet. Welche Folgen beim Gebrauch der E-Zigarette auf Dauer drohen, wird sich aber erst mittels Langzeitstudien feststellen lassen.

Einige Tage nach dem Eintreffen des Ergebnisses der toxikologischen Untersuchung wurden auf dem Dachboden des Schlosses die Apparaturen gefunden, mit denen Bocarmé Nikotin extrahiert hatte. Die Beweise waren hieb- und stichfest, sodass die Verteidigung kaum Chancen hatte. Die Gräfin gestand, bei der heimtückischen Vorbereitung und bei der Durchführung am Mord ihres Bruders mitgeholfen zu haben. Sie stellte sich als Opfer der Gewalt ihres Mannes dar, der sie gezwungen hätte mitzuhelfen. Der Graf gestand ebenfalls. Er gab aber nur zu, mit Gift hantiert zu haben.

Er gestand nicht den Mord, vielmehr wollte er das Nikotin in einer Flasche gesammelt haben, um es mit nach Amerika zu nehmen. Mit dieser Geschichte hatte er sich auch das Vertrauen des Professors in Gent erschlichen. Seine Frau habe die Flasche verwechselt, als sie Gustav beim Essen Wein angeboten hatte. Es half nichts. Der Graf endete auf dem Schafott. Lydia Bocarmé dagegen ging straffrei aus.

Opium, Morphin und Heroin

Es gibt eine ganze Reihe von giftigen Pflanzenalkaloiden, und viele von ihnen, erwähnt sei hier auch das Kokain, werden in niedrigerer Dosierung auch gerne zu Rauschzwecken aufgenommen. Die meisten Intoxikations- und Todesfälle sind wohl zweifelsohne mit Opiaten in Verbindung zu bringen. Die Geschichte des Konsums von betäubenden oder euphorisierenden, natürlichen Opiaten (Opiumalkaloiden) reicht bis ungefähr 3000 v. Chr. in das alte Ägypten zurück. Bei Morphin handelt es sich um ein auch heute noch genutztes starkes Schmerzmittel. Die stark einschläfernde Wirkung veranlasste den deutschen Apotheker Sertürner, der aus Opium Morphin isoliert hatte, zur Vergabe des Namens in Anlehnung an Morpheus, den griechischen Gott der Träume. Ausgehend vom Morphin wurden bis heute im Labor zahlreiche Morphinähnliche Substanzen entwickelt, die im Körper an dieselben Strukturen binden und vergleichbare Wirkungen hervorrufen. Diese synthetischen Substanzen bezeichnet man als Opioide.

Der englische Chemiker Charles Romley Alder Wright entwickelte 1873 ein Verfahren zur Synthese von Diacetylmorphin, einem Reaktionsprodukt aus Morphin und Essigsäureanhydrid. Den meisten ist dieser Stoff heute als Heroin bekannt. 1896 nahm die Firma Bayer dieses Heroin in ihr Repertoire auf, damals als Schmerz- und Hustenmittel, denn Opiate wirken grundsätzlich auch hustenstillend. Auch heute noch ist ein abgewandeltes Opiat, das Codein, in Husten- und Schmerzmitteln, die in der Apotheke zu bekommen sind, enthalten. Heroin fand damals auch Anwendung bei etwa 40 weiteren Indikationen und galt als eines der Wundermittel dieser Zeit. Als Nebenwirkungen wurden lediglich Verstopfung und leichte sexuelle Lustlosigkeit beschrieben. Doch bereits 1904 wurde erkannt, dass Heroin, genau wie Morphin und sogar noch stärker als dieses, zur schnellen Gewöhnung und Abhängigkeit führt.

Heroin hat im Vergleich zum Morphin eine besondere Eigenschaft. Aufgrund der Anhängung der beiden Acetylgruppen wurde das Molekül fettlöslicher gemacht. Derartige Substanzen können leichter die sogenannte Blut-Hirn-Schranke überwinden und dann an die Rezeptoren ins Gehirn gelangen. Daher flutet Heroin nach einer Injektion im Gehirn viel schneller an als Morphin, die Effekte sind schneller zu spüren, und genau das führt zu dem sogenannten »Flash«, den ein Heroinkonsument erleben möchte.

Zu den Drogen werden im Allgemeinen nicht die Substanzen gezählt, die verschreibungspflichtig sind, und auch nicht diejenigen wie die weit verbreiteten Benzodiazepine, die als Schlaf- und Beruhigungsmittel verwendet werden (am bekanntesten ist wohl Valium) und die in der Regel aus der Betäubungsmittelverschreibungsordnung herausgenommen sind. Die Gefahren illegaler Drogen oder Betäubungsmittel liegen in ihrem Abhängigkeitspotential. Psychische Abhängigkeit bezeichnet das Verlangen, eine Substanz kontinuierlich wegen der Wirkung aufzunehmen. Physische (körperliche) Abhängigkeit zeichnet sich aus durch ein zwanghaftes Verlangen nach der Substanz sowie das Auftreten von Entzugssymptomen bei Unterbrechung der Aufnahme und eine Tendenz zur Dosissteigerung, da sich eine Toleranz ausbildet. Aufgrund der Toleranz werden mit der Zeit zur Erzielung der gleichen Wirkung höhere Dosen benötigt.

In unserer täglichen Arbeit werden wir forensischen Toxikologen immer wieder mit Drogentodesfällen konfrontiert. Darunter sind eigentlich nicht nur akute tödliche Vergiftungsfälle mit Drogen zu verstehen, sondern auch tödlich verlaufende Unfälle unter Drogeneinfluss, Krankheitsverläufe infolge von Drogenkonsum mit letztendlich tödlichem Ausgang und Suizide infolge einer Drogenabhängigkeit. Eingang in Statistiken findet häufig nur die erste Form, weshalb sie mit Vorsicht zu genießen sind.

Nach wie vor stehen Heroin-assoziierte Drogentodesfälle eindeutig im Vordergrund, allerdings treten vermehrt Todesfälle mit Substitutionsmitteln auf, insbesondere mit Methadon. Bei den Verstorbenen handelt es sich dann nicht zwingend um Substitutionspatienten, denn Methadon ist wie viele andere Mittel problemlos auf dem Schwarzmarkt zu erhalten. Keine Bedeutung spielen irgendwelche Beimengungen zum Straßenheroin, auch wenn immer wieder die Anwesenheit von Rattengift oder Strychnin geltend gemacht wird. Besonders gefährlich ist ein Heroinkonsum, wenn Substanzen wie Alkohol oder Benzodiazepine zusätzlich aufgenommen werden, da dadurch die Gefahr der Lähmung des Atemzentrums erhöht wird.

Drogentodesfälle durch Cocain sind selten, da die Effekte wie Blutdrucksteigerung und Tachyarrhythmie (Kombination aus Herzrhythmusstörung und schnellem Herzschlag) sowie Krampfanfälle bei in der Regel jüngeren Konsumenten weniger gefährlich als bei alten Menschen sind. Erst bei sehr hohen Cocain-Dosierungen kann es ebenfalls zur Atemlähmung kommen.

Ein Cocaintodesfall ist mir in Erinnerung geblieben: Ein junger Mann mit heruntergezogener Hose wurde tot in seinem Pkw auf dem Straßenstrich aufgefunden. Neben vergleichsweise hohen Konzentrationen an Cocain und seinen Abbauprodukten im Blut wurden bei chemisch-toxikologischen Untersuchungen keine auffälligen Befunde erhoben. Bei der Obduktion hatte man bei Untersuchung des Gehirns Hinweise auf einen hämorrhagischen (blutigen) Schlaganfall erhalten. Laut einer amerikanischen Studie erhöht sich das Risiko dafür durch den Konsum von Drogen, die den Blutdruck erhöhen. Das Risiko verfünffacht sich durch Amphetamine. Durch Cocain verdoppelt es sich. Wenn dann bei erhöhtem Blutdruck ein Blutgefäß im Gehirn platzt, entstehen Hirnblutungen, die wiederum Raum einfordern, sodass es insgesamt zu einer Minderversorgung von Hirnbereichen und damit zu einem Schlaganfall kommt. In unserem Fall war zu vermuten, dass es unter Cocaineinwirkung zu sexuellen Betätigungen gekommen war, die in ihrer Kombination zu einer heftigen Blutdrucksteigerung mit den entsprechenden Auswirkungen im Gehirn geführt haben.

Auch bei den Amphetamin- beziehungsweise Ecstasy-Todesfällen ist der Prozentsatz der Todesfälle im Vergleich zum mutmaßlichen Konsum als gering anzusehen. Außer einem Kreislaufkollaps kann es zu einer Gefährdung durch Hyperthermie kommen, einer Überwärmung des Körpers gerade auf Partys oder in Diskotheken, wo zudem noch viel getanzt wird. In der Folge kann ein Nierenversagen auftreten. In Einzelfällen kann es als Folge der Amphetamineinnahme zu einem Leberversagen kommen, bei dem nur noch eine sofortige Lebertransplantation Hilfe bringen kann. Einen solchen Fall hatte ich erst vor kurzer Zeit. Es handelte sich um einen 19-jährigen jungen Mann, der frühmorgens mit einem Rettungswagen in die Bonner Uniklinik verbracht worden war. Die Vorgeschichte war nicht bekannt, und so kam er zunächst in die Neurochirurgie, da der Verdacht auf eine Hirnblutung bestand. Schnell hatten wir am nächsten Morgen dann aber in der Rechtsmedizin den Hinweis auf eine ganz akute Intoxikation mit Amphetamin und insbesondere 3,4-Methylendioxymethamphtamin (MDMA), dem Hauptwirkstoff von sogenanntem Ecstasy, erhalten. Im weiteren Verlauf kam es zu einer deutlichen Erhöhung der Leberwerte und einer Kreislaufinstabilität. Als ein Versagen mehrerer Organe drohte, wurde er trotz schlechter Prognose zu einer sofortigen Lebertransplantation angemeldet, und tatsächlich bekam man direkt ein kompatibles Organ angeboten. Die Ärzte entnahmen dann abends beziehungsweise nachts die nicht mehr funktionsfähige Leber, verzichteten bei aussichtsloser Prognose dann aber auf die Implantation des neuen Organs und mussten die Therapie einstellen. Ob es sich um eine ungewollte

Überdosierung oder einen Suizidversuch des jungen Mannes gehandelt hatte, war nicht aufzuklären.

Aber es gibt nicht nur gewollte oder ungewollte Überdosierungen bei Drogenkonsumenten. Die Wirkung des Heroins und anderer Opioide machte sich auch Dr. Death zunutze. Rund 284 Morde sollen auf sein Konto gegangen sein. Einer der größten Serienmörder, den Europa bis zum heutigen Tage je gesehen hat. Und das als Arzt, dem die Patienten vertrauten.

Doctor Death – vermutlich 284 Opfer

Harold Shipman wirkte während des Telefongesprächs mit seiner Ehefrau gut gelaunt und fröhlich. Er sendete Küsse und antwortete ihr: »Ich liebe dich auch. Vergiss nicht, dass ich immer auf dich aufpassen werde.« Sie wollte ihn zwei Tage später im Gefängnis besuchen, am 13. Januar 2004, seinem Geburtstag. Doch am Tag zuvor endete das Leben von Harold Shipman. Er hatte sich an seinem Zellenfenster erhängt. Für seine Opfer in den Jahren 1972 bis 1998 kam der Tod aus der Spritze. Vom netten Arzt von nebenan. Der von allen gemocht wurde. Niemand hatte Derartiges geahnt.

Erst im März 1998, 26 Jahre nach seinem vermutlich ersten Mord, kam man Dr. Shipman auf die Schliche. Deborah Massey, die bei einer Beerdigungsfirma arbeitete, und Dr. Linda Reynolds von der Brooke Surgery in Hyde bei Manchester, informierten John Pollard, den Leichenbeschauer des South Manchester District, über die hohe Sterberate unter den Patienten des Allgemeinmediziners Shipman. Sie waren besonders auf die hohe Anzahl an Kremationen unter Shipmans Patienten aufmerksam geworden. Doch die ermittelnden Polizeibeamten fanden keine Anhaltspunkte. Zwischen dem 17. April 1998, als die Polizei die vorläufige Ermittlungsakte in diesem Verdachtsfall schloss, und Shipmans endgültiger Festnahme lagen noch einmal vier Monate. In diesen brachte er drei weitere Menschen um.

Einer davon, sein nachweislich letztes Opfer, war die 81-jährige

Kathleen Grundy, die ehemalige Bürgermeisterin von Hyde bei Manchester, die am 24. Juni 1998 tot zu Hause aufgefunden wurde. Kathleen war trotz ihres Alters eine rüstige Rentnerin gewesen, arbeitete gerne im Garten, konnte noch viel laufen und war Mitglied einiger Wohltätigkeitsorganisationen. Niemand hatte ihren Tod erwartet. Kathleen Grundy war eine treue Patientin von Dr. Shipman gewesen, der ihr als einer der Letzten seiner Art erschien: ein Familienarzt, der immer viel Zeit für seine Patienten aufbrachte und mit dem man über Gott und die Welt reden konnte. Am Tag vor ihrem Tod besuchte sie eine ihrer besten Freundinnen, May, der sie mit Stolz von ihren Enkeln erzählte. Sie erzählte auch, dass Dr. Shipman sie am nächsten Tag zu Hause besuchen würde. Er wolle eine Blutprobe abnehmen, und sie solle einige Papiere unterschreiben.

Am Tag von Dr. Shipmans Besuch starb Kathleen Grundy. Nachdem er von Freunden Kathleens gerufen worden war, traf Dr. Shipman zehn Minuten nach der Entdeckung des Leichnams am Haus von Kathleen ein. Er sagte aus, dass er diese noch am Morgen für ein kurzes Gespräch gesehen habe. Zu diesem Zeitpunkt sei sie noch im Schlafanzug gewesen. Die Tote wurde in normaler Kleidung gefunden, sodass sie laut Shipman anschließend noch in der Lage gewesen sein musste, sich umzuziehen. Dr. Shipman stellte den Totenschein aus und erklärte den Beamten, Kathleen sei an einem Herztod gestorben. Im Totenschein wurde von ihm die Todesursache »fortgeschrittenes Alter« angegeben.

Diese Todesursache gibt es nicht, niemals habe ich einen Rechtsmediziner einen Tod auf das hohe Alter zurückführen sehen. Kathleen Grundys Tochter, Angela Woodruff, kam das Ganze auch komisch vor. Vor allem das plötzlich aufgetauchte Testament. Sie zweifelte die Echtheit des Letzten Willens ihrer Mutter an. Dieser besagte überraschenderweise, dass Dr. Shipman alles erben sollte. Es handelte sich um 386 000 £, heute circa 460 000 €. Nichts sollte an die Tochter gehen, nichts an die von Kathleen so geliebten Enkelkinder. Dieser Letzte Wille war erst am Tag von Kathleens Tod beim Notar eingegangen. Es handelte sich um einen auf einer

Schreibmaschine getippten Brief, angeblich von der Verstorbenen unterschrieben, datiert auf den 22. Juni, und einen Letzten Willen, datiert auf den 9. Juni. Ein weiteres Detail im Letzten Willen der alten Dame war ebenfalls auffällig. Sie hatte immer gesagt, dass sie beerdigt werden solle, nun wollte sie plötzlich verbrannt werden. Die Handschrift erschien Angela nicht im Geringsten der ihrer Mutter zu ähneln.

Ein weiterer Brief tauchte auf, datiert auf den 28. Juni. Der Absender war jemand, der sich S. oder J. Smith nannte. Der Brief besagte, dass Frau Smith »eine gute Freundin von Kathleen Grundy« sei. Kathleen sei letzte Woche gestorben »und habe mich gebeten, ihren Letzten Willen aufzusetzen«. Niemand kannte diese mysteriöse Freundin.

Zwei Zeugen waren auf dem Testament aufgeführt, Paul Spencer und Claire Hutchinson. Paul Spencer lebte in Hyde, war ebenfalls Patient von Dr. Shipman und 29 Jahre alt. Nach Auftauchen der Verdachtsmomente wurde er befragt: Er sei am 10. Juni wieder einmal bei seinem Lieblingsarzt Dr. Shipman gewesen, um ein Rezept für ein Antibiotikum zu bekommen. Wie so häufig habe er warten müssen, war Dr. Shipman doch ein äußerst beliebter Arzt und hatte viele Patienten. Er habe also im Wartezimmer gesessen, nur eine junge Frau mit einem Baby und die Dame von der Rezeption seien noch anwesend gewesen. Dr. Shipman habe kurz seinen Kopf in den Raum gesteckt und gesagt: »Würden Sie beide mir kurz etwas mit einer Unterschrift bezeugen?« Die beiden hätten natürlich nichts dagegen gehabt und seien ihm ins Untersuchungszimmer gefolgt. Dort habe eine alte Dame gesessen, die von Dr. Shipman sofort gefragt worden sei: »Sind Sie sich sicher, meine liebe Kath?« Die alte Dame habe geantwortet: »Ja.« Dann habe der Arzt sich an die beiden Zeugen gewandt und gesagt: »Unterschreiben sie einfach kurz hier.« Die beiden Zeugen hätten nicht weiter nachgedacht und gemeint, dass es sich um irgendeine medizinische Formalie handeln würde. So hätten sie wohl unterschrieben, ohne sich das Blatt näher anzuschauen, das zudem auch derart gefaltet gewesen sei, dass das Anliegen des Formulars nicht einzusehen war. Paul Spencer erinnerte sich nur noch, dass »der Name Kathleen Grundy« darauf gestanden habe. Die beiden Zeugen hätten sich nie wieder gesehen. Die Polizei glaubte inzwischen daran, dass Kathleen Grundy gedacht hatte, sie unterschreibe ein Informationsblatt zu einer von Dr. Shipman initiierten Studie übers Altern.

Die Polizei reagierte. Am 1. August, einen Monat nach Kathleen Grundys Beerdigung, wurde der Leichnam exhumiert. Erdproben wurden ebenfalls entnommen, über und unter dem Leichnam und einige Meter entfernt in alle Himmelsrichtungen, um eine Kontamination durch die umgebende Erde ausschließen zu können. Eine allgemeine Vorgehensweise – nicht, dass später ein findiger Anwalt sagen könnte, dass ein in der Leiche entdecktes Gift aus einem Nachbargrab im Laufe der Zeit hinüberdiffundiert sei.

Exhumierungen sind in Großbritannien wie in Deutschland sehr selten geworden. Grundsätzlich ist die Ausgrabung einer beerdigten Leiche im Strafverfahren zum Zweck einer gerichtlichen Leichenschau zulässig und kann durch einen Richter angeordnet werden. Bei Verdacht auf Vergiftung soll bei der Exhumierung auch ein chemischer Sachverständiger anwesend sein. Aus chemisch-toxikologischer Sicht ist eine Exhumierung selbst bei bislang fraglicher Nachweisdauer bestimmter Gifte durchweg anzuraten, da die Möglichkeiten der modernen Extraktions- und Analysetechniken im Labor enorm gestiegen sind. Die Zeit, die ein Leichnam bis zum vollständigen Zerfall in die skelettalen Einzelteile benötigt, beträgt circa vier bis zehn Jahre. Das hängt von der Statur des Verstorbenen ab; korpulentere Körper verwesen langsamer und können 10 bis 20 Jahre bis zur vollständigen Skelettisierung benötigen. Von besonderer Bedeutung ist aber immer die Beschaffenheit des Bodens. In einem lehmigen, feuchten Boden erfolgt die Verwesung wesentlich langsamer als in lockerer, luftdurchlässiger Erde.

Neben der Erdbestattung ist die Kremation, das Verbrennen von Leichen, eine weitere und nicht zuletzt aus Kostengründen immer beliebtere Bestattungsform. 1878 wurde in Gotha das erste Krematorium gebaut. Doch bereits 1911 wies Albert Hellwig in einem Beitrag »Feuerbestattungen und Rechtspflege« darauf hin, dass insbesondere kriminalistische Argumente gegen das Verbrennen eines Körpers sprechen. Dies umgeht man heutzutage so, dass laut Feuerbestattungsgesetz vor der Kremation eine zweite amtsärztliche Leichenschau durchgeführt werden muss. Diese sogenannten »Kremationsleichenschauen« finden zum Beispiel auch am Bonner Institut für Rechtsmedizin statt. Dabei wird allerdings der Leichnam nur äußerlich untersucht. Ergibt sich dabei der Verdacht, »dass der Verstorbene eines nicht-natürlichen Todes« gestorben sein könnte, und sind diese Zweifel bei Heranziehen des behandelnden Arztes nicht beseitigt, so ist die Leichenöffnung vorzunehmen. Da man eine Vergiftung bei einer rein äußerlichen Leichenschau allerdings nur selten erkennt, wird hier meist kein Verdachtsmoment geäußert. Insofern ist bei generell sehr niedrigen Obduktionszahlen in Deutschland die Zahl von unentdeckten Fällen eines nicht-natürlichen Todes, insbesondere von tödlichen Intoxikationen, als hoch einzuschätzen.

Zurück zu unserem Fall. Was die Polizei zum Zeitpunkt der Exhumierung von Kathleen Grundy noch nicht ahnen konnte, war, dass mit dem Öffnen des Grabes der Startschuss für eine Untersuchung eingeläutet wurde, die den größten Serienkiller in der Geschichte Großbritanniens zu Tage fördern sollte. Der Fall Kathleen Grundy lenkte die Aufmerksamkeit auf eine ganze Reihe weiterer grausiger Morde.

Schon am selben Tag wurde ihr Leichnam im Tameside General Hospital rechtsmedizinisch untersucht. Die Todesursache war laut Dr. John Rutherford makroskopisch unklar, er konnte keinen morphologisch fassbaren Grund für den Tod von Kathleen feststellen. Das Herz war vollkommen gesund. Ein klarer Fall für den forensischen Toxikologen. Die Untersuchung dauerte einige Wochen. Ganz im Gegensatz zu CSI und einigen unsäglichen Fernsehsendungen gibt es keinen einzelnen schnellen Untersuchungsgang, durch den man schon innerhalb weniger Stunden einen kompletten chemisch-toxikologischen Befund erhält. Vielmehr bauen in-einander verschachtelte Analysegänge aufeinander auf, um nach und nach möglichst viele relevante Substanzklassen durchzutesten. Dann müssen noch Plausibilitätskontrollen und aufwändige quantitative Bestimmungen vorgenommen werden. Insofern ist eine Bearbeitungszeit von einigen Wochen nicht ungewöhnlich, zumal wir es im Gegensatz zu CSI auch nicht immer nur mit einem Fall zu tun haben, tatsächlich werden viele Fälle parallel bearbeitet.

In der Zwischenzeit wurde Dr. Shipman zum ersten Mal mit dem Verdacht konfrontiert, er habe etwas mit dem Ableben von Kathleen Grundy zu tun. Seine Praxis wurde durchsucht. Mit einem arroganten Lächeln habe er der Polizei »jede erdenkliche Hilfe bei der Suche« angeboten. Die Polizei suchte speziell nach einer Schreibmaschine, auf der der Letzte Wille von Kathleen geschrieben worden war. Und tatsächlich händigte Dr. Shipman eine Schreibmaschine aus, erwähnte aber, dass »Kathleen sich diese oft geliehen« habe. Forensische Analysen bestätigten später, dass auf dieser Schreibmaschine der Brief und der Letzte Wille geschrieben worden waren. Shipmans Fingerabdruck wurde sowohl auf dem Testament als auch auf der Schreibmaschine gefunden, die Fingerabdrücke von Mrs. Grundy oder den Zeugen dagegen nicht. Zur selben Zeit wurde Shipmans Haus durchsucht. Niemand hätte erwartet, dass der beliebte Arzt in einem von außen derart gepflegten Haus derart schmuddelig leben würde. Ein Messie. Zeitungen und schmutzige Kleidung überall. Doch außer ein paar Ringen, die seiner Frau offensichtlich nicht passten, wurde nichts Auffälliges gefunden.

Am 2. September 1998 gingen bei der Polizei die Ergebnisse der chemisch-toxikologischen Untersuchung ein. Die Todesursache war eindeutig: Die in Mrs. Grundy aufgefundene Menge an Morphin lag in dem Konzentrationsbereich, wie sie auch bei anderen Fällen nach einer Morphin-Überdosis detektiert wird. Von diesem Moment an ermittelte die Polizei wegen Mordes.

Als Dr. Shipman zu dem Befund befragt wurde, lautete die

überraschende Antwort: »Mrs. Grundy war drogensüchtig.« Eine für Angehörige und Ermittler geradezu lächerliche Verleumdung, doch vor seiner Festnahme hatte Dr. Shipman noch schnell falsche Einträge in Kathleens Krankenakte getätigt, die sie als Abhängige erscheinen lassen sollten. Aus der Krankenakte ist mit Eintrag 12.10.1996 zu entnehmen: »kleine Pupillen … Drogenabusus in ihrem Alter! … Sollte ich ihr Blut oder Urin kontrollieren? … Sie streitet alles ab … keine intravenöse Aufnahme …« Drogenabusus bei einer 81-Jährigen? Soll vorkommen. Doch die Ermittler glaubten ihm nicht. Weder Heroin, Morphin noch andere Schmerzmittel und Drogenutensilien wurden in Kathleen Grundys Haus gefunden. Und als die Polizei die Akten prüfte, stellte sie fest, dass Dr. Shipman an den Tagen, als er angeblich Mrs. Grundy wegen ihrer Drogenprobleme behandelt habe, gar nicht gearbeitet hatte.

Nach welchen Utensilien wurde gesucht? Heroinabhängige benutzen Löffel, in denen der braune Feststoff in einer geringen Menge Wasser gelöst wird. Meistens fügen sie dem Heroin noch ein wenig Ascorbinsäure (»Asco«) zu, um das Lösen des Feststoffs zu erleichtern. Mit Hilfe von Spritzen wird die Lösung aufgezogen und injiziert. Um die verstochenen Adern besser zu treffen, wird auch häufig der Arm durch Anlegen einer Binde gestrafft. Aber Heroin kann auch geraucht werden. Dabei wird in der Regel nicht einfach Pulver zu einer Tabakmischung gegeben. Heroin wird vielmehr auf Staniolpapier erhitzt, und die aufsteigenden Dämpfe werden dann inhaliert. »Ein Blech reinziehen«, so heißt das im Slang. War so etwas der netten Mrs. Grundy wirklich zuzutrauen?

Am 7. September 1998 wurde Shipman verhaftet. Und nach Bekanntwerden der Festnahme in den Medien kamen mehr und mehr Geschichten ans Tageslicht. Geschichten, die nahelegten, dass Shipman seit Beginn seiner Zeit als Arzt regelmäßig gemordet hatte und dass man es mit einem Serienkiller zu tun hatte. Schwer taten sich die Ermittler mit der Beantwortung der Frage, wann Harold Shipman eigentlich mit dem Morden angefangen hatte.

Shipman hatte nach seinem Studium an der Leeds Medical

School ab 1970 für dreieinhalb Jahre in der Pontefract General Infirmary gearbeitet. In diesen Jahren erlangte er auch ein Diplom in Pädiatrie, Geburtshilfe und Gynäkologie. Von Arbeitskollegen wurde er als arrogant und selbstbewusst beschrieben. In seiner Zeit in Pontefract unterschrieb Shipman 133 Totenscheine, bei vier weiteren soll er zumindest anwesend gewesen sein. Doch Patientenakten aus seinen Jahren in Pontefract lagen teilweise nur unvollständig oder gar nicht mehr vor. Verwandte der Toten waren ebenfalls schon verstorben oder verzogen. Die Mitarbeiter erinnerten sich natürlich 30 Jahre nach den Vorfällen ebenfalls nicht mehr an die einzelnen Fälle. Die 14 ersten Totenscheine erstellte Shipman in seiner Zeit auf der chirurgischen Station. Alle diese Patienten waren aufgrund einer natürlichen Ursache verstorben, und es gab keine verdächtigen Umstände rund um diese Fälle. Dr. Shipman wurde bei seiner Arbeit zu Beginn seiner Zeit im Praktischen Jahr auch noch regelmäßig überwacht. Im Februar 1971 wechselte er dann die Station, immer noch war er kein vollständig ausgebildeter Arzt. Hier könnte er dann seine ersten Patienten umgebracht haben. In keinem der Fälle gab es aber genügend Beweise, um den Tod auf Shipman zurückführen zu können. Doch es sah so aus, dass Shipman hier begann, den Tod von Patienten, die im Sterben lagen, zu beschleunigen. Vielleicht um das Leiden von im Sterben liegenden Patienten zu mildern. Wahrscheinlicher ist aber, dass Shipmans Faszination für den Tod und für die Wirkung der Medikamente auf den Körper der eigentliche Antrieb waren. Auf all seinen Stationen gab Shipman bei 33 Prozent der Totenscheine, die er ausstellte, an, alleine gewesen zu sein. Bei anderen Ärzten liegt diese Quote bei 1,6 Prozent. Bei weiteren 19,6 Prozent sind nur eine Krankenschwester oder ein Angehöriger anwesend gewesen (Vergleich: 5,7 Prozent). Weiterhin fielen zahlreiche der ausgefüllten Totenscheine in die Abendstunden, was ebenfalls außergewöhnlich ist. Laut Zeugenaussagen war es die Zeit nach 18 Uhr, zu der außer Dr. Shipman kaum noch ein Arzt auf Station war.

1971 wechselte Dr. Shipman auf die pädiatrische Station. Viele

Stimmen attestierten ihm ein glückliches Händchen bei der Behandlung von Babys. Die vier Totenscheine, die er in dieser Zeit unterschrieb, bezogen sich allesamt auf natürliche Todesursachen. In seiner Zeit in der Pädiatrie wurde Dr. Shipman allerdings selbst süchtig. Süchtig nach Pethidin. Bei Pethidin handelt es sich ebenfalls um ein synthetisches Opioid ähnlich dem Morphin, das genauso zur Behandlung von Schmerzen eingesetzt wird.

Im Februar 1972 ging er für sechs Monate zurück auf die Allgemeinstation. In dieser Zeit starben dort 126 Menschen, eine außergewöhnlich hohe Zahl. Die Ermittlung ergab in drei dieser Fälle erhebliche Verdachtsmomente gegen Dr. Shipman, doch erst der Fall Cullumbine konnte ganz klar als Mord eingeordnet werden.

Thomas Cullumbine war 54 Jahre alt, als er im April 1972 starb. Er war eines von vielen Opfern, die sich vorher mit dem Arzt angelegt hatten. Mr. Cullumbine traute keinem Mediziner über den Weg und missachtete ärztliche Ratschläge. Er hatte als Busfahrer gearbeitet, war aber einige Jahre vor seinem Tod aufgrund einer chronischen Bronchitis und eines Emphysems aus seinem Beruf ausgestiegen. Einige Tage vor dem Tod von Mr. Cullumbine wurde in seiner Krankenakte vermerkt: »Patient beschwert sich wegen seiner Schlaflosigkeit, Patient sucht nach Zigaretten trotz seiner Kurzatmigkeit.« Als Dr. Shipman ihm vorschlug, ihn in ein anderes Krankenhaus zu transferieren, lehnte Mr. Cullumbine ab und entließ sich selbst. Zwei Tage später wurde er erneut ins Krankenhaus eingeliefert. Sein Zustand besserte sich über die nächsten zwei Wochen nicht, und am 11. April weilte die ganze Familie Cullumbine über Nacht am Bett von Thomas. Am nächsten Morgen schien es ihm besser zu gehen, und die Familie ließ ihn beruhigt alleine. An diesem Tag hatte Dr. Shipman Cullumbine Morphin verschrieben. Das ergaben spätere Recherchen, in den Krankenunterlagen hatte er notiert, ein anderes Medikament benutzt zu haben. Der Familie von Mr. Cullumbine hatte er abgeraten, die Nacht bei ihm zu verbringen. Mr. Cullumbine wäre auch ohne eine Injektion mit Morphin verstorben, doch Dr. Shipman wollte das Ganze beschleunigen. Der Patient war für ihn ein nervendes Ärgernis. Die Todesursache nach nachträglichen Recherchen: Morphinüberdosis.

Drei Tage nach Mr. Cullumbine starben drei Frauen an einem einzigen Tag. Auch dies ist ein Beispiel für die Art und Weise, wie Shipman tötete. Regelmäßig starben mehrere Patienten an einem Tag, wahrscheinlich war Shipman an diesen Tagen in regelrechte Mordlust verfallen. Die erste der verstorbenen Damen war die multimorbide 74-jährige Elizabeth Thwaites. Sie war in der Nacht verstorben. Dr. Shipman war auf ihr Zimmer gekommen und hatte ihr eine Injektion gegeben, so ergaben nachträgliche Ermittlungen. Er gab an, ihr Digoxin, den herzwirksamen Wirkstoff des Fingerhuts, injiziert zu haben. Doch er schrieb auf ihre Krankenunterlagen, dass der Gerichtsmediziner nicht vom Tod von Mrs. Thwaites benachrichtigt werden solle. Um 10:15 Uhr morgens starb dann die 74-jährige Agnes Davidson, die aufgrund einer Herzattacke eingeliefert worden war. Nur Dr. Shipman war anwesend, als sie starb. Kurze Zeit später starb die 80-jährige Alice Smith. Ihre Familie wurde schon um 11 Uhr informiert. Leider lagen für die Ermittlungen keine Krankenunterlagen mehr vor. Der nächste mutmaßliche Mord kam dann zwei Wochen später. In all diesen Fällen besteht nur ein begründeter Verdacht von Ermittlungsseite aus, ein positiver Nachweis der Medikamente wurde 32 Jahre später nicht mehr durchgeführt. Auch wenn die Analyse – natürlich nach Exhumierung – vielleicht noch möglich gewesen wäre.

Dr. Shipman verließ Pontefract. In seiner Zeit dort hatte er neben Thomas Cullumbine nachweislich zwei weitere Menschen umgebracht, bei 21 weiteren Verstorbenen stand er in Verdacht. Man wird nie erfahren, wie viele er genau umgebracht hat oder wer überhaupt sein erstes Opfer war. Er verließ das Krankenhaus, um im Abraham Ormerod Medical Centre in Todmorden eine Stelle als Allgemeinmediziner und Pädiater anzutreten.

Im August 1974 starb das Baby Christian Orliski im Alter von einem Tag. Kurz vor der Entbindung hatte Shipman dessen Mutter eine Injektion gegeben. Im Nachhinein glaubte Mrs. Orlinski, dass es sich dabei um eine hohe Dosis des Schmerzmittels Pethidin gehandelt hatte. Dieses habe die Plazenta durchquert und sei so vom ungeborenen Kind aufgenommen worden. Christian sei mit Atembeschwerden auf die Welt gekommen, war aber schon mit den Eltern nach Hause gefahren worden. Als das Baby zu Hause blau anlief, wurde Dr. Shipman gerufen, der sich aber verspätete, sodass das Kind starb. Die verstörten Eltern vertrauten dem Arzt naiv. »In diesem Chaos haben wir ihn einfach damit davonkommen lassen. Aber er wusste, dass es sein Fehler war.« Die Todesursache wurde bei der Obduktion mit »plötzlicher Kindstod« festgehalten. Harold Shipman wurde nicht belangt, Freunde beschrieben ihn aber nach dem Tod von Christian als »traumatisiert und am Boden zerstört«.

Kurz nach dem Tod des Säuglings war Dr. Shipman in einen bizarren Fall involviert. Ob es sich dabei um einen versuchten Mord handelte, kann abschließend nicht beurteilt werden. Jedenfalls war das Opfer nicht eines seiner typischen. Elaine Oswald war im August 1974 25 Jahre alt. Sie litt unter Bauchschmerzen und dachte an eine Blinddarmentzündung. Dr. Shipman, den sie vorher noch nie aufgesucht hatte, teilte ihr mit, dass sie viel kränker war, als sie gedacht habe. Er sagte, sie habe eventuell einen Nierenstein und solle sich einige Tage frei nehmen. Er gab ihr ein Rezept über den Wirkstoff Dipipanon, ebenfalls ein Opioid. Sie solle zwei der Tabletten einnehmen und dann sofort zu Bett gehen. Er sagte ihr, sie solle zu Hause die Tür offen lassen, sodass er, wenn er sie später aufsuchen würde, ins Haus käme. Er müsse ihr eine Blutprobe abnehmen, um seine Diagnose Nierenstein zu bestätigen. Diagnostiziert wird ein Nierenstein aber in einer Urinprobe. Und warum musste er dazu zu ihr nach Hause kommen? Jedenfalls fühlte sich Mrs. Oswald gar nicht so schlecht und ging nicht ins Bett. Sie ging einkaufen, rief in der Bibliothek an und räumte die Küche und das Schlafzimmer auf. Erst dann nahm sie die Tabletten und legte sich mit einem Buch ins Bett. Innerhalb der nächsten halben Stunde kam Dr. Shipman. Mrs. Oswald war schläfrig. Sie hatte aber den Eindruck, dass er wie abgesprochen aus ihrem Arm Blut entnahm. Dann nahm er den anderen Arm. Möglicherweise – so Mrs. Oswald 30 Jahre später – injizierte er ihr in den anderen Arm etwas. Er redete kurz mit ihr und erzählte, dass sein Sohn und seine Frau draußen im Auto warteten. Mrs. Oswald verlor schnell das Bewusstsein. Irgendwann kam sie zu sich und bemerkte, wie Dr. Shipman und einige Rettungssanitäter versuchten, sie wiederzubeleben. Mrs. Shipman und ihr Sohn waren ebenfalls anwesend. Dr. Shipman begleitete sie auch noch im Krankenwagen ins Hospital und schlug ihr ständig ins Gesicht, um sie wach zu halten. Er war ein Held für sie, er hatte ihr Leben gerettet. Laut seinen Angaben hätte sie an einer »Opiät-Allergie« gelitten. Ein gemeinsames Essen nach ihrem viertägigen Krankenhausaufenthalt schweißte die beiden Familien noch mehr zusammen. Doch nachdem sie 30 Jahre später von seiner Festnahme erfuhr, informierte sie die Ermittler über den damaligen Vorfall. Das verabreichte Medikament war möglicherweise Pethidin gewesen. Im Nachhinein erschien aber unwahrscheinlich, dass er die junge Frau umbringen wollte. Das hätte doch allerhand Aufmerksamkeit hervorgerufen. Außerdem hatte er nachweislich alles getan, um ihr Leben zu retten. Mrs. Oswald glaubt heute, »dass Shipman mich sexuell belästigen wollte«. Dies wäre dann allerdings der einzig dokumentierte Vorfall dieser Art im Zusammenhang mit dem Arzt. Während seiner ersten sechs Monate in Todmorden erhielt Shipman über 30 000 mg Pethidin. Er schrieb Rezepte zur »praktischen Benutzung« und Rezepte für Patienten, die er dann aber selbst in der Apotheke abholte. Vielleicht wollte er auch bei Mrs. Oswald einfach die Effekte der Droge Pethidin auf gesunde junge Frauen testen.

Im März 1973 tötete Dr. Shipman dann nachweislich den ersten Menschen, nachdem er Pontefract verlassen hatte. Mrs. Eva Lyons lag im Sterben. Sie litt an Speiseröhrenkrebs und hatte Schmerzen. Doch nach einer Bestrahlung fühlte sie sich zum ersten Mal nach Monaten wieder gut und konnte sogar alleine essen. In ihren letzten Wochen meldete sich Shipman häufig bei ihr und kümmerte sich liebevoll. Am Abend ihres 70. Geburtstags besuchte Dr. Shipman Eva und ihren Mann Dick gegen 23 Uhr. Mrs. Lyons trug einen Zugang an der Hand, sodass schmerzlindernde Injektionen einfacher gegeben werden konnten. Shipman nahm eine Spritze und injizierte ein Opiat. Er plauderte währenddessen ganz normal mit Mrs. Lyons Mann, und nach fünf Minuten drehte er sich zu ihm um und sagte: »Jetzt ist sie tot.« Laut Dicks Tochter »sagte der Arzt es so, als ob er die Bingo-Zahlen ansagen würde«. Dick vertraute Dr. Shipman, doch die Tochter Norma hatte den Verdacht, »Shipman hätte beim Tod meiner Mutter nachgeholfen«. Welches Medikament genau gegeben wurde, ist nicht bekannt.

Seine eigene Pethidin-Sucht wurde von seinen Kollegen in Todmorden aufgedeckt. Er sollte sich einer Suchttherapie unterziehen. Dem folgte er 1975 in der Halifax Royal Infirmary. Befragungen durch die Polizei führten zu keinem Ergebnis. Er habe 300 mg Pethidin pro Tag konsumiert, so sagte er einmal. Am nächsten Tag waren es 600 oder 700 mg. Dies entspricht circa 14 Injektionen am Tag. Morphin habe er am Anfang ebenfalls konsumiert. Aber er habe es nicht so gemocht wie Pethidin. Seine Partner in der Praxis entließen ihn aus seinem Vertrag. Die Familie verließ Todmorden. Die gesamte Stadt wusste Bescheid. Als der Fall im Februar 1976 vor Gericht kam, hatte Shipman schon einen neuen Job weit weg im County Durham. Dort blieb die Familie nur 18 Monate, und es schien keine auffälligen Fälle zu geben. Shipman hatte in Durham auch keinen Zugang zu Betäubungsmitteln. Er nutzte die Zeit vielmehr, um die Wunden der Vergangenheit zu heilen und vergessen zu lassen. 1977 zog die Familie nach Hyde, und Dr. Shipman wurde Teilhaber der Donneybrook Praxis.

Zu Beginn seiner Zeit in Hyde schien Shipman nicht so effektiv töten zu können wie später. Im ersten Jahr tötete er circa sieben Menschen, doch dann beendete er das Morden für fast ein ganzes Jahr. Warum das? Er hatte Angst. Und das lag an dem missglückten Mordversuch an Mrs. Alice Gorton. Dr. Shipman hatte angenommen, sie getötet zu haben. Er hatte bereits der Tochter mitgeteilt, dass eine Leichenschau nicht notwendig sei. Doch dann gab Mrs. Gorton ein Stöhnen von sich. Ihre Tochter war dabei, sodass Dr. Shipman diesen Mord nicht endgültig vollziehen konnte. Die alte Dame lag 24 Stunden im Koma, bevor sie dann wirklich starb. Der nächste Mord beunruhigte Shipman noch mehr. Erneut waren es 30 Stunden nach der Injektion von Morphin, die der 77-jährige Jack Shelmerdine benötigte, um im Krankenhaus zu sterben. Dr. Shipman war beunruhigt, dass der unklaren Todesursache nachgegangen werden würde, da Mr. Shelmerdines Sohn mit der Behandlung des Sterbenden im Krankenhaus nicht einverstanden gewesen war. Doch es wurde keine Leichenschau angeordnet.

Zwischen 1984 und 1989 tötete Shipman 57 Menschen. Im Juli 1992 verließ er die Gemeinschaftspraxis und machte seine eigene Praxis nur einige Hundert Meter weiter in Hyde auf.

In den sechs Jahren, die Shipman danach in Hyde praktizierte, tötete er noch mehr Menschen. Die meisten alt, die meisten alleine lebend. Er kam damit davon, weil er seine Opfer sehr genau wählte. Wenn er einmal längere Zeit nicht tötete, so die Ermittlungen, lag das nur daran, dass es an Nachschub an Heroin mangelte. Denn Heroin war nun die Droge seiner Wahl geworden. Es war für die Ermittler sehr schwierig, genau nachzuvollziehen, wie viele Ampullen Heroin Shipman genau orderte. Die bestätigten 14 Ampullen Diamorphin (Heroin) zwischen Februar und August 1993 reichten für 13 Morde. Ab August 1993 schien Shipman einen besseren Weg gefunden zu haben, Heroin zu beschaffen. Einer seiner Patienten, Raymond Jones, benötigte große Mengen Heroin therapeutisch, da er unter furchtbaren Schmerzen aufgrund seiner Krebserkrankung im Endstadium litt. Nach dem (nicht von Shipman verschuldeten) Tod übernahm Dr. Shipman einfach dessen Heroinreserven, 20 bis 30 Ampullen, jede mit 100 mg Heroin. Eigentlich sollten derartige Betäubungsmittel in Apotheken entsorgt werden, doch Shipman behielt sie einfach. Nach dem Tod eines weiteren Krebspatienten verschrieb er diesem noch eine unglaubliche Menge von 12 000 mg, holte diese eigenhändig in der Apotheke ab und behielt auch sie. Ausgehend von einer bei Gesunden durchschnittlichen potentiell tödlichen Menge von 100 mg hätte Shipman damit weitere 120 Menschen umbringen können. Noch im Jahr 1998 tötete er damit 18 Menschen. Bis im Juni Kathleen Grundys Fall öffentlich wurde und dem Morden ein Ende machte.

Nach Kathleen Grundys Exhumierung erfolgten weitere Exhumierungen. Alle mitten in der Nacht, wie man es aus Filmen kennt. Bis auf Mrs. Grundys Körper wurden alle Leichen auch wieder der Erde zurückgeführt. Zwölf Exhumierungen wurden vorgenommen. Doch irgendwann mussten die Ermittler einfach aufhören. Die Rechtsmediziner konnten bei den Leichen aufgrund des fortgeschrittenen Fäulniszustands keine Injektionsstellen mehr feststellen. Als offensichtlich wurde, dass die Toten nicht durch die von Dr. Shipman angegebenen Todesursachen ums Leben gekommen waren, wurden forensisch-toxikologische Untersuchungen in Auftrag gegeben.

Das Problem mit dem direkten Nachweis von Heroin ist dessen schnelle Verstoffwechselung. Heroin besitzt eine Halbwertszeit von nur wenigen Minuten im Blut, sodass ein positiver Nachweis der Droge selbst im Blut nicht zu erwarten ist. Heroin wird im Körper zunächst zu 6-Monoacetylmorphin (6-MAM) und dann weiter zu Morphin verstoffwechselt. Ein positiver Nachweis von Morphin kann daher einmal auf die Einnahme von schmerzlinderndem Morphin selbst oder von Heroin zurückzuführen sein. Nur im Fall eines positiven Nachweises von 6-MAM oder Heroin selbst kann der positive Morphinbefund klar auf eine Heroinaufnahme zurückgeführt werden. Für eine solche Untersuchung eignet sich am besten Urin. In den Geweben aller exhumierten Personen im Fall Shipman wurde Morphin nachgewiesen. Bei den Shipman-Morden war man nur aufgrund der Hinweise, dass er häufig Heroin-Rezepte eingelöst hatte, sicher, dass es sich um den Wirkstoff Heroin gehandelt haben musste. Der Tod trat innerhalb von wenigen Sekunden durch Atemstillstand ein. In vielen Fällen war laut Toxikologie »die Wahrscheinlichkeit hoch, dass die Verstorbenen nur einige Minuten vor ihrem Tod Heroin erhielten«.

Wie Dr. Shipman in den meisten Fällen seinen Opfern Heroin injizierte, ist ebenfalls ermittelt worden. Er trat ihnen mit einer gefüllten Spritze entgegen. Keiner seiner Patienten stellte die Notwendigkeit einer Injektion jemals in Frage. Er injizierte meist laut eigenen Aussagen »etwas gegen die Grippe, Antibiotika oder Vitamine«.

Im Fall von Dr. Shipman wurde im weiteren Verlauf der Ermittlungen auch auf die Haaranalyse zurückgegriffen. Die Fragestellung war die, ob man auf Grundlage einer Haaranalyse Aussagen zu den Konsumgewohnheiten der jeweiligen Personen treffen könne und welche Substanz tatsächlich aufgenommen worden sein kann. War Mrs. Grundy seit langer Zeit drogenabhängig, wie von Shipman behauptet? Waren es die anderen auch allesamt? Kann ein positiver Morphin-Befund auch durch eine Einnahme von Medikamenten hervorgerufen worden sein? In England gab es zu der Zeit auch morphinhaltige Mittel, die frei erhältlich waren. Zudem ist bekannt, dass zum Beispiel auch aus Codein, einem Wirkstoff, der als Schmerzmittel oder gegen Husten eingesetzt wird, Morphin entstehen kann. Auch solche Thesen wurden vertreten und geprüft.

Haare dienen schon seit längerer Zeit als Beweismittel vor Gericht, etwa bei der morphologischen Zuordnung eines Haares zu seinem ehemaligen Träger. Stammt das Haar an der Stoßstange eines verunfallten Pkw von einem Tier oder Menschen? Liefert das Haar am Tatort einen Hinweis auf den möglichen Täter?

Besonders bekannt geworden ist die Haaranalytik auf Drogen nicht zuletzt durch positive Befunde gerade bei Prominenten wie Konstantin Wecker, Christoph Daum oder Michel Friedmann. Genauso wie Drogen sind in Haarproben auch andere Fremdstoffe, die man aufgenommen hat, nachweisbar. Das gilt selbstverständlich für alle möglichen Medikamentenwirkstoffe und sogar für ein Abbauprodukt von Alkohol, das Ethylglucuronid. Kopfhaare wachsen circa einen Zentimeter pro Monat, und so kann man je nach vorhandener Haarlänge ein, zwei, drei oder noch mehr Monate hinsichtlich einer Drogen-, Alkohol- oder Arzneimittelaufnahme überprüfen. Das macht man sich heutzutage insbesondere bei Abstinenzüberprüfungen zunutze. Man kann aber bei entsprechender Haarlänge zum Beispiel auch überprüfen, ob ein Bankräuber vor vier Monaten bei Begehung der Tat tatsächlich ein Cocainproblem hatte oder ob es sich nur um eine vorgeschobene Einlassung handelte. Man schneidet genau das Segment, was dem Wachstum nach dem interessierenden Zeitraum entspricht, heraus und analysiert es. Auch richtige Drogenkarrieren kann man bei segmentalen Untersuchungen verfolgen. Ich erinnere mich an eine Drogenabhängige mit fast 40 cm langen Haaren, die wir segmental in Zwei-Zentimeter-Abschnitten untersucht haben. Weit zurückliegend waren alle möglichen Drogen und viele Arzneimittel nachweisbar. Mit Eintritt in ein Substitutionsprogramm war für einen gewissen Zeitraum tatsächlich nur das verabreichte Methadon anzutreffen, während später wieder zu Cannabis und Cocain und schließlich auch wieder zum Heroin gegriffen wurde.

Das Forensisch Toxikologische Centrum (FTC) in München, dem ich mich im letzten Jahr angeschlossen habe, ist wohl dasjenige Labor, das über die umfangreichsten Untersuchungsverfahren und Erfahrungen in der Haaranalytik verfügt. Sein Gründer, mein Kollege Hans Sachs, gilt als einer der Pioniere der Haaranalytik, und so lag es nahe, dass die englischen Ermittler ihn mit Analysen von Haarproben exhumierter Opfer des Dr. Shipman betrauten. Er untersuchte damals noch in den Räumen der Münchener Rechtsmedizin die Haare von neun Personen, unter ihnen die Haare von Kathleen Grundy.

Führen wir uns einmal die Befunde von Mrs. Grundy vor Augen. Der untersuchte Haarstrang war acht Zentimeter lang und wurde in zwei Segmenten mit je vier Zentimeter Länge untersucht. Vor der eigentlichen Analyse werden Haare grundsätzlich gewaschen, und zumindest in kritischen Fällen sind auch diese Waschlösungen zu analysieren. In beiden Segmenten von Mrs. Grundy war im Spurenbereich Morphin nachweisbar, im ersten Segment auch Codein. Weder 6-MAM noch Heroin waren anzutreffen.

Ist es also möglich, dass Mrs. Grundy über Wochen und Monate hinweg regelmäßig Heroin konsumiert hat?

Nein, denn dann wäre Morphin in deutlich höheren Konzentrationen zu erwarten gewesen und dazu zumindest auch 6-MAM.

Wie erklärt sich dann der positive Morphinbefund in beiden Segmenten? Dazu muss noch gesagt werden, dass alle Waschlösungen ebenfalls positiv auf Morphin getestet wurden. Wie ist das zu erklären?

Nicht ganz auszuschließen wäre die Einnahme von frei verfügbaren Mitteln mit relativ geringen Morphinanteilen. Dann wären allerdings immer noch die positiven Befunde der Waschlösungen schwer zu erklären gewesen. Dies sprach vielmehr dafür, dass Morphin nicht über eine Einlagerung in den Haarwurzeln in die Haare gekommen ist. Wahrscheinlich trat durch die lange Zeit im Grab Fäulnisflüssigkeit aus der Leiche aus, durch die die Haare anscheinend von außen kontaminiert wurden. Daher die relativ gleichen Befunde in beiden Segmenten und insbesondere die positiven Waschlösungen. In der Fäulnisflüssigkeit befand sich Morphin aus einer akuten Gabe. Der positive Codein-Befund konnte ebenfalls geklärt werden, hatte Mrs. Grundy doch drei Monate vor ihrem Tod ein Codein-haltiges Präparat eingenommen. Auch wenn Morphin in Spuren bei der Verstoffwechselung von Codein entstehen kann, wäre doch ein anderes Konzentrationsverhältnis zu erwarten gewesen, wenn Codein als Morphinquelle gegolten haben sollte. Dann wäre sicher Codein in deutlich höheren Konzentrationen als Morphin zu erwarten gewesen.

Interessanterweise ergaben sich in allen anderen Fällen vergleichbare Befunde. Das heißt, man fand relativ geringe Spuren von Morphin in Haaren und Waschlösungen, ohne dass weitere Substanzen nachgewiesen wurden. Das unterstützte die Theorie und ließ eine Drogenabhängigkeit von Mrs. Grundy und den anderen Opfern sehr unwahrscheinlich erscheinen. Nur bei einem Fall waren höhere Morphinkonzentrationen bestimmt worden. Die Person, Ivy Lomas, hatte aber laut Krankenunterlagen auch das Opioid Pholcodin erhalten, was unter bestimmten Bedingungen zu Morphin umgewandelt werden kann.

Zumindest im Fall Winifred Mellor wurde Shipman von den Ermittlern nach dem positiven Morphinbefund befragt: Polizist: »Würden Sie uns noch einmal bestätigen, welche Todesursache Sie bei Mellor festhielten?« Shipman: »Herzinfarkt.« »Gab es irgendetwas anderes, was zum Tod hätte beitragen können?« »Nein.« »Wie kamen Sie auf diese Todesursache?« »Das schloss ich aus ihrer Krankengeschichte: Sie hatte Angina. Diese verschlechterte sich kontinuierlich. Es war ein relativ plötzlicher Tod. Plötzlich in dem Sinne, dass die Patientin noch nicht einmal mehr den Krankenwagen rufen konnte. Oder die Nachbarn. Das ist oft der Fall, wenn ältere Patienten einen Herzinfarkt erleiden.« »Gab es Zeichen an der Leiche, die Sie auf diese Todesursache hinwiesen?« »Keine Zeichen an der Leiche.« »Das bedeutet, Ihre Entscheidung basierte nur auf der Krankengeschichte? Wie zufrieden waren Sie mit dieser Entscheidung?« »Damals sehr zufrieden.«

Der Körper von Mrs. Mellor wurde am 18. Mai 1998 beerdigt. Am 22. September 1999 wurde die Leiche exhumiert. Daher kannten die Ermittler schon die Ergebnisse der chemisch-toxikologischen Untersuchung und bohrten weiter: »Nach der nachträglichen Obduktion gab es keine Hinweise, die Ihre Hypothese der Todesursache unterstützten.« »Aber sie konnte auch nicht ausschließen, dass es Herzüberleitungsstörungen gab.« »Forensische Untersuchungen gaben weiterhin Aufschluss darüber, dass im Körper von Mrs. Mellor eine hohe, präziser, eine tödliche Konzentration Morphin aufgefunden wurde. Können Sie sich das erklären?« »Nein.« »Ich behaupte nun, dass Sie derjenige waren, der ihr dieses Arzneimittel verabreicht hat.« »Nein.« »Die Konzentration war so hoch, dass die Frau aufgrund der hohen Morphinkonzentration gestorben ist. In anderen Worten: Sie haben sie umgebracht.« »Nein.«

»Die Patientenunterlagen besagen nun, dass sie niemals Morphin oder Ähnliches erhalten hat. Können Sie sich erklären, wie die Droge in ihren Körper kam?« »Nein. Am Morgen ihres Todes kam Mrs. Mellor zu mir. Ich lese aus dem Behandlungsprotokoll vor: Blutdruck 140 zu 80. Herz hört sich normal an, kein Ödem, keine Zeichen von Herzversagen. Schmerzen nur, wenn sie Treppen steigt. Schmerzen in Armen und Hals. Dauert circa zwei bis drei Minuten an. Wird dann jedes Mal besser. Lehnt Behandlung ab.« »Die Familie fand es sehr verwirrend, dass die eigene Mutter sie nicht über Schmerzen und Angina informiert hatte. Und dass sie dann auch noch die Behandlung ablehnte.« »Wenn es so niedergeschrieben wurde, dann hatte sie auch Angina.« »Die Wahrheit ist, dass Sie diese Krankheiten erfunden haben, um das, was sie wirklich mit Mrs. Mellor getan haben, zu vertuschen.« »Nein.« »Nun. Wir haben einen Experten, der sich mit Ihren Computereinträgen befasst hat. Er fand heraus, dass einige Einträge in den Krankenakten zu falschen Zeitpunkten eingetragen wurden, um beweisen zu können, dass diese Frau unter Angina und Schmerzen gelitten haben soll. Was sagen Sie dazu?« »Nichts.« »Sie brachten diese Dame um 15 Uhr um. Und direkt im Anschluss hatten Sie es eilig, zurück in Ihre Praxis zu kommen. Dort änderten Sie sofort die Krankenakte von Mrs. Mellor. Warum taten Sie das?« »Es gibt keine Antwort.«

So oder ähnlich lauteten die Antworten Shipmans in jedem einzelnen Fall. Die Antworten waren spärlich, ein Geständnis blieb aus. Am 5. Oktober 1999 wurde Dr. Shipman dem Gericht vorgeführt. Er war wegen 15 Morden angeklagt. Und wegen der Fälschung des Letzten Willens von Kathleen Grundy. Dr. Shipmans Verteidigung hielt sich zurück, einzig und alleine seine Unschuldsbehauptungen wurden vorgetragen. Am 31.1.2000 das Urteil: schuldig in allen Anklagepunkten, 15-fach lebenslängliche Haft plus vier Jahre für das gefälschte Testament. In *Prescription For Murder*, einem Buch von Brian Whittle und Jean Ritchie, werden zwei Theorien aufgeführt, warum Dr. Shipman nach seinen vielen

Morden beim Fälschen des Letzten Willens von Kathleen Grundy so unvorsichtig wurde. Die erste Theorie besagt, er wollte gefasst werden, weil sein Leben außer Kontrolle geraten war. Nach der zweiten Theorie wollte er sich mit 55 Jahren zur Ruhe setzen, Kathleen Grundys Geld nehmen und Großbritannien verlassen. Im Jahr 2004 erhängte er sich in seiner Zelle.

In der täglichen Praxis stellt uns das angesprochene Problem mit dem Nachweis von Heroin vor allem bei unseren Drogenkontrollprogrammen vor ungewöhnliche Fragestellungen. In derartigen Programmen wird auch auf Heroinabstinenz getestet. Da ein Nachweis von Heroin als unwahrscheinlich erscheint, wird ein Heroinkonsum im Urin über den Analyten Morphin nachgewiesen. Und hier kommen wir zum Problem, denn es gibt auch Lebensmittel wie Mohnbrötchen und Mohnkuchen, die Morphin enthalten. Die Alkaloide sind normalerweise in größeren Mengen nur im Milchsaft des Schlafmohns vorhanden. Die Samen, die wir zu uns nehmen, können aber ebenfalls Spuren von Morphin enthalten, wenn sie nicht gut gewaschen wurden und noch Milchsaftanhaftungen tragen. Mohnsamen haben deshalb auch einen stark schwankenden Morphingehalt, sodass auch eine Aussage über die Menge Mohnbrötchen, die man für einen positiven Urinbefund essen muss, schwer zu treffen ist. Natürlich führen diese Lebensmittel nicht zu einem Rauschzustand, dazu werden zu geringe Blutkonzentrationen erreicht. Doch im Urin, wo als Konzentrat des Blutes höhere Konzentrationen von Arzneistoffen und Drogen nachgewiesen werden, ist schon nach Konsum eines Mohnbrötchens ein positiver Morphinbefund möglich. Wir teilen Menschen, die an unserem Drogenkontrollprogramm teilnehmen, vor dessen Beginn mit, dass sie in dieser Zeit auf jegliche Mohnprodukte verzichten müssen. Doch immer wieder stehen wir vor dem Problem, dass jemand vorgibt, Mohnprodukte konsumiert zu haben, um einen positiven Morphinbefund zu erklären.

Glücklicherweise gibt es in diesen Fällen Möglichkeiten, die Ursache des positiven Befundes zu klären. Ein Nachweis von Heroin im Urin ist, wie gesagt, unwahrscheinlich, es wird schnell nach Aufnahme verstoffwechselt. Doch der Nachweis von 6-MAM, das nur nach Heroinkonsum als Metabolit auftritt, gilt als sicherer Beweis für einen Heroinkonsum. Ebenso kann man sich anderer Analyten bedienen, die durch die Acetylierung des Rohopiums (zur Gewinnung von Heroin aus Morphin) als Nebenprodukte entstehen wie zum Beispiel acetyliertes Codein. Weiterhin gibt es auch Analyten, die auf einen Mohnkonsum zurückzuführen sind. So ist in vielen, wenn auch nicht in allen Fällen eine Unterscheidung Mohnkonsum versus Heroinkonsum möglich.

Weitere Vergiftungen mit Pflanzengiften heute

Gerade auch bei Jugendlichen, die einen Rausch erleben wollen, ist eine Tendenz »zurück zur Natur« zu beobachten. So werden zahlreiche Naturprodukte zu Rauschzwecken eingesetzt, andere, um einen Suizid zu begehen.

Die Engelstrompete und Atropin

Viele von uns werden die Engelstrompete kennen, die aufgrund ihrer einfachen Haltung und üppigen Blütenpracht als Gartenpflanze weit verbreitet ist. Sie blüht ab Juni und in frostfreien Regionen bis in den Winter hinein. Die Pflanze ist mit den Nachtschattengewächsen Stechapfel, Tollkirsche und Bilsenkraut verwandt. Ihre ursprüngliche Heimat ist Südamerika, wo die Engelstrompete bei den Ureinwohnern als »rituelles Halluzinogen« gilt und von Medizinmännern therapeutisch, aber auch zur Wahrsagerei und Hexerei benutzt wird. In Florida ist die Anpflanzung der Engelstrompete gesetzlich verboten, nachdem es zu der geringen Zahl der Vergiftungen durch versehentliche Aufnahme eine Verzehnfachung der Fälle im Jahr 1994 gegeben hatte. Auch in Deutschland findet man die Engelstrompete oft in Gärten und Grünanlagen. Und schon mancher war erbost darüber, dass sämtliche Blütenstände von »randalierenden Jugendlichen« gepflückt worden waren. Vor allem 16- bis 20-jährige Jungen experimentieren gern mit der LSD-ähnlichen Wirkung der Pflanze, indem sie die Blüten essen oder einen Tee aus Blüten und Blättern trinken.

Vor allem die Blüten der Engelstrompete enthalten hohe Konzentrationen an Scopolamin und Hyoscyamin (auch als Atropin bekannt). Beide Stoffe können Symptome hervorrufen, die vor einigen Jahren von Frankfurter Kollegen aus der dortigen Rechtsmedizin in einem spektakulären Fall beschrieben wurden. Vier Jugendliche sammelten aus Vorgärten circa 30 Engelstrompeten-Blüten und aßen sie. In Erwartung des Rauschzustandes begaben sie sich an das Main-Ufer, und tatsächlich setzten bald die Wirkungen ein. Die Symptome treten nach Trinken des Tees aus den Blüten innerhalb von wenigen Minuten auf. Bei Verzehr der Blüten kann die Wirkung auch erst um einige Stunden verspätet einsetzen. Darin besteht auch die Gefahr, viel aufzunehmen und erst später die volle Wucht der Wirkung zu spüren. Schon in geringen Mengen (Zehntel-Milligramm) treten Mundtrockenheit, Schluckbeschwerden, Gesichtsrötung und stark erweiterte Pupillen auf. Bei höherer Dosierung (wenige Milligramm) steigt zusätzlich die Körpertemperatur durch die Hemmung der Schweißsekretion, es kann zu Erregungszuständen und Halluzinationen bis hin zu einer akuten Psychose kommen. Komischerweise suchen Menschen, die im Rauschzustand sind, häufig die Nähe von Wasser auf. So auch in Frankfurt. Bei den vier Jugendlichen kam es zwar erst fünf Stunden nach dem Verzehr zu den erwünschten Halluzinationen, aber auch zu Verwirrtheitszuständen und sogar zu schwersten psychotischen Zuständen. In der Nacht wurde einer der Jugendlichen von Angehörigen in die Notaufnahme des Universitätsklinikums gebracht, und auch zwei andere gaben an, erst am darauffolgenden Tag wieder aufnahmefähig gewesen zu sein. Einer der Jugendlichen blieb zunächst vermisst. Zwei Tage später wurde er tot aus dem Main geborgen, er war ertrunken. Im Blut des Verstorbenen wurden Scopolamin und Atropin in relevanten Konzentrationen nachgewiesen.

Tödliche Intoxikationen nach Verzehr der Pflanzen sind äußerst selten. Tatsächlich gefährlich sind die psychotischen Zustände. Wie schon gesagt, wird der Drang nach offenem Gewässer aufgrund der Hitzewallungen immer wieder beschrieben, so trafen die Jungs in Frankfurt sich am Main. In einem anderen Fall aus Australien ertrank ein Jugendlicher gar in einem nur 30 Zentimeter tiefen Gewässer. Und selbst in einer 5 cm tiefen Wasserlache kam ein weiterer halluzinierender Mensch ums Leben. Zwei andere Jugendliche wurden nach dem Konsum von Stechapfel in einem Swimmingpool gesehen. Sie sprachen von rotäugigen Delphinen, die sie darin beobachten wollten. Später fand man auch sie ertrunken.

Atropin als Mordsgift war vor allem in den 1950er Jahren beliebt. Von der Firma Bayer Wuppertal wurde folgender Fall übermittelt: Die Witwe Frau M. hatte eine Untermieterin, Frau W. Als sie am 29.11. gegen 21 Uhr ihrer fast blinden Mutter etwas vorlesen wollte, lud sie auch die 35-jährige Untermieterin ein. Diese brachte gegen 22 Uhr zwei voll eingeschenkte Tassen Kaffee für sich und Frau M. Schon nach dem ersten Schluck bemerkte M., dass der Kaffee sehr bitter sei. Dann begann sie aus einem Buch bis Seite sieben zu lesen, also circa zehn Minuten lang. Dann trank M. ihren zweiten, erneut sehr bitteren Schluck. Frau W. bemerkte darauf, dass der Kaffee vielleicht sehr stark sei oder sich der Zucker nicht gut genug aufgelöst habe. M. las noch eine Seite weiter und wollte wegen der Trockenheit ihres Mundes noch einen Schluck Kaffee trinken, entschied sich aber wegen der Bitterkeit des Getränks dagegen. Frau W. kostete zur Probe von dem Kaffee, schluckte ihn aber nicht, sondern spuckte ihn wieder aus. Sie goss den Rest der Tasse weg. Beim Versuch, weiterzulesen, bemerkte M., dass die Schrift vor ihren Augen verschwamm. Sie konnte kaum noch weiterlesen. Ihr Mund war außergewöhnlich trocken. M. legt sich aufs Sofa. W. war Arzthelferin und kümmerte sich rührend um M. Sie machte

M. die Bluse auf und nahm ihr eine teure Brillantnadel mit dem Hinweis ab: »Ich stecke sie hier an den Blusenaufschlag.« M. ging es immer schlechter, Übelkeit und Kopfschmerzen kamen hinzu. M.'s Mutter bemerkte, dass sie sich wohl vergiftet habe. Eine Nahrungsmittelvergiftung schied jedoch aus, da die Mutter und auch die Enkelin dasselbe gegessen hatten. Um 22:30 Uhr erbrach sich M. Nach 23 Uhr kam ein Arzt zur Hilfe, der nach einer Befragung erfuhr, dass M. und ihre Familie von einer angebrochenen Dose Fischkonserven gegessen hatten, die angeblich leicht verschimmelt war. Am nächsten Morgen hatte sich der Zustand gebessert, M. hatte aber wild geträumt, mit Herzrasen, Benommenheit, Schwindel und Mundtrockenheit. Sie blieb den ganzen Tag im Bett und fühlte sich schlecht.

Den entscheidenden Hinweis, dass hier doch mehr als eine verschimmelte Dose Fisch zu den Symptomen geführt hatte, ergab das Aufräumen der Wohnung zwei Tage nach dem Vorfall. Die Brillantnadel, die eigentlich am Blusenaufschlag hätte stecken sollen, war verschwunden. M. vermutete, dass sie gestohlen worden war. Und dann ermittelte die Kriminalpolizei, dass Frau W. eine Flasche mit Atropin besaß. Auch die Symptome sprachen für eine Atropin-Vergiftung. Doch war der Stoff so spät nach Einnahme noch nachweisbar? 84 Stunden waren vergangen. Im Urin fand sich die Substanz aber noch! Die Beweiskette war geschlossen, Frau W. stand unter starkem Tatverdacht. Und sie gestand schließlich am 11.12., aus einem kleinen Papierpäckchen Atropin in die Tasse Kaffee für Frau M. getan zu haben. Sie wollte ein Unwohlsein hervorrufen, um die Brillantbrosche zu entwenden. Die Vorratsflasche habe sie anschließend in die Wupper geworfen. Die Kriminalpolizei wollte noch eine andere Möglichkeit ausschließen. Es hätte ja sein können, dass Frau M. das Atropin selbst der Harnprobe zugesetzt hatte. Diese Annahme war aber unwahrscheinlich, da »der Atropingehalt in der Harnprobe so gering war, dass sogar der Zusatz von nur einem Tropfen der üblichen Atropinlösung (1 %), die bei Augenärzten Verwendung fand, zum Harn eine viel höhere Atropinkonzentration hervorgerufen hätte. Die kunstgerechte Verdünnung der Atropintropfen hätte Sachkenntnisse verlangt, die über die eines Laien hinausgeht.«

Welcher Sachkenntnis es bedarf, um eine Lösung weiter mit Wasser zu verdünnen, um sie dann in der Menge eines Tropfens dem Harn zuzuführen, ist für mich schleierhaft. Die Indizien hatten aber doch für die Gabe des Atropins durch Frau W. gesprochen. Doch die Konzentration war wie gesagt äußerst gering. Was wäre gewesen, wenn der Urin nur ein paar Stunden später schon kein Atropin mehr enthalten hätte? In diesem Fall wären wir heute in der Lage, Atropin im Haar nachzuweisen. Diese Nachweismethode haben wir ja schon bei Mrs. Grundy, dem Opfer von Dr. Shipman, kennengelernt und greifen sie später bei den geschilderten K.-o.-Mittel-Fällen nochmal auf.

Die Eibe – Taxin

Während die Engelstrompete aufgrund ihrer für den Drogenkonsumenten »positiven« Eigenschaften eher freiwillig eingenommen wird, kommt eine Vergiftung durch die Eibe eher aus Versehen oder im Rahmen eines Suizids vor. So in einem von mir bereits vor mehr als 20 Jahren beschriebenen Fall: Ein junger Mann wurde tot in einem Keller aufgefunden, nachdem er zwei Tage von seinen Freunden vermisst worden war. Er lag halb ausgezogen auf einer Couch. Eine leere Teetasse mit Fragmenten von braun-grünlichen Blättern wurde auf dem Boden gefunden. Neben der Teetasse fanden sich abgekochte und gepresste Blätter. Während der Obduktion wurden ebenfalls grüne nadelartige Blätter im Mageninhalt aufgefunden. 30 Prozent des Mageninhalts bestand aus diesen Nadeln! Offensichtlich waren es Eibennadeln.

Die Eibe (*Taxus baccata*) hat als Zierpflanze Einzug in viele deutsche Vorgärten gehalten. Auch vor 20 Jahren konnten wir zwar schon viele Pflanzenalkaloide nachweisen, längst aber noch nicht alle. So war es durchaus noch gängige Praxis, dass bei entsprechend gelagerten Fällen zur weiteren Abklärung nur die Pflanzenteile aus dem Mageninhalt mikroskopiert und zum Teil unter Einbeziehung von Botanikern bestimmt wurden. Bewiesen ist damit aber nur die orale Aufnahme von Pflanzenmaterial und nicht die Aufnahme relevanter Pflanzeninhaltsstoffe ins Blut. Ich erhielt damals bei einer chromatographischen Analyse den Hinweis auf eine unbekannte Substanz im Blut des Verstorbenen, und ein entsprechendes Signal trat auch bei der Analyse eines Eiben-Extraktes auf. Also isolierte ich diese Substanz, reinigte sie auf und stellte fest, dass es sich um 3,5-Dinitrophenol handelte, ein zuckerfreies Anhängsel des Taxicatins, eines eibentypischen Inhaltsstoffs. In den folgenden Jahren und teilweise noch bis heute galt der Nachweis von 3,5-Dinitrophenol im Blut bei Verdacht auf Eiben-Intoxikation dann als Beleg für die Resorption von Eiben-Inhaltsstoffen. Die Giftigkeit der Eibe ist auf ein Alkaloid-Gemisch zurückzuführen, das ganz allgemein als Taxin (Taxin A, B, C, Baccatin, Taxole) bezeichnet wird. Der toxikologisch wichtigste Bestandteil des Taxins ist das Taxin B, das einen Anteil von 30 bis 40 Prozent am Gesamtgemisch hat. Der Taxin-Gehalt der Eibe ist abhängig von der Jahreszeit, so enthalten die Nadeln im Januar bis zu zwei Prozent Taxin, im Mai dagegen nur circa 0,6 Prozent. Mit heutigen Techniken ist man nicht mehr auf den Nachweis des ungiftigen 3,5-Dinitrophenols angewiesen, sondern kann in Körperflüssigkeiten Vergifteter direkt das toxische Taxin B, aber auch andere Alkaloide bestimmen. Bei Aufnahme von Eibennadeln werden deren Inhaltsstoffe beim Menschen rasch über den Verdauungstrakt absorbiert. Vergiftungserscheinungen treten schon 30 Minuten nach Einnahme auf. Zu den Symptomen einer Vergiftung zählt eine Beschleunigung des Pulses, Erweiterung der Pupillen, Erbrechen, Schwindel und Kreislaufschwäche. Die toxischen Stoffe schädigen die Verdauungsorgane, das Nervensystem und die Leber sowie die Herzmuskulatur. Auch in meinem Fall konnte bei der Obduktion auf einen subakuten Herzkollaps geschlossen werden. Der junge, unter Depressionen leidende Mann hatte weit mehr als die 50 bis 100 Gramm Eibennadeln, die als tödlich angesehen werden, eingenommen. Teilweise als Tee, teilweise aber auch gegessen. Menschen, die eine Vergiftung überleben, leiden anschließend vor allem an den leberschädigenden Wirkungen der Taxane.

Generell ist die Eibe die Pflanze, mit der sich die Giftinformationszentralen am meisten beschäftigen müssen. Dennoch kommen ernsthafte Vergiftungen nur äußerst selten vor. Dies liegt daran, dass ausgerechnet der verlockend wirkende rote Samenmantel frei von Taxin ist. Dies trifft zwar nicht auf den schwarzen Samenkern zu, doch der müsste gründlich zerkaut werden, um eine Resorption des Taxins zu ermöglichen. Neben in der Regel suizidalen Vergiftungen von Menschen werden immer wieder Vergiftungen von Pferden beschrieben, deren Koppel zu nah an Eibensträuchern lag.

Herzwirksame Glykoside – Fingerhut und Maiglöckchen

Eine weitere Stoffklasse, die im Zusammenhang mit pflanzlichen Giften nicht unerwähnt bleiben darf, sind die sogenannten herzwirksamen Glykoside. Diese sind in gleich mehreren Pflanzen zu finden. Auch die Medizin bedient sich inzwischen dieser Wirkstoffe vornehmlich aus dem Fingerhut. Digitoxin und Digoxin können bei Patienten mit Herzproblemen die Schlagkraft des Herzens steigern und die Herzfrequenz senken. Diese Medikamente können Leben retten, besitzen aber den Nachteil, dass sie eine relativ enge »therapeutische Breite« aufweisen. Dieser Begriff ist für Ärzte wie Toxikologen sehr wichtig. Unter therapeutischer Breite versteht man den Abstand zwischen der untersten Dosis eines Stoffs, die noch zu einer Wirkung führt, und der Dosis, die einen toxischen Effekt zur Folge hat. In der Praxis heißt das, dass schon eine minimal erhöhte Dosis zu empfindlichen Nebenwirkungen und Vergiftungserscheinungen führen kann.

So werden in der Literatur neben einigen Fällen unbeabsichtigter Vergiftungen einerseits mit Pflanzenteilen des Fingerhuts, der Meerzwiebel oder des Adonisröschens, andererseits mit Digitalis-Glykoside enthaltenden Arzneimitteln auch Suizide mit diesen Stoffen beschrieben. Kollegen aus der Inneren Medizin in Bern beschreiben zum Beispiel den Fall einer Mischintoxikation mit dem gelben Fingerhut und dem Eisenhut. Der 39-Jährige war geistig verwirrt und drogenabhängig. Er häckselte das Pflanzenmaterial und aß es auf. Die typischen Symptome einer Vergiftung mit herzwirksamen Glykosiden wurden beschrieben: starke Herzrhythmusstörungen, kolikartige Bauchschmerzen, Brustbeklemmung und eine periphere Lähmung.

Und vor einiger Zeit hatten wir in der Rechtsmedizin Bonn mit einem schrecklichen Fall zu tun. Ein kleiner Junge war aufgrund einer Herzerkrankung in der Klinik mit Lanitop* behandelt worden, das als Wirkstoff Metildigoxin enthält, ein herzwirksames Glykosid, das aus Digoxin hergestellt wird.

Das menschliche Herz muss Tag für Tag Höchstleistungen bringen. Es pumpt mit durchschnittlich 60 bis 80 Schlägen pro Minute das Blut mit dem lebenswichtigen Sauerstoff durch unseren Körper. Liegt nun eine Herzschwäche vor, so reicht die Kraft nicht aus, um alle wichtigen Organe ausreichend zu versorgen. Die Folgen sind Beschwerden wie Kurzatmigkeit, verminderte körperliche Leistungsfähigkeit und Wasseransammlungen in den Geweben. Eine Herzschwäche kann verschiedene Ursachen haben. Häufig entsteht sie durch ständige Überbelastung des Herzmuskels bei anderen Herz-Kreislauf-Krankheiten wie Bluthochdruck oder der koronaren Herzkrankheit. Unbehandelt schreitet sie immer weiter fort und kann schließlich lebensbedrohlich werden. Auch das Risiko für gefährliche Herzrhythmusstörungen oder akutes Herzversagen steigt stark an. Durch eine Behandlung mit den sogenannten Herzglykosiden, wie eben Metildigoxin, wird die Schlagkraft des Herzens gesteigert und die Leistung des Herzmuskels verbessert. Das Herz schlägt dann langsamer und kräftiger, sodass die Durchblutung des Körpers verbessert wird.

Doch dem kleinen Jungen, bei dem schon seit der Geburt ein

Lungenhochdruck bestand, sodass er behandlungsbedürftig war, wurde die Gabe des Herzmittels zum Verhängnis. Schuld war eine Fehldosierung. Die letzte Medikamentengabe erfolgte durch eine Krankenschwesterschülerin, die ihm zwei Milliliter des Medikamentes anstelle eines Tropfens verabreichte. Zwei Milliliter entsprechen 90 Tropfen. Bei späteren chemisch-toxikologischen Analysen von Körperflüssigkeiten und Organen stellten wir selbstverständlich die deutliche Überdosierung und damit die Todesursache fest. Die Glykosidkonzentrationen lagen mehr als hundertfach oberhalb des therapeutischen Konzentrationsbereiches, der bei vergleichsweise geringen 500 bis 880 Pikogramm (ein Billionstel Gramm) pro Milliliter Blut liegt. Daran sieht man schon, was für wahnsinnige Anforderungen im Fall der Digoxin-Analytik gestellt werden. Und dass Digoxin eine sehr giftige Substanz ist.

Doch wie hatte es zu diesem Unfall kommen können? Auf der Kinderintensivstation wurden bei Schichtbeginn jeder Krankenschwester zwei bis drei Kinder zugeteilt. Aber nicht nur ausgebildete Krankenschwestern, auch Krankenschwesterschülerinnen wurden bereits voll eingeplant, herrschte dort doch wie an den meisten Kliniken in Deutschland ein ausgesprochener Mangel an Fachpersonal. Eigentlich hat jede Schülerin eine Kontaktschwester, die sie einweist und die ihr mit Rat und Tat zur Seite steht. Aber nicht jeder Handgriff wird überwacht, und meistens hat auch die Kontaktschwester selbst viel zu viel zu tun.

So war auch wohl das Gespräch unterblieben, in welchem die Schülerin sich über die Wirkungsweise des ihr unbekannten und doch so gefährlichen Medikamentes hätte informieren können. Sie machte sich Notizen zu allen von ihr zu verabreichenden Mitteln und Dosierungen. Und dabei kam es zu dem verhängnisvollen Fehler. In der Krankenakte war vermerkt, dass Lanitop jeweils morgens und abends mit einem Tropfen verabreicht werden solle, sie notierte sich zwei Milliliter.

Diese verabreichte sie über eine Magensonde, fütterte und wickelte das Kind anschließend und hielt es noch ein wenig auf dem

Arm, da es weinte. Plötzlich bemerkte sie, dass es kaltschweißig und blass wurde, und rief sofort eine erfahrene Krankenschwester hinzu. Nach eineinhalbstündiger Reanimation verstarb der acht Monate alt gewordene Säugling.

*

Eine weitere Digitalis-enthaltende Pflanze kennen Sie alle, das Maiglöckchen (*Convallaria majalis*). Das toxischste Herzglykosid, das in der Pflanze vorkommt, ist das Convallatoxin, es gibt aber noch einige weitere giftige Substanzen. Sie würden diese Pflanze doch erkennen, oder? Aber was passiert, wenn das Maiglöckchen gerade mal nicht blüht? Die typisch nickenden, glockenartigen Blüten entwickeln sich ab April bis Juni. Doch bereits ab Anfang März sind in den Flussauen und Wäldern schon Sammler einer ungiftigen Pflanze unterwegs, die man hervorragend zum Kochen nehmen kann, Bärlauch. Er wächst von März bis April. Und seine Blätter ähneln denen des Maiglöckchens sehr. So ist es nach Verzehr eines leckeren Bärlauch-Pestos aufgrund der Verwechslung auch schon zu Vergiftungsfällen gekommen. Das Gute an einer Verwechslung der Pflanzen ist, dass die Blätter des Maiglöckchens nicht so viel Convallatoxin enthalten wie Blüten oder Früchte. Doch auch diese enthalten das Gift in nicht für eine Vergiftung ausreichenden Mengen. Erst nach Genuss von mehr als fünf Früchten werden Symptome spürbar. So sind tödliche Vergiftungen aus der Literatur nicht bekannt. Trotzdem können Kinder nach Verzehr einer Handvoll Früchte natürlich die oben beschriebenen Symptome aufweisen, und man sollte einen Arzt hinzuziehen. Wie kann man die beiden Pflanzen nun unterscheiden, wenn man die Blüten nicht vor Augen hat? Ganz einfach – zerreiben Sie ein potentielles Bärlauchblatt vor dem Einsammeln. Der Bärlauch gehört zu den knoblauchartigen Gewächsen und gibt beim Zerreiben einen charakteristischen Knoblauchgeruch ab, der eine Unterscheidung zu ähnlichen Pflanzen leicht zulässt. Falls Sie der Geruchssinn allerdings verlässt, sind auch die Blätter bei guter Kenntnis zu unterscheiden. Der Bärlauch hat typisch lanzettähnliche, richtig spitz zulaufende Blätter im Gegensatz zum Maiglöckchen, wo die Lanzette eher rund zuläuft. Außerdem hat der Bärlauch immer nur ein Blatt auf einem Blattstiel, beim Maiglöckchen sind es meist zwei.

Eine weitere giftige Pflanze, die mit dem Bärlauch verwechselt werden kann, ist die Herbstzeitlose (*Colchicum autumnale*). Ihre Blätter wachsen auch schon im April, die Blüte findet aber – wie der Name schon sagt – im Herbst statt. Die Blätter der Herbstzeitlosen sind etwas fleischig, ähneln dem Laub der Tulpen und sind so vom weniger fleischigen Bärlauch zu unterscheiden. Ihr Inhaltsstoff Colchicin gilt als Hemmstoff der Zellteilung und wirkt giftig, indem er überall im Körper zur Bildung nicht funktionsfähiger Zellen führt, deren Beseitigung das Immunsystem überlastet. Schwere Vergiftungserscheinungen sind die Folge. Alle Pflanzenteile enthalten Colchicin. Auch hier sind die aus Versehen beim Bärlauch-Sammeln gepflückten Blätter glücklicherweise weniger giftig. Eine Menge ab circa 50 g Blätter kann aber schon tödlich sein. Bei den Samen reichen bereits zwei bis fünf Gramm. Aufgrund der Hemmung der Einwanderung von Entzündungszellen in die Gelenke wird Colchicin aber auch als Gichtmittel eingesetzt.

Magic Mushrooms

Eine weitere Gruppe »pflanzlicher« Gifte will ich am Ende noch erwähnen. Sogenannte Psilos oder Psilocybin-haltige Magic Mushrooms erfreuen sich immer noch enormer Beliebtheit. Die Pilze können dabei selbst gepflückt oder in Headshops, zum Beispiel in den Niederlanden, erworben werden. Die am häufigsten verkauften und missbrauchten Arten sind dabei *Psilocybe cubensis* und *Psilcybe mexicana*. Für beide gibt es keine Berichte über wildes Vorkommen in Europa. Man kann sie aber in Internetshops illegal erwerben. Pilze zeigen große Unterschiede in ihrer Wirkpotenz je nach Herkunft, Pilzart oder Wachstumsbedingungen. Psilocybe-

Pilze enthalten circa 10 mg Psilocybin pro Gramm Pilz (1 Prozent). Die durchschnittliche Dosis, die einen halluzinogenen Effekt hervorrufen kann, sind 4 bis 10 mg, sodass die »empfohlenen« Pilzdosen zwischen 3,5 und 5 g getrockneten Pilzen oder 10 bis 50 g frischen Pilzen betragen. Allerdings wird von einer schnellen Gewöhnung an die Wirksubstanzen berichtet, sodass Dosen bei wiederholtem Genuss schnell erhöht werden müssen, um dieselben Wirkungen zu erfahren. Interessanterweise scheinen der Inhaltsstoff Psilocybin und sein psychotrop wirksames Hydrolyseprodukt, das Psilocin, in getrockneten Pilzen stabiler zu sein als in frischem Material. Die Pilze sollen ziemlich unangenehm schmecken, daher werden diese meist zusammen mit Früchten, Nüssen oder Schokoladenriegeln gegessen. Wie häufig Magic Mushrooms konsumiert werden, ist schwer zu sagen. Ergebnisse einer Auswertung von Fragebögen unter 15- bis 24-Jährigen in verschiedenen europäischen Ländern sagen aus, dass ein bis acht Prozent in dieser Altersklasse in ihrem Leben schon einmal solche Pilze gegessen hatten. In den Niederlanden zeigte sich, dass seit Verbot des Verkaufs der Pilze Ende 2008 dort der Konsum von 6,3 Prozent der Befragten in Pubs (im Jahr 2000) auf 0,1 Prozent zurückgegangen ist.

Unsere Erfahrung in Bonn stützt sich nur auf sehr seltene Straßenverkehrsdelikte unter dem Einfluss von Psilocybin-haltigen Pilzen, die äußerst selten vorkommen. Nichtsdestoweniger ist die Gesetzeslage in Deutschland zurzeit so, dass selbst bei Nachweis des Wirkstoffs im Blut nur dann mit einer Strafe zu rechnen ist, wenn auch enorme Fahrauffälligkeiten oder Leistungsdefizite zu beobachten waren. Und warum sollte sich jemand, der gerade auf einem Pilz-Trip ist, ins Auto setzen? Denn diese Menschen erleben etwas, was sie selbst als etwas beschreiben, das außerhalb jeder Vorstellungskraft liegt. Trips dauern normalerweise zwischen zwei und sechs Stunden. Mildere Nebenwirkungen wie Schlafprobleme halten bis zu zwölf Stunden an. Dabei wird oft beschrieben, dass der Gemütszustand, in welchem man Pilze verzehrt, durch den Konsum verstärkt wird. Das heißt, dass Gefühle wie Freude, aber auch

Angst sich enorm potenzieren können. Die Effekte reichen von einem Entspannungsgefühl (ähnlich dem bei Cannabis), Schwindel, unkontrollierbaren Lachanfällen, Energie, Freude, Euphorie bis zu visuellen Symptomen wie das Sehen von sich bewegenden Oberflächen, Wellen, hellen oder verrückten Farben, unerwünschten Wahnvorstellungen, erhöhten Empfindungen für reale Vorkommnisse während des Trips oder Halluzinationen. Oft kommt es auch zu Angstzuständen und Paranoia (in jeweils ungefähr 35 Prozent der Fälle). Auswirkungen solcher sogenannten »bad trips« äußern sich in erhöhter Erregtheit, Konfusion, starker Angst und fehlender Orientierung. Akute psychotische Episoden führten in einigen beschriebenen Fällen zur Selbstverstümmelung oder zum Selbstmord.

Man kann also festhalten, dass die Wirkstoffe der Pilze selbst zwar toxisch, aber nicht lebensbedrohlich sind. Um die letale Dosis von Psilocybin bei einem Menschen zu erreichen, müssten circa 17 Kilogramm frische Pilze gegessen werden. Dafür können aber die Rauschzustände, die nach dem Pilzgenuss erlebt werden, böse enden. So berichteten Kollegen aus der Rechtsmedizin Hamburg kürzlich von einem Suizid nach Einnahme von Magic Mushrooms. Die psychogene Wirkung der Pilze führte in diesem Fall zu Horrortrips verbunden mit dem Drang nach Selbstzerstörung und Suizidgedanken. Der Mann verstarb an Schnitt- und Stichverletzungen. Weitere Todesfälle wurden beschrieben: Ein Mann in England stürzte sich im Psilocybin-Rausch von einem Turm. Ein Ire stürzte aus dem vierten Stock eines Wohnhauses. Ein junges Mädchen aus Frankreich starb, als sie aus dem Fenster ihres Zimmers im zweiten Stock »fliegen« wollte. Zwei Touristen in Amsterdam stürzten sich nach dem Konsum aus dem Fenster ihres Hotelzimmers.

Interessant ist eine anzunehmende Wechselwirkung mit Alkohol, und in den meisten der gerade geschilderten Fälle spielte auch Alkohol eine Rolle. Sowohl Psilocybin als auch Psilocin werden durch das Enzym Monoaminoxidase (MAO) abgebaut. So können Hemmstoffe dieses Enzyms, sogenannte MAO-Hemmer, die Verstoffwechselung verhindern. Das Hauptstoffwechselprodukt des Trinkalkohols ist Acetaldehyd, welches im Körper direkt mit körpereigenen Aminen reagieren kann und so MAO-Hemmer ausbildet. Daher wird spekuliert, dass Alkohol Pilz-Trips und deren Nebenwirkungen verstärken kann. Auch einige Medikamente gelten als MAO-Hemmer. Obwohl Schokolade auch MAO-Hemmer als Inhaltsstoffe aufweist, wird die Konzentration dieser zur Hemmung des Abbaus von Psilocybin/Psilocin als nicht relevant angesehen. Schokolade kann Pilz-Trips also nicht verstärken.

Der Nachweis des Konsums von Magic Mushrooms bereitet uns Analytikern starke Probleme. Psilocybin wird direkt nach Einnahme schnell zu Psilocin, dem eigentlich wirksamen Stoff, umgewandelt. Diese Substanz wird ebenfalls schnell verstoffwechselt und ist weiterhin sehr instabil bei Kontakt mit Luft oder Licht. So ist ein Nachweis, dass tatsächlich Magic Mushrooms aufgenommen wurden, nicht immer zwingend möglich. Auch in den oben genannten Fällen wurde nur bei einem Drittel ein Nachweis geführt, obwohl die Ermittlungen ergaben, dass die Personen Pilze konsumiert hatten.

Synthetische Gifte

Im 20. Jahrhundert kam es bekanntlich zu einer immer weiter voranschreitenden Entwicklung in der chemischen wie auch in der pharmazeutischen Industrie. Eine neue Chemikalie nach der anderen wurde entwickelt, ein neues Heilmittel nach dem anderen. Und das bedeutete natürlich, dass auch immer mehr Gifte immer mehr Personen zugänglich waren. Immer mehr neue unfallbedingte Vergiftungen traten auf, und es gab immer mehr Möglichkeiten für Mord oder Selbstmord. Für die forensische Toxikologie bedeutete das einen Wettlauf wie in der bekannten Geschichte vom Hasen und vom Igel. Oft hat man das Gefühl, dass man den Entwicklungen hinterherläuft und bei der immer rasanteren Synthese neuer Substanzen beim analytischen Nachweis nicht mithalten kann. Nicht umsonst werden Dopingproben nach großen Sportveranstaltungen mittlerweile mehrere Jahre aufbewahrt, um sie dann mit neu entwickelten Analyseverfahren nochmals überprüfen zu können.

Ab den 1920er Jahren kamen Substanzen auf den Arzneimittelmarkt, von denen Emil Fischer 1903 die erste synthetisiert hatte, die Barbiturate. Endlich konnten Menschen mit Schlafproblemen durch diese Mittel Hilfe finden. Doch es dauerte nicht lange, bis das erhebliche toxische Potential dieser Substanzen aufgedeckt wurde. Ein Potential, das sich unter anderem die Pariserin Violette Nozière in den 1930er Jahren zunutze machte.

Barbiturate und der Fall Violette Nozière

Monsieur Mayeul erwachte mitten in der Nacht. Hatte er geträumt? Oder hörte er Stimmen? Sein Herz pochte. Leise scharrte es an der Haustür. Dann erkannte Mayeul das Schluchzen eines Mädchens. Unheimlich. Plötzlich schrie das Mädchen aus vollem Halse: »Es brennt, es brennt!« Monsieur Mayeul empfand keine Wärme, sah kein Feuer oder Rauch in seinem Zimmer, weckte aber schnell seine Frau und schlich auf den Gang. Dort traf er niemanden an. Er wusste nicht, woher die Stimme gekommen war. Er hatte sie auch nicht erkannt. Mayeul ging prüfend durch das Haus, von einem Feuer keine Spur. Der alte Mann legte sich wieder schlafen. Doch gerade, als er wieder eingenickt war, klopfte es erneut an der Tür. Diesmal deutlicher. Er öffnete. Ein Mädchen stand vor der Tür. Violette Noizière, das Nachbarsmädchen. Mayeul kannte sie, hatte sie aufwachsen sehen. Kannte aber auch die Geschichten über sie. Ein Flittchen sei sie, wurde geredet.

»Mama atmet nicht mehr«, sagte sie. Mayeul folgte wie im Traum. Der Anblick war verheerend. In der Wohnung brannte es tatsächlich. Das Feuer hatte den Vorhang vernichtet, der das Schlafzimmer der Eltern vom Wohnungsflur trennte. Doch der Brand war nicht alles, was Mayeul sah. Violettes Vater Baptiste Nozière lag mit dem Gesicht nach unten vor dem Vorhang. Offenbar hatte er versucht, ihn wegzureißen, bevor er das Bewusstsein verlor. Seine Frau lag ebenfalls bewusstlos auf dem Bett. »Was ist passiert?«, fragte Mayeul hastig. Dann löschte er das Feuer und rief die Feuerwehr. »Kurzschluss«, so die knappe Antwort von Violette. Der herbeigerufene Arzt diagnostizierte eine schwere Rauchgasvergiftung. Für den Vater kam jede Hilfe zu spät, er verstarb noch vor Ort, die Mutter wurde in ein naheliegendes Krankenhaus gebracht. Eine kurze Untersuchung der Räumlichkeiten ergab keinen Anhaltspunkt für einen Kurzschluss, es wurde allerdings auch nicht weiter nachgeforscht. Zu diesem Zeitpunkt ahnte noch niemand, dass der »Unfall« in Wahrheit ein perfide getarnter Mord war.

Dabei wäre es ein Leichtes gewesen, die Diagnose einer Rauchgasvergiftung zu widerlegen. Schon damals, die Geschichte spielt im Paris der 1930er Jahre, war die Bestimmung des Kohlenmonoxid-Werts im Blut möglich, verwiesen sei an dieser Stelle auf das Kapitel »Alkohol und giftige Gase«. Ich nehme an, dass bei Violettes Eltern keine erhöhten COHb-Konzentrationen festgestellt worden wären. Und auch wenn einige Indizien auf eine Verstrickung der Tochter hinwiesen, schöpften die Behörden keinen Verdacht und verzichteten zunächst auf genauere Untersuchungen. Die Aussagen der Tochter erschienen der Polizei schlüssig und erweckten Mitleid.

Violette war schon seit einiger Zeit an der Syphilis erkrankt und hatte von ihrem Arzt, Docteur Déron, der einer ihrer Liebhaber war, ein Mittel gegen die Geschlechtskrankheit erhalten. Dieses pulverartige Präparat hatten am Abend auch die Eltern eingenommen. Die Syphilis war ja schließlich eine ansteckende Krankheit, und sie wollten sich nicht bei ihrer Tochter anstecken. Das Mittel hatte wohl zur Bewusstlosigkeit geführt. In diesem Zustand waren die Eltern dem durch einen zufälligen Kurzschluss entstandenen Feuer wehrlos ausgeliefert. Wenn überhaupt irgendwo eine Schuld lag, dann doch zweifellos bei dem Syphilis-Mittel und seinen unabsehbaren Nebenwirkungen.

Der gewiefte Leser wird hier stocken: Dass die Syphilis eine ansteckende Krankheit ist, ist bekannt. Doch sie wird hauptsächlich bei sexuellem Kontakt übertragen und daher nicht einfach so von der Tochter auf die Eltern. Warum sollten Docteur Déron und Violette ihnen also dieses Mittel geben? Die Eltern waren zu leichtgläubig. Das Vertrauen in ihre Tochter erwies sich für sie als fatal.

Violette wurde am 11. Januar 1915 in Neuvy-sur-Loire geboren, dem Heimatort der Mutter Germaine in der Bourgogne. Die Schneiderin Germaine war mit 18 Jahren am 5. Februar 1907 ihre erste Ehe mit dem Pariser Louis Pierre Arnal eingegangen. Er misshandelte und betrog Germaine. Im Palais de Justice in Paris wurde die Ehe im Januar 1914 geschieden. Zu diesem Zeitpunkt hatte Germaine den jungen Baptiste Nozière schon in Paris kennengelernt. Baptiste stammte aus der Auvergne, hatte seine Familie aber schon mit 16 Jahren verlassen und sich bei der Eisenbahngesellschaft in Paris zum Mechaniker ausbilden lassen. Dies verhinderte auch, dass Baptiste im Ersten Weltkrieg eingezogen wurde. Sein Bruder Ernest ging und starb unter deutschem Beschuss im Oktober 1915. Baptiste und Germaine blieben in Paris, und als sie am 17. August 1914 heirateten, war Germaine schon im vierten Monat schwanger mit Violette. Es gab keinen Ehevertrag. Germaine arbeitete als Mechanikerin, ein Beruf, den in diesen Jahren aufgrund des kriegsbedingten Männermangels auch Frauen ausübten. Baptiste hatte sich mittlerweile vom Mechaniker und Heizer zum Lokomotivführer hochgearbeitet. Nach der Geburt von Violette im Jahr 1915 lebte das Paar während des Krieges wieder in Neuvy-sur-Loire.

Nach Kriegsende kehrte die kleine Familie nach Paris zurück und wohnte gemeinsam in einer Wohnung, doch das Familienklima in der engen und stickigen Wohnung wurde zunehmend gereizter. Violette ging auf die école primaire supérieure de jeunes filles im vierten Arrondissement, danach aufs Lycée Voltaire im elften Arrondissement.

Violettes schulische Leistungen ließen mit der Zeit nach. Dies lag einerseits an den vielen Schulwechseln, andererseits am Verhalten des Mädchens. Im Sommer 1931 wurde sie aus der Schule geworfen, im Abschlusszeugnis wird sie als »faul, hinterhältig, heuchlerisch und schamlos« bezeichnet, »ein bedauernswertes Beispiel für ihre Mitschüler«. Doch sie konnte den naiven Eltern einreden, dass alles ein Komplott der Lehrer gewesen sei. Dieser sei entstanden, weil sie dem Mathematikprofessor nicht zu Willen gewesen wäre. Violette bekam weiterhin jeden Wunsch erfüllt. Sie wechselte aufs Lycée Fénelon im Quartier Latin, ein Pariser Stadtteil, in dem schon zu dieser Zeit die Prostitution blühte.

Die junge Violette erschien für ihr Alter – 1931 war sie 16 Jahre alt – reif. Und sie entdeckte die Liebe. Pierre Camus, ein Medizinstudent, und Jean Guillard, ein Freund der Eltern, den sie in den

Ferien in Neuvy-sur-Loire kennenlernte, wurden ihre ersten Liebhaber. Ihr und ihrer besten Freundin Maddy (Madelaine Debize) eilte der Ruf voraus, kleine Flittchen zu sein. Maddy hatte einen großen Einfluss auf Violette. Violette begann, ihre ersten Lügengeschichten zu konstruieren, um Abwesenheiten und Verspätungen zu entschuldigen. Sie ging schon bald nicht mehr zur Schule. Die Eltern bekamen davon nichts mit.

Violette hatte keine Lust, wie so viele Frauen dieser Generation, als Mutter und Hausfrau zu enden. Sie sehnte sich nach Unabhängigkeit, Freiheit, Freizeit und nach Geld, um sich diese Annehmlichkeiten des Lebens leisten zu können. Sie begann ihre Eltern zu beklauen, beging kleine Diebstähle auf dem Markt. Und sie prostituierte sich. Ihre Mutter holte Violette täglich von der Schule ab. Violette schaffte es, sich regelmäßig kurz vor Schulende zwischen die Schülerinnen zu mogeln, sodass es nicht auffiel, dass sie gar nicht in der Schule war. Als ihr eine Zeitschrift Nacktbilder vorschlug, sagte sie zu. Sie führte ein Doppelleben, von dem ihre Eltern nichts wussten. Ihre Tage verbrachte Violette in Brasserien und Kinos. Sie schämte sich ihrer bürgerlichen Eltern. Vor ihren Freunden behauptete Violette, ihr Vater »habe vergessen, dass er mein Vater ist«, er »benehme sich unmöglich« und »ist eifersüchtig auf die Freunde«.

Am 14. Dezember 1932 stahl Violette ein Lexikon aus einer Bibliothek. Die Eltern bekamen davon Wind, und ein heftiger Streit entstand. Am nächsten Morgen fanden die Eltern einen Brief des Kindes, in dem stand, dass sie sich in der Seine ertränken wollte. Die Polizei konnte Violette gerade noch am Seineufer abfangen, bevor diese den Suizid in die Tat umsetzte. Violette war zu diesem Zeitpunkt 17 Jahre alt.

Im April 1932 wurde dann bei Violette nach mehreren Besuchen bei Dr. Henri Déron Syphilis diagnostiziert. Ihr Zustand verschlechterte sich im März 1933. Ihr blieb keine Wahl: Sie musste ihren Eltern von der Krankheit erzählen. Doch wie sollte sie sich mit Syphilis angesteckt haben? Wie konnte sie ihre Familie, die schon lange nicht mehr an ein engelhaftes Verhalten ihrer Tochter glaubte, davon überzeugen, sie sei noch Jungfrau? Gemeinsam mit ihrem Freier Docteur Déron hatte sie eine Idee. Sie konnte den Arzt überreden, ihr eine Urkunde auszustellen, die bezeugte, dass sie noch Jungfrau sei. Am 19. März 1933 wurde dann Baptiste Nozière ins Krankenhaus gerufen, wo Déron dem Vater weismachte, die Syphilis sei vererbbar. Violette machte ihren Eltern gespielte Vorwürfe, es kam zum Streit, auch weil der Vater die Krankheit zunächst vor der Mutter geheim halten wollte. Violette erwog zum ersten Mal, ihre Eltern umzubringen. Vier Tage später tat sie den ersten Schritt hin zu jener folgenreichen Nacht: Sie erwarb in der Apotheke Laurent in der Avenue Deaumesil das Schlafmittel Somenal, ein Barbiturat mit dem Wirkstoff Phenobarbital. Violette überredete ihre Eltern, dieses Medikament einzunehmen. Es sei ein Mittel gegen Syphilis, das Docteur Déron ihnen verschrieben hätte, um sich nicht mit Syphilis anzustecken. Die Eltern glaubten ihr. Violette beging den ersten Vergiftungsversuch. Die Eltern schluckten brav die pulverisierten Tabletten, schliefen sofort ein, und die Nachbarin Madame Mayeul hörte noch, wie Violette sagte: »Mama, Papa, schlaft ihr?« Dann verließ sie die Wohnung. Doch die Dosis war zu gering, die Eltern wachten wieder auf. Violette schluckte die restlichen Tabletten selbst. Später wurde vermutet, sie habe die Tabletten eingenommen, um die Eltern nach Violettes Tod des Mordes zu verdächtigen. Es kam jedoch anders.

Zu Pfingsten machte die Familie sich in die Heimat des Großvaters Felix Nozière nach Prades im Department Haute-Loire auf. Dieser arbeitete als Bäcker und Herbergsvater. Zwischen Violette und ihrem Vater gab es noch immer Spannungen. Doch auch die Beziehung von Felix zu den anderen Familienmitgliedern war »vergiftet«. Nichtsdestotrotz blieben die Eltern zwei Wochen und Violette sechs Wochen in Prades. Mehr als ein Mal entwischte sie der Aufsicht ihres Großvaters und traf sich mit der männlichen Dorfjugend. Am 26. Juni 1933 kehrte Violette nach Paris zurück.

Vier Tage später traf Violette zum ersten Mal Amors Pfeil. Sie lernte den Jurastudenten Jean Dabin kennen. Sie liebte Jean eine Woche nach dem Treffen in einem Hotelzimmer, ihre Syphilis war inzwischen ausgeheilt. Jean war permanent überschuldet und ließ sich von Violette aushalten, die ihm täglich 50 bis 100 Franc zusteckte. Sie konnte sich das leisten, unterstützten sie doch die Eltern immer noch. Baptiste Nozière war in der Hierarchie der Eisenbahngesellschaft weiter aufgestiegen und verdiente besser, er durfte sogar den Zug des Präsidenten fahren. Doch am 14. Juli 1933 verlor Baptiste im Gare de Lyon in Paris das Gleichgewicht und fiel aus seiner Lokomotive. Der geschwächte Baptiste wurde nach einem Krankenhausaufenthalt am 17. August 1933 für weitere zwei Wochen krankgeschrieben. Am selben Tag verließ Jean Dabin Paris in Richtung Bretagne. Violette hätte so gerne die Ferien mit ihm verbracht, blieb aber zunächst bei ihren Eltern. Um am 21. August 1933 ihren Mordversuch zu wiederholen.

Dieser schon beschriebene zweite Mordversuch lief wie folgt ab. Violette kaufte drei Schachteln Somenal, indem sie ein Rezept von Docteur Déron fälschte. Wieder zerkleinerte sie die Tabletten und füllte das Pulver in zwei Beutelchen ab. Ein drittes Tütchen markierte sie mit einem Kreuz und befüllte es mit einem ungefährlichen »blutreinigenden Mittel«.

In der Zwischenzeit hatten die Eltern jedoch Verdacht geschöpft. Sie hatten entdeckt, dass Geld entwendet wurde, suchten in den Unterlagen ihrer Tochter und fanden einen Brief von Jean Dabin. Bei Violettes Rückkehr gab es einen gewalttätigen Konflikt, die Stimmung beruhigte sich aber bis zum Abendessen. Nach dem Essen nahm Violette den Inhalt des Tütchens mit dem Kreuz vor ihren Eltern ein. Ihr Vater schluckte das für ihn gedachte Gift ebenfalls komplett hinunter. Die Mutter schluckte nur die Hälfte, was ihr das Leben rettete. Baptiste brach über dem Bett von Violette zusammen. Germaine fiel auf ihn, stieß an einen Bettpfosten und verletzte sich dabei am Kopf. Violette nahm ihren Eltern alles Geld ab und verließ das Appartement. Zwei Tage später, am 23. August gegen Mittag, kehrte sie zurück. Violette öffnete den Gashahn, um glauben zu machen, dass ihre Eltern versucht hatten, sich selbst das Leben zu nehmen. Unbeabsichtigt löste sie damit ein Feuer aus, das sich allerdings nicht allzu schnell ausbreitete. Anschließend alarmierte sie die Nachbarn Mayeul. Baptiste Nozière war zu diesem Zeitpunkt schon tot, seine Frau atmete noch und wurde ins Krankenhaus eingeliefert.

Die Befragung der Polizei brachte zwei wichtige Fakten ans Licht. Zum einen fehlten für den 22. August Eintragungen von Germaine in ihrem Haushaltstagebuch, das sie regelmäßig führte. Zum anderen zeigte der Gaszähler, der den Gasausstoß genau erfasst hatte, an, dass die in der Zwischenzeit ausgestoßene Gasmenge nicht ausreichend war, um Menschen umzubringen.

Schon am Auffindetag gegen 15 Uhr nahm Kommissar Gueudet Violette im Krankenhaus zur Seite. Er hatte vor, die Tochter mit ihrer Mutter zu konfrontieren, die zu dieser Zeit aus dem Koma wiedererwachte. Der Polizist wollte sich über Germaines Gesundheitszustand erkundigen und der Mutter einige Fragen stellen. Er bat Violette, in einem kleinen Büro auf ihn zu warten, das direkt an das Zimmer grenzte, in dem Germaine lag. Diese war allerdings noch nicht in der Lage, auf Fragen zu antworten, sodass Kommissar Gueudet das Zimmer schnell wieder verließ. Als er jedoch wieder in das Büro kam, war Violette verschwunden. Diese Flucht weckte weitere Zweifel an Violettes Rolle bei diesem scheinbaren Unfall mit Todesfolge.

Am 24. August konnte Germaine Nozière aussagen. Am selben Tag wurde der Vater Baptiste Nozière von Docteur Paul im rechtsmedizinischen Institut im zwölften Arrondissement obduziert. Glücklicherweise fanden Gendarmen in der Wohnung der Nozières noch die Tütchen mit dem vermeintlichen Syphilis-Mittel. Sie wurden am nächsten Tag von Professor Kohn-Abrest im toxikologischen Labor der Polizei analysiert. Ein Nachweis des Barbiturats gelang. Am selben Tag wurde Violette noch des Mordes beschuldigt, die Suche nach ihr dauerte eine ganze Woche. Eine Zeugin wollte sogar gesehen haben, wie sie sich in die Seine geworfen habe. Am 29. August 1933 wurde sie jedoch lebendig festgenommen.

Der Richter Edmond Lanoire hatte zwar untersagt, die Beschuldigte ohne ihn zu verhören. Kommissar Marcel Guillaume gelang trotzdem eine kurze Befragung von Violette, die 1937 in der Zeitung *Paris-Soir* abgedruckt wurde: »Sie saß zusammengekauert auf einem Stuhl vor meinem Büro und hatte den Kragen ihres Pelzmantels hochgeklappt, um ihren Kopf zu vergraben. Ich kam an und ließ sie die Anklage gegen sie lesen. Sie rührte sich nicht.« Der Kommissar fragte sie: »Warum haben Sie das getan?« Sie schreckte hoch, als ob sie aus einem Traum erwachte, dann, ohne ihm zu antworten, wickelte sie sich zögerlich noch weiter in ihren Mantel ein. Er drängte weiter. Dann hob sie müde die Schultern und richtete sich auf. »Was soll ich Ihnen erzählen?«, fragte sie. »Ich bin schuldig, ich gebe es zu, also lassen Sie mich in Ruhe.«

Und als sie sich wieder in Schweigen hüllte, bohrte er ganz ruhig nach: »Aber Sie haben dieses grauenvolle Verbrechen doch nicht ohne Grund begangen? Vielleicht haben Ihre Eltern Sie an der Ausführung Ihrer Pläne gehindert? Waren Sie im Anschluss an einen Streit wütend auf die beiden?« Sie hob den Kopf und schaute ihn an, mit verschlossenem Gesicht und festem Blick. »Also, warum haben Sie Ihren Vater und Ihre Mutter vergiftet?« Als die Sprache auf die Mutter kam, antwortete sie vehement: »Das stimmt nicht. Ich wollte meine Mutter nicht vergiften.« »Nun, sie hätte aber sterben können.« »Ich wiederhole«, sagte sie gereizt, »ich hatte nicht die Absicht, meine Mutter zu vergiften.« »Also, aber bei Ihrem Vater war es beabsichtigt?« Sie zögerte mit der Antwort. »Haben Sie Vertrauen«, sagte Guillaume ihr, »gestehen Sie die Wahrheit.« »Sie verstehen mich nicht! Ich bitte Sie, lassen sie mich!«, schrie sie verzweifelt, und plötzlich begann dieses schüchterne Mädchen zu weinen. Große Tränen kullerten über ihre blassen Wangen. Er gab ihr ein Taschentuch, legte ihr eine Hand auf die Schulter und sagte: »Sie müssen mit mir ehrlich sprechen, wie mit einem alten Freund. Wenn wir Fortschritte in Richtung Wahrheit machen, werde ich

Ihnen helfen: Sie werden sehen, meine Kleine, dass es guttut, sich jemandem anzuvertrauen.«

Und seine Hartnäckigkeit zahlte sich aus. Sie verfiel wieder in Schluchzen. Alle warteten beklommen um sie herum: »Sie glauben mir nicht«, sagte sie resigniert. »Ich versichere Ihnen, ich glaube, dass Sie in diesem Moment nicht fähig dazu sind, zu lügen.« »Oh nein«, antwortete sie, »ich schwöre Ihnen, dass ich Ihnen immer die Wahrheit sage.« Und dann berichtete sie in kurzen Sätzen, wie ihr Vater sie eines Tages während einer Reise der Mutter missbraucht hatte. Es passierte wieder, doch sie wagte es nie, sich das richtig einzugestehen. Über Jahre hatte sie sich an die widerlichen Handlungen gewöhnt. Dann traf sie aber auf einen Mann, der sie mit Leidenschaft geliebt hatte und der ihr ein wenig Reinheit zurückgab. Ab diesem Zeitpunkt hatte sie versucht, die Dienste an ihrem Vater abzulehnen. »Nur sein Tod konnte mich von ihm befreien«, sagte sie mit müder Stimme, »und so kam mir ganz langsam der Gedanke, ihn zu vergiften.«

In diesem Moment kam der Richter in das Büro. »Monsieur Guillaume, Sie dürfen diese Frau nicht befragen«, sagte er schroff, »diese Befragung ist nichtig.« Guillaume überließ ihm seinen Stuhl, und der Richter begann, sie selbst weiter zu befragen. Im Laufe dieser Befragung wiederholte und präzisierte Violette ihre Anschuldigungen. Sie gestand ihre eigenen Handlungen komplett am 28. August 1933 und ergänzte diese Angaben vor dem Ermittlungsrichter Edmond Lanoire. Sie gestand, Einzeltäterin zu sein, und übernahm die Verantwortung für ihre Handlungen. Violette bekräftigte, dass alleine der Mord an ihrem Vater geplant war, und beschuldigte ihn »inzestuöser Handlungen«. »Er hat mich seit sechs Jahren missbraucht. Als ich zwölf war, hat er mich zum ersten Mal auf den Mund geküsst, dann hat er mich gestreichelt, und letztendlich hat er mich aufs Zimmer mitgenommen und mit mir geschlafen, als meine Mutter weg war. Anschließend gingen wir ab und zu, aber circa einmal in der Woche in die Hütte im kleinen Garten, den wir besitzen. Ich habe meiner Mutter nichts erzählt, da mein Vater mir gesagt hat, er würde mich und sich selbst töten, wenn ich etwas erzähle. Aber meine Mutter hat niemals etwas geahnt. Auch mit meinen Liebhabern habe ich nie darüber gesprochen. Seit zwei Jahren habe ich meinen Vater richtig gehasst, und seit einem Jahr denke ich daran, ihn verschwinden zu lassen.«

Am 31. August wurde Baptiste Nozière in Neuvy-sur-Loire vor einer großen Trauergemeinde beerdigt. Am 1. September trafen Violette und ihre Mutter, die immer noch im Krankenhaus lag, zum ersten Mal wieder aufeinander. Die Tochter wurde von ihrer Mutter trotz der Entschuldigungen abgewiesen: »Violette! Violette! Töte dich! Du hast deinen Vater umgebracht! Einen so guten Ehemann! Töte dich!« Nach einem neuerlichen Entschuldigungsversuch schrie sie weiter: »Niemals werde ich dir verzeihen!«, und erhob die Faust gegen Violette.

Hausdurchsuchungen, die bei den Nozières durchgeführt wurden, bestätigten die Behauptungen von Violette. Im Haus in der Rue de Madagascar fanden sich pornographische Zeichnungen und sittenlose Lieder des Vaters und weiterhin ein Tuch, das er sich zur Hilfe nahm, um sicherzugehen, dass Violette nicht schwanger wurde. Ein Labor bestätigte Violettes These anhand einer Stichprobe des Gewebes. Germaine Noziere wurde über diesen Stofffetzen befragt, der sich im Schlafzimmer der Eltern befunden hatte, machte aber keine Aussagen, die ihren Mann belasteten oder Licht in die Ermittlungen gebracht hätten.

Am 8. September ließ sich Richter Lanoire zu der Hütte im Garten von Baptiste Nozière bringen. Diese war nicht sehr groß, besaß aber Platz für einen Stuhl und einen Bereich für Werkzeug. Eine weitere Hütte am Seine-Ufer wurde inspiziert, diese war sehr bescheiden. Die Nachbarn der Hütte hatten nichts bemerkt, was nicht normal war. Die Anschuldigungen wurden jedoch von Violette am 9. September 1933 im Gefängnis von Petite Roquette noch einmal wiederholt.

Am 13. September hielt Violette vor dem Richter Lanoire ihre Version aufrecht und präzisierte, dass ihre Motivation nicht das

Geld war, das sie durch Erbschaft bekommen hätte, wenn beide Elternteile gestorben wären. Tatsächlich versicherte ihr ein Freund finanzielle Hilfe. Dieser Freund war in den Sechzigern und verheirateter Familienvater. Auch Violette kannte ihn nur als »Monsieur Émile«. Am 15. September erwirkte Germaine Nozière eine Zivilklage gegen ihre eigene Tochter. Eine gemeinsame Verhörung am 18. Oktober mit Violette, ihrer Mutter und Jean Dabin brachte weitere Informationen ans Licht. Jean Dabin trug an einem seiner Finger den Ring des Verstorbenen! Violette hatte den Ring ihrem Liebhaber geschenkt, der sich für die Herkunft des Rings nicht interessiert hatte.

Am 10. Oktober 1934 begann der Prozess gegen Violette Nozière in Paris. Obwohl Germaine Nozière als Nebenklägerin auftrat, bat sie in einem Plädoyer um »Erbarmen mit ihrem Kind«. Offensichtlich hatten sich die beiden ausgesöhnt, denn nach der Urteilsverkündigung sagte Violette: »Ich danke meiner Mutter, dass sie mir verziehen hat.« Psychiatrische Gutachter sprachen sich für eine volle Verantwortlichkeit von Violette aus. Schon am 12. Oktober 1934 um 19 Uhr wurde Violette Nozière nach nur einer Stunde Beratung zur Todesstrafe aufgrund von Mord durch Vergiftung verurteilt. »Die Exekution soll auf einem öffentlichen Platz stattfinden, die Verurteilte soll in Hemd mit nackten Füßen und schwarzem Schleier, der ihren Kopf bedeckt, herangeführt werden. Sie soll auf dem Schafott ausgestellt werden, während man ihr die Anklage verliest. Danach soll sie exekutiert werden.« Als Violette das Urteil hörte, schrie sie: »Nein! Nein! … Lasst mich! … Ich will nicht! … Ich will nicht! Ich habe die Wahrheit gesagt! Das ist beschämend!« Die Wachen mussten sie zurückhalten.

Am 6. Dezember 1934 wurde die Revision abgelehnt. Der Anwalt der Angeklagten, Maître de Vésinne-Larue, fragte nun beim Präsident der Republik nach einem Gnadengesuch nach. Schließlich habe Violette ja einen Grund für die Ermordung ihres Vaters gehabt. An Weihnachten 1934 gab Albert Lebrun, der französische Präsident, dem Gnadengesuch statt. Statt der Todesstrafe musste

Violette lebenslange Zwangsarbeit leisten. Sie wurde 1953 aus der Zwangsarbeit rehabilitiert und starb 1966 an Krebs.

Barbiturate waren seit den 1920er Jahren für viele Jahrzehnte die Schlafmittel schlechthin. Bekanntestes Barbiturat zur Zeit von Violette Nozière war das Veronal (Wirkstoff Barbital). Das Somenal, das Violette erworben hatte, beinhaltete den Wirkstoff Phenobarbital, der heute noch als Mittel gegen Epilepsie verwendet wird. Aber auch an anderer Stelle werden wir noch einmal auf den Wirkstoff Phenobarbital stoßen. Weitere Wirkstoffe mit ähnlicher Struktur, das Amobarbital und das Thiopental, wurden und werden auch heute noch in verschiedenen Ländern, zum Beispiel den USA, als Wahrheitsserum zur Klärung von Verbrechen eingesetzt. Am 24. Januar 2011 gab der Verband der forschenden Pharmaunternehmen in Deutschland bekannt, Lieferanfragen aus den USA würden durch seine Mitgliedsunternehmen nicht mehr beantwortet, um die als problematisch interpretierbaren Verwendungen von Thiopental auszuschließen. Am 16. Dezember 2011 trat eine EU-weite, einheitliche Ausfuhrgenehmigungspflicht für Thiopental und alle weiteren kurz- und mittelfristig wirkenden Barbiturate in Kraft. Seitdem ist eine Ausfuhr von Thiopental aus der EU nur noch mit einer Sondergenehmigung möglich.

Cyclobarbital hat in der sogenannten Barschel-Affäre für Aufsehen gesorgt, da es dort zum Einsatz gekommen sein soll. Die Angehörigen des Ministerpräsidenten von Schleswig-Holstein, Uwe Barschel, gingen damals von einem Mord statt einem Selbstmord aus. Barschel war am 2. Oktober 1987 vom Amt des Ministerpräsidenten zurückgetreten und neun Tage später in einem Hotel in Genf unter nicht vollständig geklärten Umständen tot in der Badewanne seines Zimmers aufgefunden worden. Neben Cyclobarbital in potentiell tödlicher Konzentration wurden noch weitere Beruhigungsmittel detektiert, was in der Gesamtheit den Tod erklären konnte. Die Umstände dieses Todesfalles sind aber bis heute nicht gänzlich geklärt.

Durch die neueren Diskussionen um die Sterbehilfe ist Pentobarbital wieder etwas mehr im Gespräch, da es von einigen Organisationen als Sterbehilfepräparat verwendet wird. Heute wird Pentobarbital nicht mehr als Schlafmittel eingesetzt. Am 16. Dezember 2010 wurde es in den USA laut Medienberichten angeblich erstmals als alleiniges Mittel zur Vollstreckung der Todesstrafe benutzt. In einer Pressemitteilung hat das Georgia Department of Corrections am 17. Juli 2012 mitgeteilt, seine Hinrichtungsmethode von einem Giftcocktail aus drei nacheinander verabreichten Chemikalien auf Pentobarbital als alleinige Chemikalie umzustellen.

Doch wie stirbt man nach einer Barbiturat-Gabe? Zeichen einer Vergiftung können Schwindel, Regungslosigkeit, Blutdruckabfall, Störungen der Augenbewegungen, Verminderung der Aufmerksamkeit, Störungen der Gleichgewichtsregulation und der Bewegungskoordination sowie Benommenheit sein. Woran der Vater von Violette letztendlich starb, war die atemdepressive Wirkung dieser Stoffe, die zu einem Atemstillstand führte.

Violette Nozière war die erste bekannte Mörderin mit einem Barbiturat, einer Stoffgruppe, die noch häufig für diesen Zweck eingesetzt wurde. In den 1990er Jahren gelangte das Phenobarbital erneut zu trauriger Berühmtheit: Am 26. März 1997 wurden die Leichen des »Heaven's Gate«-Führers Applewhite und 38 seiner Anhänger in ihrer Villa gefunden. Sie hatten offenbar in drei Phasen Suizid begangen: 15 Mitglieder starben am 24. März, 15 weitere am 25. März und neun am 26. März. Sie hatten Phenobarbital eingenommen, gemischt mit Apfelmus und Wodka; anschließend steckten sie ihre Köpfe in Plastiktüten, um einen Atemstillstand herbeizuführen. Die Gemeinschaft hatte die Apokalypse erwartet und einen Massensuizid als einzigen Ausweg gesehen, dieser zu entkommen. Die Anhänger rechneten damit, dass ihre Seelen anschließend an Bord eines Raumschiffs genommen und in eine »höhere Entwicklungsstufe« überführt würden.

Obwohl eigentlich vom Arzneimittelmarkt verschwunden, gehört eine Analyse auf Barbiturate noch heute zum toxikologischen Standardprogramm im Falle einer tödlichen Vergiftung. Zu den

Zeiten ihres ersten Aufkommens war ein Nachweis in Verstorbenen eine große Herausforderung, und kaum hatte man Methoden erarbeitet, wurden sie bereits wieder abgelöst durch die immer größer werdende Gruppe der Psychopharmaka. Nun bekamen ausgerechnet psychisch labile Menschen Mittel in die Hand, die bei höherer Dosierung geeignet waren, erfolgreich einen Suizid zu begehen oder jemand anderem Schaden zuzufügen. Zudem wurden und werden diese Mittel recht freizügig verschrieben, und auch so mancher Mörder konnte sich ohne weiteres am Arzneimittelschrank von Angehörigen oder Bekannten bedienen. Aber nicht nur die immer neuen Arzneimittel wurden Mitte des 20. Jahrhunderts bedeutsam, vielmehr tauchten auch Gifte aus ganz anderen Bereichen der Industrie und Chemie auf. Eines hat im Jahr 1954 in Worms zu den folgenden außergewöhnlichen Vorfällen geführt.

Das »Wormser Gift« – Tödliche Schokolade

Christa hatte eine schwere Kindheit mit wechselnden Erziehungsberechtigten. Die Mutter lebte in einer Heil- und Pflegeanstalt, und Christas Großmutter nahm das Mädchen heimlich mit zu sich. Der Vater erfuhr davon und verprügelte sie. Ihre späteren Beziehungen sahen nicht anders aus. Mit 21 heiratete sie den Fliesenleger Karl Franz Lehmann. Die Hochzeitsnacht verbrachte ihr Mann mit einem Buffetfräulein, während sie bei der Schwester im Bett schlief.

Schon früh beging sie kriminelle Straftaten. Sie wurde wegen Diebstahls zu einer Gefängnisstrafe auf Bewährung verurteilt. Später wurden im Fliesenlegergeschäft, das sie mit ihrem Ehemann führte, Schwarzmarktaktivitäten aufgedeckt. Die Männer ihrer engsten Umgebung schlugen und soffen. Oft kam ihr Mann spätnachts nach Hause. Er stank nach Alkohol und süßem Parfüm. Dreimal lief sie weg, dreimal wurde sie zurückgeholt. Die außerehelichen Aktivitäten ihres Mannes und das schlechte Fliesenlegergeschäft führten zu Streitigkeiten und körperlichen Auseinandersetzungen und zu heftigen Konflikten vor allem mit ihrem Schwiegervater. Verständnis fand sie nur bei der Schwiegermutter. Als die alte Frau im Sterben lag, überdachte sie ihr eigenes verpfuschtes Eheleben und gab ihrer Schwiegertochter den Rat: »Wenn ich in deinen jungen Jahren wär', ich gäbe dem Alten was ins Fressen.« Der Familie überdrüssig, ging auch Christa außereheliche Beziehungen mit amerikanischen Besatzungssoldaten und anderen Männern ein. Sie durchtanzte die Nächte in den Winkelkneipen der bombenzerstörten Stadt Worms und vernachlässigte ihre drei Kinder.

Am 27.9.1952 starb ihr Ehemann Karl Franz Lehmann. Der Notarzt stellte den »Durchbruch eines Magengeschwürs« fest. Er hatte zuvor nach Angabe des Arztes stark gekrampft. Da Herr Lehmann alkoholabhängig und ein Magenleiden bei ihm bekannt war, erschien diese Todesursache durchaus plausibel. Ihren Mann schien Christa Lehmann nicht allzu lange schmerzlich zu vermissen, zeigte sie sich doch offen in der gemeinsamen Wohnung mit ständig wechselnden Liebhabern. Dem ehemaligen Schwiegervater Valentin Lehmann war dies weiterhin ein Dorn im Auge. Es kam immer wieder zu Auseinandersetzungen zwischen den beiden – bis der Schwiegervater schließlich am 14.10.1953 starb. Wiederum gab es keine Indizien, die sofort auf eine Beteiligung der Schwiegertochter hindeuteten. Valentin Lehmann war bei einer Fahrt in die Stadt vom Fahrrad gefallen, worauf der Arzt Herzversagen feststellte. Zwei überraschende Todesfälle in der unmittelbaren Umgebung waren nicht genug, da keine besonderen Auffälligkeiten auf eine Beteiligung Christa Lehmanns hinwiesen. So konnte sie in aller Ruhe weitere ungeliebte Personen in ihrem Umkreis um die Ecke bringen.

Annie Hamann lebte mit ihrer Tochter, dem Bruder und ihrer Mutter Eva Ruh in einem gemeinsamen Haus in der Großen Fischerweide in der Wormser Altstadt. Sie war ebenso wie Christa Lehmann wechselnden Bettpartnern in Worms nicht abgeneigt und ging mit dieser abends auf die Pirsch nach amerikanischen Soldaten. Diese Tatsache missbilligte die Mutter Eva Ruh zutiefst. Christa Lehmann wollte dieses Problem auf ihre Art lösen. So kam es am 14.2.1954 zu einem harmlosen Besuch im Hause Ruh. Lehmann hatte als Geschenk fünf Pralinen mit Likörfüllung mitgebracht, die sie unter den Anwesenden, Christa Lehmann, Annie Hamann, deren Bruder, Eva Ruh und eine zufällig anwesende Nachbarin, großzügig verteilte. Eva Ruh, der die eine vergiftete Praline galt, lehnte allerdings ab und hob ihre Praline im Kühlschrank auf. Auch auf Drängen von Christa Lehmann war Eva Ruh nicht dazu zu bewegen, die Praline zu kosten. Sie wollte sie für ihre abwesende Enkelin aufbewahren und dieser eine Freude machen. Am nächsten Tag kam Annie Hamann nach Hause, fand die Praline im Küchenschrank, biss hinein, schluckte einen Teil und spuckte die andere Hälfte angeekelt auf den Boden. Schnell litt sie unter Krämpfen und wurde bleich, sodass ihre Mutter sie ins Bett brachte. Kurz danach verlor sie das Bewusstsein. Der von der Mutter herbeigerufene Notarzt kam zu spät, sie starb.

Eine Tatsache, die vor allem vom Notarzt und von den Ermittlern als erstes Indiz gewertet wurde und die zum ersten Mal den Verdacht auf Christa Lehmann richtete, war, dass ein weiterer Hausbewohner nach dem Genuss der Praline gestorben war. Der Hund der Familie, ein weißer Spitz, hatte den ausgespuckten Teil der Praline vom Boden genascht und war daraufhin genauso schnell verstorben wie Annie Hamann selbst. So entging der Notarzt diesmal einer Fehldiagnose und wurde mit der Nase auf eine unnatürliche Todesursache, in diesem Fall eine Vergiftung, gestoßen.

Die Obduktion von Annie Hamann in Worms erbrachte dann auch keine natürliche Todesursache. Stauungen und Blutfülle in zahlreichen Organen, insbesondere in Gehirn und Lunge, wurden festgestellt. Da kein Verdacht auf ein bestimmtes Gift im Raum stand und die einzige Zeugin, Eva Ruh, sich außerstande sah, zur Symptomatik der Vergiftung eine Aussage zu treffen, stand Prof. Dr. Kurt Wagner am Institut für Rechtsmedizin in Mainz vor einem Rätsel. Wir forensischen Toxikologen hinken in dieser Hinsicht den Machenschaften der Giftmischer oft hinterher. Erst nach der Entdeckung neuer Gifte kann die forensische Wissenschaft mit Nachdruck Methoden erarbeiten, um diese Substanzen im Körper nachzuweisen. Heutzutage würde man bei Verdacht auf eine Vergiftung ein allgemeines Screening anordnen, das eine erste qualitative Aussage über die Art der aufgenommenen Substanz durch Vergleich mit bereits bekannten Substanzen liefern könnte. Aber was macht man, wenn diese Substanz noch nicht in Vergleichsbibliotheken geführt wird?

Parathion, der Wirkstoff von E605, wird heutzutage sehr leicht nachgewiesen. Die heutigen Methoden standen den Mitarbeitern unter Kurt Wagner jedoch nicht zur Verfügung. So war es schwierig, eine bestimmte Richtung bei der Analytik einzuschlagen. Doch die ausgiebigen Krämpfe bei Annie Hamann, die ihre Mutter beobachtet hatte, konnten einen Hinweis geben. Demnach musste es sich um ein Krampfgift handeln.

Es war an den Ermittlern, den ersten Schritt zu tun. Diese konnten relativ schnell rekonstruieren, dass die Praline als Geschenk Christa Lehmanns ins Haus der Annie Hamann gelangt war. Beim ersten Besuch im Haus von Christa Lehmann trafen sie eine junge, blonde Frau an, die den Tod ihrer Freundin augenscheinlich noch nicht überwunden hatte.

Sie gab zu, die Pralinen ins Haus der Freundin gebracht zu haben. Zunächst blieb Christa Lehmann noch bei einer Version, nach der sie das Kaufhaus bezichtigte, vergiftete Pralinen verkauft zu haben. Nach Angabe der Ermittler habe diese Aussage so überzeugend gewirkt, dass sie Christa Lehmann aus dem Kreis der Verdächtigen ausschlossen. Vielmehr konnte ein Mitarbeiter der Süßwarenabteilung des Kaufhauses oder der Herstellung der Süßwaren an der Giftbeimengung beteiligt gewesen sein. Die Polizei beschlagnahmte alle sich im Handel befindlichen »Schokoladenpilze« dieser Firma und warnte über das Radio vor dem Genuss dieser Süßigkeiten. Die Pralinen wurden ebenso wie das Blut der Verstorbenen der Rechtsmedizin Mainz zugeführt.

In der toxikologischen Abteilung war das Rätseln groß. Das zu dieser Zeit bekannteste Krampfgift Strychnin (siehe Fall Palmer im Kapitel »Pflanzliche Gifte«), ein Inhaltsstoff der Brechnuss, konnte nach Analyse ausgeschlossen werden. Nur die Erinnerung an die eine oder andere Veröffentlichung, insbesondere an die hervorgerufenen Krämpfe, ließ den Leiter des Institutes einer Eingebung folgen und an E605 denken. Bei E605, auch Parathion oder Thiophos genannt, handelt es sich um ein Pflanzenschutzmittel. Das Mittel tötet Insekten und Warmblüter innerhalb kürzester Zeit ab, ist jedoch nicht giftig für Pflanzen. Es handelt sich um eine farblose und geruchsneutrale Flüssigkeit. Schon bei Kontakt mit der Haut kann es aufgenommen werden. Verwandt mit dem chemischen Kampfstoff Sarin hemmt es die Acetylcholinesterase (ein Enzym, das unter anderem im Zentralnervensystem wirkt) irreversibel und führt so zu schlimmen Krämpfen. Die Substanz und ihre Wirksamkeit wurde 1944 von Gerhard Schrader bei der Firma Bayer entwickelt und untersucht. Mit der Erprobung des Pflanzenschutzmittels war gerade erst begonnen worden, als der Krieg zu Ende war. So beschlagnahmten die Alliierten, allen voran die Amerikaner, dieses Mittel. Daher war dieses Gift bis 1948 in Deutschland eher selten Ursache einer Vergiftung. In den USA kam dies häufiger vor, allerdings hatte es noch keinen nachgewiesenen Todesfall gegeben. Nach der Rückkehr nach Deutschland wurde E605 in großen Mengen in Medizinfläschchen mit Schraubverschluss, später in Kunststoffampullen abgefüllt und über Düngemittelhandlungen und Drogerien frei verkauft. Daher wurde in der Berichterstattung auch vom sogenannten »Wormser Gift« gesprochen, da der Fall Christa Lehmann das erste Vorkommen des E605-Mordes darstellte. Das »E« von »E605« steht für »Entwicklungsnummer« und entstammt einem veralteten System zur Bezeichnung neu entwickelter Chemikalien.

Im Jahre 1948 wurde zum ersten Mal eine Analysemethode entwickelt, sie diente allerdings dem Nachweis in Pflanzenmaterial. Doch auch der Nachweis im Urin bei Feldarbeitern wurde 1951 beschrieben. Einige Toxikologen zeigten dann 1953 eine Methode auf, wie man den Wirkstoff von E605 im Blut nachweisen kann. Der zu untersuchende Mageninhalt oder extrahierte Organe wurden verdampft, der Dampf durch Abkühlen wieder verflüssigt. Anschließend wurde nach derselben Methodik wie zum Nachweis in Pflanzenmaterial ein Farbstoff verwendet, der bei Anwesenheit von E605 beziehungsweise Parathion zu einer blauvioletten Verfärbung führt. Kurt Wagner in Mainz führte solch eine Analyse durch. Das Institut für Rechtsmedizin in Mainz konnte zur Überraschung aller im Blut der Verstorbenen Annie Hamann schließlich das Pflanzenschutzmittel E605 nachweisen. Die beschlagnahmten Pralinen aus Worms dagegen enthielten kein E605.

Neben dem Nachweis der Substanz führte dann ein Geständnis Christa Lehmanns einige Tage nach dem Mord an ihrer Freundin zu ihrer Festnahme. Der letzte Anschlag habe nicht Annie Hamann gegolten, vielmehr ihrer Mutter. Christa Lehmann habe nach eigenen Angaben in einem Kaufhaus Pralinen erstanden, eine von ihnen mit einer heißen Stricknadel geöffnet, die Cognacfüllung herauslaufen und in diese Öffnung E605 hereinträufeln lassen. Anschließend habe sie mit einem Messer die Praline zugestrichen. Die Ironie der Geschichte war, dass die Ermordete Annie Hamann selbst mit der Mörderin die Pralinen im Kaufhaus ausgesucht hatte.

Auf das Pflanzenschutzmittel E605 sei sie durch ihren Vater aufmerksam geworden. »Pass Obacht«, warnte er, »dass die Kinder nicht drangehen. Die können dran sterben.« Stets hatte sie die Lieblingsspeisen ihrer Opfer als Mordwaffe benutzt. Die Frühstücksmilch im Falle ihres Ehemannes, Joghurt im Falle des Schwiegervaters und die Pralinen beim versuchten Mord an Eva Ruh.

In den Wochen und Monaten nach der Verhandlung gegen Christa Lehmann kam es zu vielen sensationell aufgemachten Berichten über den »tödlichen Familiencocktail«, wie er im Volksmund getauft wurde. Die Folgen waren voraussehbar. Es kam in kürzester Zeit zu einem dramatischen Anstieg an Suizid- und Mordfällen mit E605. Dieses führte schließlich dazu, dass die in den Handel kommende technische Verbindung gelb bis braun eingefärbt und mit einem stechend knoblauchartigen Geruch versehen wurde. Diese Signale sollten eine »versehentliche« Aufnahme verhindern. Auch damals schien die Substanz in der Praline einen ungewöhnlichen Geschmack hervorzurufen, spuckte Annie Hamann die Schokolade doch aus und empfand sie als »bitter«.

Im Körper wird die Substanz in sein Stoffwechselprodukt E600, Paraoxon, umgewandelt, welches glücklicherweise auch nachweisbar ist. Schon geringe Dosen – auch nur bei Kontakt – können im Körper verheerende Folgen hervorrufen. Die Betroffenen leiden unter Erbrechen, Durchfall, Schweißausbrüchen, Muskelzuckungen, Kopfschmerzen, Atemlähmungen und Krämpfen. Bis ins Jahr 2002 war das Pflanzenschutzmittel noch im Handel. Bis dahin konnte man unter Vorlage seines Personalausweises noch »E605 forte« erhalten, mittlerweile ruht die Zulassung parathionhaltiger Pflanzenschutzmittel, und die Anwendung ist verboten. Welche Reste noch in Kellern und Garagen schlummern, ist unbekannt.

Zumindest im Fall des Ehemannes von Christa Lehmann hätte die Kenntnis der Art der Vergiftung dem behandelnden Notarzt die Möglichkeit gegeben, dem Sterbenden sofort zu helfen. E605 hemmt, wie schon gesagt, im Körper die sogenannte Acetylcholinesterase. Acetylcholinmoleküle als Überträger von Nervensignalen können nicht mehr abgebaut werden und es kommt zu einer Dauererregung des Nevensystems mit Krämpfen und Lähmungen der Muskulatur. Aber es gibt ein Gegengift.

Atropin hebt die Dauererregung durch Bindung an Acetylcholinrezeptoren auf und kann so als Gegenmittel eingesetzt werden. Ein Rettungswagen hat Atropin als mögliches Antidot bei vielen Giften immer an Bord, da dieses nicht nur als Gegenmittel bei E605-Vergiftung angewandt wird, sondern auch weitere Medikamente entgiften kann. Früher wurde dieses Atropin hochdosiert gegeben. Doch so, wie es entgiften kann, stellt Atropin selbst auch ein potentes Gift dar. Bei Genuss der Früchte der schwarzen Toll-

kirsche, der Engelstrompete oder des Stechapfels kann es seiner-
seits zu Vergiftungserscheinungen bis hin zum Tode kommen. Und
genau das zeigt die Richtigkeit des Spruchs des alten Paracelsus:
»Alle Dinge sind Gift, und nichts ist ohne Gift; alleine die Dosis
macht's, dass ein Ding kein Gift ist.«

Eines dieser Vergiftungssymptome haben sich Frauen in der
Renaissance jedoch zunutze gemacht. Atropin führt zu einer Weitstellung der Pupillen, was in diesen Zeiten als Schönheitsideal unter Frauen galt und der Tollkirsche auch ihren lateinischen Namen
Atropa belladonna, italienisch für »schöne Frau«, beschert hat.

Weitere Symptome einer Atropin-Gabe sind genau die entge-
gengesetzten, die man der Wirkung von E605 zuschreibt: Beschleunigung der Herzfrequenz und Herzreizweiterleitung, Weitstellung
der Bronchien, verminderte Speichelbildung und Schweißbildung
und vor allem Halluzinationen. Die Wirkungen auf Herz und
Kreislauf stehen schon bei geringen Dosen im Vordergrund. Psychische, »berauschende« Wirkungen sind erst bei hohen Dosen zu
erwarten. Bei noch höheren Dosen tritt Bewusstlosigkeit ein, der
Atemlähmung folgen kann; bei einer Atemlähmung sind die Vergiftungen in der Regel tödlich. Diese Nebenwirkungen der Atro-
pintherapie führten dazu, dass bei einer E605-Vergiftung nun in
kleineren, repetitiven Schritten bis zur Besserung der Symptome
das Antidot gegeben wird.

Was aber geschah mit Christa Lehmann? Im Gefängnis Neu-
wied versuchte sie, sich mehrfach das Leben zu nehmen. Sie
schluckte Nägel oder Stricknadeln und versuchte auch, sich ihre
Giftkenntnisse zunutze zu machen, doch ein Suizid mit Bleires-
ten misslang. 1971 wurde sie in das Frauengefängnis in Frankfurt
verlegt. Nach 23 Jahren Haft wurde sie entlassen und lebt seitdem
mit geänderter Identität in Freiheit. Eine Gefangenenhilfsorgani-
sation verriet die geänderte Identität umgehend einer Illustrierten.
Die Versuche der Sensationspresse, Christa Lehmanns Identität zu
lüften, haben ihr lange zu schaffen gemacht. Einmal tauchte eine
ehemalige Mitgefangene am Arbeitsplatz auf, schrie, ob man nicht

wisse, dass hier die Giftmörderin Lehmann beschäftigt sei. Die böse Absicht hatte gute Folgen. Nun wussten alle Bescheid, und da sie als Kollegin geschätzt wurde, passierte nicht, was sonst passiert. Christa Lehmann blieb, bis zu ihrer Pensionierung. Danach half sie noch oft in ihrem alten Betrieb aus. Seit bald 24 Jahren ist sie nun in Freiheit.

Dena Thompson – die »Schwarze Witwe«

»Die G-Men verfolgen mich. Ich muss weiterziehen. Überall könnten sie lauern«, dachte Lee Wyatt und zog seine Baseballmütze tiefer ins Gesicht. Nun war er schon nach Amerika geflüchtet. Und sie waren immer noch hinter ihm her. Immer nur kurz konnte der Brite an einem Ort verweilen. Er verdiente sich hier und da etwas in Spielhallen. Doch lang blieb er nie. Nach der Arbeit rief er seine Ehefrau Dena an, die in Großbritannien zurückgeblieben war. »Unser Leben ist immer noch in Gefahr, Baby«, sagte sie ihm. Wieder hatte sie einen Drohanruf der Mafia erhalten. Sie nannte diese Ganoven die G-Men. »Aber lange musst du nicht mehr fliehen. Unser Vertrag steht kurz vor dem Abschluss.« Sie waren dabei, mit Walt Disney einen millionenschweren Vertrag zu schließen. Die Verhandlungen zogen sich jetzt schon über mehr als zwei Jahren hin. Lee vermisste seine Frau so sehr. Doch er musste durchhalten. Schlief auf Parkbänken. Lebte wie ein Landstreicher. Hatte kaum Geld. Und den Großteil dessen, was er verdiente, sendete er Dena nach England. Doch das sollte sich bald ändern, sie träumten von einem Leben im Luxus in Florida.

Seine Frau Dena und er hatten in England Stofftiere hergestellt. Sie hatten gehofft, bald Erfolg zu haben, indem sie eine Stofftierfigur für Cartoons erfanden. Doch die Firma lief nicht gut. Wyatt hatte zunächst einen anderen Job gefunden, bis Dena mit den fantastischen Neuigkeiten nach Hause kam: »Walt Disney will unsere Comicfigur kaufen! Sean, den Kobold!« Das klang toll. Doch was danach kam, hatte für ihn schlimme Folgen: »Du musst von der Bildfläche verschwinden, bis der Deal über die Bühne ist. Die Mafia verfolgt uns.« So war Wyatt also nach Amerika gezogen. Doch nichts passierte. Irgendwann schaffte er es, ein Treffen mit seiner Frau zu organisieren. Und dieses Treffen öffnete ihm die Augen. Dena kam nach Amerika, und dort erwischte er sie in flagranti mit einem gewissen Mr. Waite. »Drei Jahre lang hatte ich Denas Geschichte geglaubt. Ich habe mich so sehr in ihr getäuscht. Ich Idiot habe sogar Briefe an ein Bausparunternehmen geschrieben, das Dena um 26 000 Pfund geprellt hatte, in denen ich die Schuld auf mich nahm. Jetzt hat sich herausgestellt, dass sie in einer Fantasie- und Lügenwelt lebt!« Es gab keine G-Men. Es gab auch kein Angebot von Walt Disney.

Stattdessen hatte Dena ihr Leben in England einfach weitergelebt. Mit neuen Liebhabern wie Mr. Waite, den sie im Übrigen auch belog. Sie hatte ihm erzählt, dass sie eine Nierenerkrankung habe und nur noch Wochen zu leben hätte. 1991 hatte sie einen weiteren Mann, Julien Webb, geheiratet. Sie war jetzt zweimal verheiratet. Von diesem zweiten Ehemann und dessen Tod soll diese Geschichte und der geschilderte Prozess handeln.

Doch das Leben der Dena Thompson war so bewegt, dass wir erst später auf Julien Webb zurückkommen. Sie hatte ein Lächeln, das Männer um den Verstand brachte. Sie wurde von vielen umworben. Doch sie hatte keine Liebe im Sinn.

Ihren dritten Ehemann Richard lernte Dena 1998 kennen. Sie erzählte ihm, sie sei Lehrerin und Antiquitätenhändlerin. Eine Lüge. Sie zogen nach West Sussex und heirateten ein Jahr später am Strand von Florida. Sie erzählte, sie habe Brust- und Ovarialkrebs. Thompson erzählte ihm auch, sie habe einen Job für ihn. Der Kontakt mit der Arbeitsstelle sei aber geheim. Er sollte undercover für das FBI arbeiten. Dann erzählte sie ihm, sie habe 300 000 Pfund im Lotto gewonnen. Sie könne auf das Geld aber nicht zurückgreifen, weil es sich in einer Bank auf der Insel Jersey befinde. Er gab ihr 3000 Pfund für die Kaution und für ein neues Zuhause für die beiden in Florida. Sie aber nutzte das Geld, um die Schulden auf einer Kreditkarte zurückzuzahlen, die sie sich auf seinen Namen besorgt hatte. Sie erkundigte sich nachweislich, wie sie seine Lebensversicherung über 89 000 Pfund auflösen könnte. Sie versuchte sogar sein Haus zu verkaufen, ohne ihm dies mitzuteilen. Wirklich bemerkt hatte Richard davon nichts. Er war ihrem Lächeln verfallen.

Bis zum Tag ihres Bondage-Abenteuers: Einige Jahre später beschuldigte Richard Dena, sie hätte ihn mit einem Messer und einem Baseballschläger umbringen wollen. Sie hätte ihn während einer Bondage-Session mit Klebeband am Küchenboden fixiert und ihn dann angegriffen. Sie sagte aus, sie hätte während dieser sexuellen Handlungen um ihr Leben gefürchtet, und er hätte ihr keine andere Wahl gelassen. Es war Selbstverteidigung. Richard fügte hinzu, dass sie ihn einige Tage vor dem Angriff gefragt habe, ob die Müllhäcksler stark genug seien, um Knochen zu durchbrechen. Doch die Jury kam tatsächlich zu dem Ergebnis, dass sie sich nur selbst verteidigt hatte.

Während dieses Bondage-Prozesses kamen die Ermittler dann allerdings auf einige weitere Verdachtsmomente zu sprechen. Und so wurde Dena Thompson letztendlich im August 2000 nicht wegen des Angriffs auf Richard, sondern wegen 15 Betrugsfällen zu drei Jahren und neun Monaten Gefängnis verurteilt. Die Ermittler kamen nämlich schnell zu dem Schluss, dass Dena Thompson ihre Ehemänner und eine Reihe weiterer Liebhaber wie Weihnachtsgänse finanziell ausgenommen hatte. Sie lernte Männer über Zeitungsannoncen kennen. Sie log, um ihre Herzen und ihr Vertrauen zu gewinnen. Behauptete, sie habe Krebs. Sie hätte im Lotto gewonnen. Oder – wie im Fall ihres ersten Ehemannes – sie hätte einen wohlhabenden Gönner oder eine Firma in Florida, die ihr und ihrem Liebhaber ein schönes Leben in den USA ermöglichen wollte. Und die Männer verfielen ihr. Geschäftsmänner, Lehrer, ein Gefängniswärter, ein verurteilter Vergewaltiger. Keiner konnte sich ihrem Charme und dem Ruf des Geldes entziehen. Viele ihrer Liebhaber wurden aufgespürt. 1997 lernte sie Graham Binks über eine

Zeitungsannonce kennen und war schon Wochen danach mit ihm zusammengezogen. Auch ihm hatte sie erzählt, sie würde bald an Krebs sterben. Sie sei eine erfolgreiche Geschäftsfrau. Sie lud ihn großzügig nach Orlando ein. In Wirklichkeit zahlte Binks selbst den Trip. Sie hatte seine Kreditkarte gestohlen und bediente sich. Phil Trott erzählte sie, sie habe Speiseröhrenkrebs und würde in einigen Wochen sterben. Sie war aber putzmunter, als sie 500 Pfund von seinem Bankkonto stahl und ihn wie alle Liebhaber alsbald verließ oder einfach verschwand. Die Ermittler nahmen an, dass sie die Männer um insgesamt 500 000 Pfund betrogen hatte. Neben diesen Betrugsanschuldigungen rückte schließlich auch der Tod von Julien Webb ins Zentrum der Ermittlung.

Julien wurde als freundlich und gut gelaunt beschrieben. Doch irgendwann muss Dena auch ihn sattgehabt haben. Am Tag seines 31. Geburtstags im Juni 1994 tischte sie ihm ein scharfes Curry auf. Julien liebte scharfe Speisen. Dena wusste das. Und es wurde zu seinem Verhängnis. Was genau in den Stunden nach dem Genuss des Currys geschah, lässt sich nur schwer rekonstruieren. Noch am Abend des gemeinsamen Essens wollte Juliens Mutter Rosemarie mit ihrem Sohn am Telefon sprechen. »Julien ist krank«, wurde sie dreimal am Telefon abgespeist. Doch auf Rosemaries Vorschlag, einen Arzt zu rufen, ging Dena nicht ein. In den Morgenstunden des nächsten Tages überschlugen sich die Ereignisse. Ein Krankenwagen wurde zum Haus der beiden gerufen. Die Sanitäter fanden Julien Webb. Offensichtlich war dieser seit Stunden tot. Ein Mordverdacht kam nicht auf. Doch Dena rief schon am nächsten Tag bei der Zeitung an, wo Julien gearbeitet hatte. Sie habe Anspruch auf Geld, weil ihr Ehemann verstorben sei. 36 000 Pfund stünden ihr nach Juliens Tod zu. Doch sie hatte Pech, das Geld wurde an Juliens Mutter überwiesen. Es war ans Licht gekommen, dass Dena noch nicht einmal von ihrem ersten Mann geschieden gewesen war, bevor sie sich in ihre zweite Ehe stürzte.

Dena sagte aus, Julien hätte sich selbst umgebracht. Ihr Ehemann habe Steroide eingenommen und sei so schwer gewesen, dass vier Sanitäter ihn in den Krankenwagen hätten hieven müssen. Auch habe er Antidepressiva eingenommen, mehr wüsste sie nicht. Sie hätte noch Minuten bevor sie den Krankenwagen rief mit Julien gesprochen.

Bei einer chemisch-toxikologischen Analyse wurden im Blut von Julien Salicylate (727 mg/l) und in sehr hohen Konzentrationen das Antidepressium Dothiepin (2,13 mg/l) sowie sein Metabolit Desmethyldothiepin (2,20 mg/l) aufgefunden. Man ging zwar von einer todesursächlichen Intoxikation aus, nicht aber von einem Fremdverschulden. Alle diesbezüglichen Untersuchungen verliefen damals im Sande. Erst nach dem Bondage-Prozess um Richard taten sich neue Zeugen auf. Mit dem Amerikaner Don Hutson war Webb einige Male angeln gewesen, als er versucht hatte, sich ein Leben in Florida aufzubauen. Hutson sagte aus, dass der Tod von Julien garantiert ein Mord gewesen sei. Und Julien hätte nur Medikamente gegen Seekrankheit, Antihistaminika und Aspirin eingenommen. Erst jetzt kam der Verdacht auf, dass Dena Julien Webb vergiftet haben könnte. Julien Webbs Leiche wurde sieben Jahre nach seinem Tod am 11.10.2001 exhumiert. Er war glücklicherweise nicht – wie von Dena gewollt – verbrannt worden. Seine Mutter hatte ein Veto eingelegt.

Auch in diesem Fall wurde wieder mein heutiger Kollege am FTC München, Hans Sachs, als Experte in Sachen Haaranalytik mit Untersuchungen beauftragt. Er reiste sogar nach England, um an der Exhumierung der Leiche teilzunehmen. Zurück in München, wurden Kopf- und Schamhaare von Julien Webb untersucht, die Kopfhaare natürlich wieder segmentweise. Sachs kam in seinem Gutachten zu folgenden Schlüssen: »In der Haarprobe …, die im Schambereich der exhumierten Leiche gefunden wurde, konnten Spuren von Dothiepin nachgewiesen werden. Die abgeschätzte Konzentration liegt in einem Bereich, der weit unter dem liegt, was nach Literaturangaben nach einer regelmäßigen Aufnahme zu erwarten ist. Die Beurteilung wird dadurch erschwert, dass die Haare über sieben Jahre nach dem Tod entnommen wurden. Es ist bekannt, dass (zeitnah zum Versterben) im Blut eine hohe Konzentration von Dothiepin sowie seines Abbauproduktes aufgefunden worden war. Dies bedeutet, dass während des Verwesungsprozesses größere Mengen Dothiepin freigesetzt wurden und die Fäulnisflüssigkeit mit den einzelnen Haarproben in unterschiedlichem Maß in Kontakt gekommen ist. Auffallend ist auch, dass in der Haarprobe aus der Nähe des Kopfes nur fraglich, maximal wenige Pikogramm enthalten waren, in der Probe, die aus dem Schambereich stammte, aber eine deutlich messbare Konzentration. Eine Abschätzung des zeitlichen Verlaufs der Aufnahme wäre aber nur an den Kopfhaaren möglich gewesen. Insgesamt kommen deshalb zwei Erklärungen für das Dothiepin in den Haaren in Betracht. Der Verstorbene könnte über einen längeren Zeitraum Dothiepin aufgenommen haben, dann aber wahrscheinlich im Durchschnitt in einer niedrigeren Dosierung, als sie bei einer Dauertherapie üblich ist. Zum anderen kommt in Frage, dass die Haare im Schambereich während des Verwesungsprozesses mit Dothiepin so lange in Berührung kamen, dass die Substanz teilweise in die Haare diffundieren konnte. In Anbetracht der Differenzen zwischen den Haarproben scheint mir die zweite Lösung die wahrscheinlichere zu sein.«

Das Gericht folgte den Ausführungen des Sachverständigen und ging nicht von einer regelmäßigen Einnahme aus, sondern davon, dass Julien Webb tatsächlich an einer Überdosis gestorben war. Dothiepin weist einen außergewöhnlich unangenehmen bitteren beziehungsweise scharfen Geschmack auf. Die Schärfe des Currys, ausgerechnet das Lieblingsgericht von Julien, sollte wohl den bitteren Geschmack des Arzneimittels verdecken.

Dena Thompson wurde wegen Mordes lebenslang verurteilt. Der Richter sprach das Urteil: »Sie haben Julien Webb vergiftet. Auf grausame Art und ohne Gnade. Nichts kann diese Boshaftigkeit entschuldigen.« Detective Chief Inspector Martyn Underhill von der Polizei Sussex brachte es auf den Punkt: »Diese Frau ist der Alptraum jeden Mannes. Über einen Zeitraum von mehr als zehn Jahren hat sie sich Männer gezielt für ihre sexuellen und finanziellen Ziele ausgesucht. Die Männer in Südengland können wieder sicher schlafen, da sie weg ist von der Straße.« Thompsons dritter Ehemann Richard soll aus vollem Herzen gejubelt haben, als er die Nachricht von ihrer Verurteilung erfuhr. Und auch in Deutschland gab es große Berichte mit der Überschrift »Münchner Gift-Experte entlarvt die ›Schwarze Witwe‹«.

Im Nachgang des Prozesses führten die Ermittlungen zusätzlich nach Bulgarien. Hier war Dena in den späten 70er und frühen 80er Jahren im Urlaub gewesen. Ihr damaliger Freund Stoyan Kostov konnte nicht ausfindig gemacht werden. Schnell keimte der Verdacht auf, sie habe ihn ebenfalls umgebracht. Irgendwann waren Aufenthaltsadressen von Kostov nicht mehr dokumentiert. »Irgendwas war passiert, wir wissen aber nicht was«, so ein Ermittler. Doch in diesem Fall wurden die Ermittlungen eingestellt.

Insulin als Mordsgift

Vielen gilt Insulin als perfektes Mordsgift. Und auch heute noch steht die forensische Toxikologie vor einem Rätsel, wenn es um den Nachweis von Insulin nach dem Tod geht. Das erkannte schon der Krankenpfleger Kenneth Barlow im Jahr 1957. Er hielt vor weniger erfahrenen Kollegen einen Vortrag über Insulin, in dem er behauptete, dass sich mit Insulin der perfekte Mord verüben lässt, da Insulin aus dem Blutkreislauf verschwindet.

Insulin ist im Vergleich zu den meisten hier abgehandelten Giften ein Peptid. Ein aus mehreren Aminosäuren bestehendes, vom Körper, besser gesagt von der Bauchspeicheldrüse selbst hergestelltes riesiges Eiweißmolekül. Normalerweise hat es die Aufgabe, den Blutzuckerspiegel zu senken. Denn ein zu hoher Blutzuckerspiegel hat für den Körper weitreichende Folgen. Wenn der Spiegel dauerhaft zu hoch ist und die körpereigene Insulinausschüttung nicht funktioniert, spricht man von Diabetes. Diabetiker sind teilweise darauf angewiesen, sich Insulin von außen zu spritzen. Spritzt man sich zu viel oder zu den falschen Zeitpunkten, kann es sein, dass der Blutzuckerspiegel zu weit sinkt. Dem Gehirn fehlt dann der Zucker, und dies kann zum Tod führen. Ebenso können Nicht-Diabetiker an einer Insulininjektion versterben.

Die Auffassung Barlows, das Insulin verschwinde nach dem Tod aus dem Blutkreislauf, kann auch durch unsere Untersuchungen bestätigt werden. Im Blut ist ein Nachweis nach dem Tod nicht mehr möglich. Vor dem Tod werden toxikologische Untersuchungen normalerweise im Plasma durchgeführt. Dieses wird hergestellt, indem abgenommenes Blut zentrifugiert wird, sodass die festen Blutbestandteile (Zellen) nach unten sinken. Der gelbe, flüssige Überstand wird als Plasma bezeichnet. Darin ist ein Nachweis von Insulin mit den entsprechenden Nachweismethoden leicht zu bewerkstelligen. Nach dem Tod ist dieses Abzentrifugieren allerdings nicht mehr möglich. Aufgrund des Absinkens des pH-Werts öffnen sich die Zellmembranen. Vor allem aus den roten Blutkörperchen tritt dabei einerseits Hämoglobin, andererseits das sogenannte *insulin-degrading enzyme* aus, die beide zu einem Abbau des Insulins in seine Aminosäureketten führen.

Doch damals wie heute gab beziehungsweise gibt es Alternativen zur direkten Analytik von Insulin im Blut. Und so erinnerte sich plötzlich jemand an den Vortrag, den Kenneth Barlow vor Kollegen gehalten hatte, als seine Frau Betty plötzlich verstarb.

Der Vorfall wurde später so rekonstruiert: Am 2. Mai 1957, kurz nach zwei Uhr nachts, bekam der forensische Pathologe Dr. David Price einen Anruf, der ihn ins Haus von Kenneth und Betty Barlow in Bradford, Großbritannien, führte. Kenneth sagte aus, dass er seine Frau bewusstlos im Badezimmer aufgefunden habe. Die Polizei war bereits gegen Mitternacht eingetroffen, nachdem sie um 23:20 Uhr gerufen worden war. Der Hausarzt hatte schon zehn Minuten später den Tod festgestellt. Doch da der Tod so unvorhergesehen eingetreten war, hatte er es für notwendig gehalten, die Polizei zu verständigen.

Laut Kenneth hatten die beiden um 17 Uhr gemeinsam einen

Tee getrunken. Kurz darauf sei Betty müde gewesen und zu Bett gegangen. Als Kenneth gegen 21:30 Uhr ins Schlafzimmer gekommen sei, habe er festgestellt, dass sie sich übergeben hatte. Gemeinsam hätten sie die Bettwäsche gewechselt. Betty sei es zu warm gewesen, und sie habe ein Bad nehmen wollen. Kenneth sei auf dem Bett eingeschlafen, als sie ins Bad gegangen sei. Gegen 23:20 Uhr sei er aufgewacht, und Betty sei nicht bei ihm gewesen. Und so habe er sie bewusstlos in der Badewanne unter Wasser aufgefunden. Da er es nicht schaffte, sie aus der vollen Wanne zu heben, habe er sofort das Wasser aus der Wanne abgelassen und versucht, Betty wiederzubeleben. Als dies nicht erfolgreich gewesen sei, sei er zu den Nachbarn gerannt, die ein Telefon hatten, um den Notarzt zu rufen.

Doch genau diese Aussagen machten den erfahrenen Kriminalbeamten stutzig. Erstens war ein Tod durch Ertrinken äußerst unwahrscheinlich. Betty war 32 Jahre alt und komplett gesund gewesen. Weiterhin fiel auf, dass im Badezimmer die üblichen Spuren eines warmen Bades fehlten. Vor der Wanne gab es keine Wasserspritzer. Die Wände waren nicht beschlagen.

In der Zwischenzeit hatte die Polizei das Haus von Kenneth durchsucht und konnte zumindest Teile seiner Geschichte bestätigen. Sie fand neben zwei Kissenbezügen mit Erbrochenem und verschwitzten Pyjamas der Verstorbenen allerdings auch benutzte Spritzen in der Küche. Behälter oder injizierbare Medikamente wurden dagegen nicht gefunden.

Als dann auch noch in der Vergangenheit von Kenneth Barlow gesucht wurde, war endgültig klar, dass man es hier möglicherweise nicht mit einem natürlichen Tod zu tun hatte. Erst ein Jahr zuvor war Kenneth' erste Frau verstorben. Die Polizei hatte ein Anruf eines Unbekannten erreicht, der behauptet hatte, es sei nicht mit rechten Dingen zugegangen. Eine Leichenschau war durchgeführt worden, hatte aber einen Tod aus natürlicher Ursache ergeben. Trotzdem ein Detail, das die Polizei veranlasste, die Untersuchung gründlicher voranzutreiben, auch wenn die zweite Ehe mit

Betty keinem verdächtig vorgekommen war. Kenneth war zwar gerade arbeitslos, er führte aber ein glückliches Leben mit Betty und seinem Sohn aus erster Ehe. Seit elf Monaten war er mit ihr verheiratet.

Schon nachts um 5:45 Uhr, sechs Stunden nach dem Tod, begann Dr. Price die Obduktion in der örtlichen Leichenhalle. Er dokumentierte, dass die Pupillen geweitet waren. Vor ihrem Mund und in Nase und Rachen befand sich blutdurchzogener Schaum. Lungenproben wurden unter das Mikroskop gelegt und sprachen für einen Tod durch Ertrinken. Das Lungengewebe erwies sich als massig, verstopft und nass. Er fand auch einen Flüssigkeitsstau und kleine Blutungen. Sonst fanden sich keine Auffälligkeiten außer einer. Betty war seit acht Wochen schwanger gewesen.

Dr. Price entnahm routinemäßig Blut von verschiedenen Orten des Körpers und Urin. Die Proben wurden an Dr. Alan Curry vom North-Eastern Forensic Science Laboratory geschickt. Ihn, der 82-jährig 2007 verstarb, durfte ich noch selbst kennenlernen. Er war eines der Gründungsmitglieder unserer internationalen Fachgesellschaft The International Association of Forensic Toxicologists (TIAFT), die jedes Jahr einen Kollegen mit dem Alan Curry Award für außergewöhnliche Leistungen im Bereich der forensischen Toxikologie auszeichnet.

Dr. Curry fand keine der üblichen Substanzen. Die Ermittler waren sich allerdings sicher, dass Betty bewusstlos gewesen war, bevor sie in der Badewanne ertrank. Nachdem bekannt wurde, was Kenneth auf Vorträgen erzählt hatte, zogen sie auch die Möglichkeit in Betracht, dass Insulin gegeben worden war. Dies hätte die erweiterten Pupillen und das enorme Schwitzen vor dem Tod erklärt.

Insulin führt, wie gesagt, zu einer Unterzuckerung. Die Ausbildung dieser sogenannten Hypoglykämie dauert mindestens 20 Minuten nach der Injektion von Insulin. Diabetiker leiden häufig an einer Hypoglykämie, im Durchschnitt erlebt jeder Diabetiker einmal innerhalb eines Jahres eine Unterzuckerung, jeder Fünfte verliert dabei sogar das Bewusstsein. Eine derartige Stoffwechselstörung ist leicht zu behandeln. Man muss nur eine Cola, ein Stück Traubenzucker oder eine kohlenhydratreiche Mahlzeit in der Nähe haben, nach Einnahme normalisieren sich die Werte relativ schnell.

Und hier haben wir auch schon die Argumente, warum ich Insulin nicht als das perfekte Mordsgift erachte: Es dauert vergleichsweise lang, bis das Insulin wirkt, und es ist relativ leicht aufzuspüren und zu therapieren, wenn jemand rechtzeitig aufgefunden wird. In der Regel treten Symptome auf, die der Gegenregulierung des Körpers durch die Hormone Adrenalin oder Glukagon geschuldet sind. Unruhe, Herzrasen, Schwitzen, Zittern, Hunger, Übelkeit, Kältegefühl, Reizbarkeit, erweiterte Pupillen. Andere Symptome treten aufgrund der Tatsache auf, dass dem Gehirn die Glucose (der Zucker) fehlt: fehlende Koordination, Konfusion, Konzentrationsmangel, doppeltes Sehen, Kopfschmerz, Durst und Empfindungsstörungen an Lippen und Zunge. Manche Diabetiker haben fast komplett die Fähigkeit verloren, diese Symptome überhaupt zu verspüren.

Vier Tage nach Bettys Tod wurde die Leiche erneut intensiv mit einem Vergrößerungsglas untersucht. Und tatsächlich. An Bettys Po wurden zwei kleine Injektionsstellen gefunden. Die Pens, mit denen heutzutage Insulin bei Diabetikern injiziert wird, sind so fein, dass es tatsächlich unheimlich schwer ist, bei einer Obduktion Einstiche zu entdecken. Dr. Price entnahm diese Injektionsstellen mit dem umgebenden Gewebe. Dann suchte er einen forensischen Toxikologen, der Insulin nachweisen konnte. Zu dieser Zeit gab es noch keine massenspektrometrischen Methoden zur Bestimmung des Insulins. Damals konnte Insulin nur von den pharmazeutischen Firmen nachgewiesen werden, die Insulin zu dieser Zeit auf den Markt brachten. So nahm in diesem Fall die Boots Drug Company beziehungsweise deren Mitarbeiter Dr. Gurd die Analyse vor.

Zwischenzeitlich fühlte sich Kenneth Barlow wohl in die Enge getrieben und versuchte, der Polizei Folgendes zu erklären: Betty sei schwanger gewesen, habe das Kind aber nicht bekommen wollen, weil sie vor der Geburt Angst gehabt habe. So habe er im Krankenhaus Ergometrin entwendet, was er seiner Frau gespritzt habe, die letzte Ampulle kurz vor dem Tod. Bei Ergometrin handelt es sich um ein Hauptalkaloid des Mutterkornpilzes *Claviceps purpurea*. Es wird in der Geburtshilfe aufgrund seiner Gebärmutterkontrahierenden Wirkung eingesetzt, in der Regel aber nur in der Nachgeburtsperiode zur Lösung der Plazenta, zur Stillung von Blutungen nach Lösung der Plazenta und zur Rückbildung der Gebärmutter im Wochenbett. Aufgrund seiner Wirkungsweise kann es bei entsprechender Anwendung auch zu Abtreibungen führen.

In der Leiche von Betty wurde aber kein Ergometrin gefunden. Stattdessen berichtete Dr. Gurd am 5. Juli den Ermittlern, dass er 84 Units Insulin in drei verschiedenen Gewebeproben von Bettys Po aufgefunden hatte. Am Ende hatten er und Dr. Wright vom Guy's Hospital in London Gewebsextrakte von Betty in das Zwerchfell frisch geschlachteter Ratten eingespritzt. Dabei zeigte sich, dass diese Zellen viel mehr Blutzucker aufnahmen, was einen klaren Nachweis der Anwesenheit von Insulin brachte. Dr. Wright neutralisierte daraufhin das im Pogewebe vorhandene Insulin durch Zugabe eines Antikörpers, der nur Insulin band und so unwirksam machte. Daraufhin nahmen die Zellen nicht mehr so viel Blutzucker auf. Es handelte sich also tatsächlich um Insulin. 1020 Mäuse, 90 Ratten und 24 Meerschweinchen mussten für die Beweisführung im Fall Betty sterben, um statistisch signifikante Ergebnisse zu erlangen. Vergleichsproben hatten keinen positiven Insulinnachweis ergeben.

Insulin wird in der Einheit Unit gegeben, je nach Bedarf des Diabetikers können bis zu 100 Units am Tag verabreicht werden. Einige frühere Berichte dokumentieren, dass die Dosis des injizierten Insulins unabhängig ist von der letztendlichen Prognose. Die minimale letale Dosis für Normalinsulin wird in der Literatur mit 100 Units Humaninsulin angegeben, andere erachteten erst 300 bis 550 Units als minimale letale Dosis. Den Tod zur Folge hatte schon eine Dosis von 400 Units Normalinsulin, während Personen aber auch Dosen bis zu 3000 Units Normalinsulin überlebten und ihre volle Gesundheit wiedererlangten. Für Suizide mit Insulin wurde ein großer Bereich an Dosen benutzt, der zwischen 100 und 2000 Units lag. Im Fall Betty Barlow konnte aus der in den Gewebeproben detektierten Menge Insulin nicht auf die gegebenen Dosen zurückgeschlossen werden.

Insulin stellt auch nur die Ursache der Hypoglykämie dar. Der Nachweis der niedrigen Blutzuckerkonzentration nach dem Tod ist sehr schwierig. Es wäre ja zu erwarten, dass man einfach die Glucosekonzentration im Blut bestimmen könnte. So ging Dr. Price vor. Doch siehe da: anstatt – wie anzunehmen gewesen wäre – eine niedrige Glucosekonzentration im entnommenen Herzblut zu bestimmen, war die ermittelte Konzentration vergleichsweise hoch. Er wusste allerdings, dass Forscher in den vorangegangenen Jahren gezeigt hatten, dass Blutproben aus der rechten Seite des Herzens abnormal hohe Glucosekonzentrationen aufwiesen. Glucose wird im Blut nach dem Tod schnell im Rahmen von Stoffwechselprozessen zu Laktat umgewandelt. Daher kann man aus der postmortal ermittelten Glucosekonzentration im Blut keine Aussage mehr über die Konzentration zum Zeitpunkt des Todeseintrittes tätigen. Man behilft sich dabei heute der Addition von Glucose- und Laktatkonzentration in der Glaskörperflüssigkeit oder der Gehirn-Rückenmarks-Flüssigkeit. Sinkt die addierte Konzentration unter bestimmte Grenzwerte, so kann man von einer Hypoglykämie vor dem Tod ausgehen. Diese Erkenntnisse wurden allerdings erst 1963 von Traub und seinen Mitarbeitern publiziert.

So konnte im Fall der Betty Barlow keine Hypoglykämie bestätigt werden. Die Injektion von Insulin war aber unzweifelhaft passiert. Natürlich hätte sich Betty das Insulin in suizidaler Absicht auch selbst verabreichen können, auch wenn der Injektionsort ihr nicht unbedingt leicht zugänglich war. Vor Gericht führte der Vertreter der Anklage aus, Betty hätte sich das Insulin niemals selbst in den Po spritzen können. So vollkommen schwer erscheint mir das allerdings nicht. Vor dem Prozess wurde ein kleines Detail bekannt.

Kenneth hatte zu Beginn des Jahres einem befreundeten Mitarbeiter an seinem Krankenhaus erzählt, seiner Frau Betty sei im September des Vorjahres etwas passiert. Er hatte erzählt, er habe sie in einem heißen Bad kollabiert aufgefunden und sie daraus gerettet. Weiterhin sickerten immer mehr Vorfälle durch, wie er zu mehreren Anlässen behauptet hätte, wie einfach es doch wäre, jemanden mit Insulin umzubringen. Ein Motiv blieb der Anklage schleierhaft. Das einzige Motiv hätte sein können, dass er das Kind, das Betty erwartet hatte, selbst nicht wollte.

Die Sachverständigen wurden vor Gericht auch nach der Art des Insulins gefragt. Diese Frage war damals noch unmöglich zu beantworten. Man hatte zwar die pharmakologische Aktivität der Substanz nachgewiesen, die chemische Struktur hatte man aber nicht überprüfen können. Wie sollte man wissen, welches der damals sieben auf dem Arzneimittelmarkt befindlichen Insuline es war? Früher noch aus Bauchspeicheldrüsen von Tieren (Schweine- oder Rinderinsulin) gewonnen, wird Insulin heute mit Hilfe von Mikroorganismen hergestellt. In Deutschland sind inzwischen sechs verschiedene Insuline auf dem Markt, die chemisch nur minimal differieren, deren Struktur aber heute durch die Massenspektrometrie unterschieden werden kann. Die Sachverständigen konnten aussagen, dass die Leiche einen Stoff enthalten hatte, der allen Wirkeigenschaften des Insulins entsprach. Ob das detektierte Insulin tatsächlich zum Tod geführt hatte oder ob sie durch das Insulin nur bewusstlos wurde, sodass Kenneth sie hatte ertränken können, wurde nicht geklärt. Hätte er sie im Bett gelassen, wäre sie wohl auch alleine verstorben oder hätte einen irreversiblen Gehirnschaden davongetragen, wenn das gesamte injizierte Insulin in den Blutstrom aufgenommen worden wäre.

Kenneth stritt vehement ab, seine Frau getötet zu haben. Er wurde am 13. Dezember 1957 zu lebenslanger Haft verurteilt. Als er im Jahr 1984 vorzeitig entlassen wurde, beharrte er immer noch auf seiner Unschuld.

Einen weiteren Aspekt der Insulinanalytik möchte ich Ihnen

durch den folgenden Fall näherbringen. Wie Sie nun ja bereits wissen, handelt es sich bei Insulin um einen körpereigenen Stoff, und ich schrieb bereits, dass sechs Insuline auf dem deutschen Arzneimittelmarkt erhältlich sind. Fünf davon unterscheiden sich in ihrer Struktur von dem von der Bauchspeicheldrüse hergestellten Insulin und werden als synthetische Insulinanaloga bezeichnet. Eines hat aber exakt dieselbe Struktur. Wie soll man also das körpereigene von einem von außen gespritzten humanen Insulin unterscheiden?

Dazu bedient man sich der Analytik eines anderen Moleküls, des C-Peptids. In unserer Bauchspeicheldrüse entsteht zunächst Proinsulin. Dieses wird im Falle eines hohen Blutzuckerspiegels in Insulin und ein anderes Molekül, das C-Peptid, gespalten und ins Blut ausgeschüttet. Deswegen liegen normalerweise Insulin und das C-Peptid in einem bestimmten Verhältnis vor. Wird nun Insulin zusätzlich gespritzt, erhöht sich natürlich dessen Konzentration im Blut. Damit ändert sich auch das Konzentrationsverhältnis Insulin zu C-Peptid, und bei einem Quotienten größer 1 kann man eindeutig davon ausgehen, dass menschliches Insulin gespritzt wurde, so auch im folgenden Fall.

Frau D. war eine aufgrund ihrer ständigen Extrawünsche bei den Stationsschwestern ungeliebte Bewohnerin einer Seniorenwohnanlage. Eines Abends nach dem Essen fühlte sie sich laut Personal schlapp, zitterte und war ganz blass. Schließlich verlor sie das Bewusstsein. Ein Arzt wurde gerufen. Glücklicherweise hatte dieser die Ursache schnell gefunden und an eine Zuckerstoffwechselentgleisung gedacht. An Ort und Stelle wurde eine Blutzuckerkonzentration von 26 mg/dl festgestellt. Normale Blutglucosekonzentrationen liegen nüchtern zwischen 75 und 110 mg/dl. Man konnte also von einer Hypoglykämie sprechen. Der Arzt der Seniorenwohnanlage ordnete an, dass Frau D. in ein Krankenhaus gebracht werden sollte. Im Krankenwagen wurde erneut der Blutzucker gemessen. Er lag nun bei 17 mg/dl. Frau D. wurde nun mit Glucose und weiteren Medikamenten behandelt. Schnell stieg der Blutzucker wieder auf 203 mg/dl. Eine viertel Stunde später war er aber schon wieder auf 86 mg/dl gefallen. Schnell wurde der Verdacht laut, dass eine Chemikalie gegeben worden war, die nun kontinuierlich zu einem Absinken des Zuckerspiegels führte. Frau D. überlebt nur nach intensiver, vier Tage andauernder medizinischer Behandlung.

In der Zwischenzeit begann die Polizei mit ihren Ermittlungen. Schnell wurde eine Nachtschwester verdächtigt, die schon einmal eigenhändig Medikamente verabreicht hatte. Die Wohnung der Verdächtigen wurde durchsucht, und man fand ein Bekennerschreiben auf ihrem heimischen Computer. Es besagte, dass die Verdächtige »sowohl zwei Fertigpens Insulin Rapid als auch zwei Fertigpens Actraphane über eine Zeitspanne von drei bis fünf Stunden« gegeben hatte. Ein Fertigpen enthält normalerweise vier Milliliter einer Lösung mit 100 Units/ml. Das würde bedeuten, dass Frau D. insgesamt mehr als 1000 Units gegeben wurden. Actraphane ist Insulin, welches durch Zusätze anderer Stoffe weniger schnell wirkt. Die letzte Spritze habe Frau D. laut diesem Brief sieben bis acht Stunden erhalten, bevor die hypoglykämische Episode erkannt wurde. Unsere Analysen ergaben etwas anderes.

Glücklicherweise hatte ein Arzt direkt im Krankenhaus 30 Minuten nach dem Vorfall eine Blutprobe entnommen, diese zentrifugiert und das Plasma abgenommen. Warum das wichtig war, habe ich ja schon erwähnt. In dieser Probe wurde eine Konzentration von 5,2 Milli-Units (mU) humanes Insulin pro Milliliter Plasma detektiert. Das alleine hätte bei normalen Konzentrationen von humanem Insulin von bis zu 0,2 mU/ml schon für eine Gabe von außen gesprochen. Der C-Peptid-Wert war zusätzlich noch gering. Das Verhältnis Insulin zu C-Peptid lag bei 111, und so konnte hier klar eine Injektion von humanem Insulin bestätigt werden. Auch noch am nächsten Tag lag das Verhältnis über 1. Erst vier Tage nach der Tat konnte kaum noch Insulin nachgewiesen werden. Die Analyse des C-Peptids darf in derartigen Fällen deshalb nie vergessen werden. Die Aussage, die Verdächtige hätte Frau D. das letzte Insulin sieben bis acht Stunden vor der hypoglykämischen Episode gegeben, ist aber als sehr unwahrscheinlich anzusehen. Normalerweise entwickeln sich Hypoglykämien nach Gabe dieser Dosen bei Nicht-Diabetikern viel schneller.

Nach dem Tod gibt es, wie Sie wissen, keine Möglichkeit mehr, Insulin im Blut zu messen. Zu analysieren wäre eine kurz vor Todeseintritt abgenommene Probe, die aber aus verständlichen Gründen meistens nicht vorliegt. In einem kürzlich zu uns gelangten Fall ist uns dann aber doch der Nachweis eines Insulinanalogons gelungen, nämlich des Insulinpräparats Humalog. Bei der verstorbenen Frau wurde bei der Obduktion eine Injektionsstelle gefunden und entnommen. In dieser und auch in der Glaskörperflüssigkeit wurde das Insulin nachgewiesen. Die Ermittlungsergebnisse bestätigten den Suizid mittels Insulin. So konnten wir zeigen, dass Insulin keinesfalls das lange gedachte nicht zu findende Gift darstellt. Selbst post mortem ist es unter bestimmten Voraussetzungen nachweisbar. Am wichtigsten sind sicherlich Hinweise von Ermittlungsseite. Denn in einem normalen Arzneimittelscreening würden wir nach diesen Stoffen gar nicht suchen, es bedarf dazu einer Spezialanalyse auf Insuline. Darauf hatte ich meinen ehemaligen Doktoranden und Mitautor Dr. Cornelius Heß vor einigen Jahren angesetzt, und mittlerweile erhält das Bonner Institut für Rechtsmedizin Proben von Fällen aus dem In- und Ausland.

Neue Herausforderungen – Kräutermischungen und Badesalze

Pflanzliche Droge Nummer eins ist und bleibt bei uns natürlich Cannabis. Ob am Steuer oder im Zusammenhang mit anderen Straftaten – wir werden häufig gebeten, die Beeinflussung der Beschuldigten nach Konsum eines Joints zu beurteilen. Dabei wird in Deutschland entweder Haschisch, das heißt das Harz, oder Marihuana, die Blütenstände der weiblichen Pflanze, geraucht. Die pflanzliche Herkunft der Droge alleine wird beim Konsumenten schon als harmlos bemessen. Und tatsächlich ist mir noch nie ein Cannabis-bedingter Todesfall untergekommen. Kritisch sind Unfälle bei Cannabis-induzierten Psychosen oder ein Cannabiskonsum bei Vorschädigungen am Herzen.

Lange Zeit beschränkte sich ein sogenanntes Drogenscreening auf die gängigen Substanzklassen Cannabis, Opiate (z. B. Heroin), Cocain und Amphetamin sowie auf Ecstasy-Verbindungen. Doch in den letzten Jahren hat sich das dramatisch geändert, und forensisch-toxikologische Labore müssen stetig darauf achten, gerade gängige neue Drogen auch tatsächlich nachweisen zu können.

Analytisch noch nicht so anspruchsvoll ist der Nachweis von Methamphetamin, umgangssprachlich auch Crystal Meth genannt, das in einigen Regionen in Deutschland bereits das Amphetamin verdrängt hat. Es verfügt über vergleichbare Wirkungsweisen wie Amphetamin, ist jedoch viel potenter. Es zählt also auch zu den Stimulanzien, und nach dem Konsum treten körperliche und geistige Ermüdung in den Hintergrund. Crystal wirkt zentral anregend, der Blutdruck steigt, man ist euphorisiert. Es kommt zu einem gesteigertem Mitteilungsbedürfnis und gesteigerter Aktivität; man fühlt sich agil, fit und selbstsicher und ist enthemmt. Im FTC München finden wir zum Teil exorbitant hohe Methamphetamin-Konzentrationen in den Haaren von regelmäßigen Konsumenten. Es kann nämlich zu einer starken psychischen Abhängigkeit kommen, die mitunter zu Toleranzentwicklung und exzessiver Dosissteigerung bei regelmäßigem Konsum führt. Hunger und Durst werden nicht mehr wahrgenommen, die Körperpflege vernachlässigt, und so sieht man bei Gericht so manches Mal ziemlich heruntergekommene Gestalten. Methamphetamin wurde übrigens in Deutschland 1938 unter dem Markennamen Pervitin in den Handel gebracht. Während des Zweiten Weltkriegs wurde es von der Wehrmacht und Luftwaffe zur Steigerung der Leistungsfähigkeit bei Soldaten eingesetzt, und es wurde auch spekuliert, dass Hitler selbst Pervitin-abhängig gewesen sein soll.

Methamphetamin kommt als Droge wieder neu auf den Markt,

ist aber an sich bekannt. Anders sieht es bei vielen ganz neuen Rauschmitteln aus. Denn unter der Bezeichnung »Legal Highs« drängen zuvor noch nie da gewesene neue psychoaktiv wirksame Substanzen auf den Markt, die gegebenenfalls auch von der Drogengesetzgebung noch gar nicht erfasst sind. Der Name »Legal Highs« soll dabei den Eindruck vermitteln, dass man sich beim Erwerb im legalen Bereich bewegt. Ein Handel mit solchen Produkten findet in sogenannten Head-Shops, insbesondere aber in Internetshops statt. Am bekanntesten sind wohl die sogenannten Spice-Produkte. Diese werden zudem noch zu den »Herbal Highs« gezählt, was suggerieren soll, dass es sich um pflanzliche Naturprodukte handele. Direkt aus der Natur: Das kann ja nichts Schlimmes sein. Verwendung findet Spice – dies ist die Verkaufsbezeichnung – insbesondere als Ersatz für Cannabisprodukte. Diese Kräutermischungen werden dann wie Cannabis in einem Joint geraucht. Auf den Verpackungen werden keinerlei Angaben zu den wirksamen Inhaltsstoffen gemacht. Untersuchungen haben sogar ergeben, dass ein und dasselbe Produkt sich in Art und Menge der Inhaltsstoffe je nach Charge komplett unterscheiden kann. Und diese Inhaltsstoffe sind alles andere als harmlos: Es handelt sich um sogenannte synthetische Cannabinoide. Also Substanzen, die zwar im Labor hergestellt wurden, aber im Körper an dieselben Strukturen binden und dieselben Wirkungen hervorrufen wie der Cannabiswirkstoff Tetrahydrocannabinol (THC). Diese Substanzen binden an sogenannte Cannabinoid-Rezeptoren (CB-Rezeptoren), von denen es zwei Haupttypen gibt. CB1-Rezeptoren finden sich in Gehirn und Rückenmark und sind für die psychotropen Effekte verantwortlich, wie man sie vom Cannabis kennt: Sedierung, Störung der Informationsverarbeitung, trockener Mund, Euphorie, niedriger Blutdruck. CB2-Rezeptoren in der Milz und an Zellen des Immunsystems, an die THC zusätzlich bindet, haben eher Schmerzlinderung und Stärkung des Immunsystems zur Folge. Daher wird THC ja tatsächlich teilweise als Schmerzmittel oder bei Krebs- oder Multiple-Sklerose-Erkrankung eingesetzt.

Die Substanzen, die in Spice-Kräutermischungen aufgefunden werden, binden zwar an die gleichen Strukturen wie THC, weisen aber andere oder zusätzliche Wirkungsweisen auf. Das liegt einerseits daran, dass sie im Körper eher an CB1-Rezeptoren, also die psychotropische Wirkungen auslösenden Strukturen binden als an CB2-Rezeptoren. Zudem können sie mit einer bis zu 500-fach erhöhten Affinität an CB1-Rezeptoren binden. Das bedeutet im Umkehrschluss auch, dass sie deutlich geringer dosiert werden müssen, um dieselben Effekte wie Cannabis auszulösen, beziehungsweise viel stärker wirken als THC selbst. Es kann aber auch sein, dass diese Substanzen noch an ganz andere Strukturen im Körper binden. Viel ist über die Substanzen nicht bekannt, sodass die Konsumenten sich hier als menschliche Versuchskaninchen darbieten. Die chemischen Substanzen, die dabei in Untergrundlabors den Kräutermischungen beigemengt werden, waren allesamt schon einmal Gegenstand der Forschung. Vor allem John W. Huffman an der Clemson University hatte sich seit 1984 mit diesen Substanzen beschäftigt. Er wollte Substanzen im Labor herstellen, die ähnlich wie THC an die Cannabinoidrezeptoren binden sollten, weil diese (vor allem die CB2-Rezeptoren) ja durchaus Wirkungen auslösten, die therapeutisch genutzt werden könnten. Seine Arbeitsgruppe synthetisierte um die 450 Substanzen. Keine brachte es bis zur Marktreife. Doch seit Anfang der 2000er Jahre tauchen diese Substanzen plötzlich wieder in Spice-Produkten auf. Sie haben für den Laien komische Namen wie JWH-018, JWH-073 oder AM-2201. Die Bezeichnungen gehen auf die Initialen der ersten Hersteller zurück: den eben erwähnten John William Huffman von der Clemson University und Alexandros Makriyannis von der Northeastern University. Die Substanzen binden teilweise so stark an die Zielstrukturen im Körper, dass es zu einer Überstimulation mit Cannabis-untypischen Symptomen kommen kann: Krankhafte Unruhe, Krampfanfälle, Psychosen, Panikattacken, Herzrasen, Übelkeit und Erbrechen sind die Folge. Und in letzter Zeit wurden auch einige Todesfälle nach Konsum von Spice-Produkten auf rechtsmedizinischen Tagungen vorgestellt. In diesen Fällen starben die Konsumenten entweder im Rahmen eines Krampfgeschehens, durch Atemdepression oder durch Stürze und Verletzungen im Anschluss an Psychosen.

Mit einem beinahe lehrbuchreifen Fall mit einem Mischkonsum von Crystal und Spice hatte ich kürzlich in München zu tun: Zum Vorfallszeitpunkt war der Angeklagte 27 Jahre alt. Bereits mit 15 Jahren hatte er das erste Mal Kontakt mit illegalen Drogen. Die Liste liest sich lang: Cannabis, Ecstasy, Speed (Amphetamin), Cocain. Er hatte alles bereits ausprobiert, bevor er mit 18 Jahren das erste Mal Heroin konsumierte. Zu dieser Zeit war er arbeitslos, und in seinem neuen Freundeskreis ging diese Droge um. Anfangs schnupfte er das Heroin, nach wenigen Monaten rauchte er es auf einer Folie, und etwa ab dem Alter von 19 Jahren spritzte er es sich. Zu Beginn nahm er Heroin nur einmal die Woche, später jeden Tag. Durch den Heroinkonsum ging die Einnahme anderer Drogen stark zurück. Auf eigene Initiative unterzog er sich einer Entgiftung, weil er mit dem Drogenkonsum aufhören wollte. Er wurde mit Methadon substituiert. Die Klinik warf ihn dann aber wegen einer Auseinandersetzung mit einem anderen Patienten hinaus. Er kam in einen zweiwöchigen Jugendarrest, wo er einen kalten Entzug machte. Nach dem Arrest begann er jedoch wieder mit der Einnahme von Drogen.

Eine solche »Drogengeschichte« ist beileibe kein Einzelfall. Jede Woche hören wir bei Gericht von ähnlichen Verläufen. Dann kommt es zu Schwierigkeiten mit dem Gesetz, zu Gerichtsverhandlungen und Verurteilungen zunächst mit Bewährung, dann zu ersten Haftaufenthalten. So war es auch in diesem Fall. Nach der letzten Haftentlassung gelang es ihm, drei Monate lang keine Drogen zu konsumieren. Aus Frust über erfolglose Bewerbungen um Arbeitsstellen begann er dann, Spice zu rauchen. Andere Drogen nahm er zunächst nicht. Er kaufte pro Woche circa eine Tüte mit drei Gramm Spice, die jeweils für etliche Joints reichte. Er rauchte etwa drei bis vier täglich. Die Wirkung empfand er als ähnlich der von Cannabis, er wurde müde und bekam starke Hungergefühle. Mittlerweile in der Türsteherszene untergekommen, konsumierte er dann auch Cocain. »Das machen alle, um die Nächte über fit zu bleiben.«

Und dann kam es zu den verhängnisvollen Vorgängen im Verlauf einer Woche: Am Mittwoch begann er mit dem Konsum von Crystal Meth. Er hatte gehört, dass es eine stärkere Wirkung als Cocain habe. Das Crystal habe er von einem Freund erhalten. An diesem Tag nahm er 0,3 g Crystal, indem er es schnupfte. Es euphorisierte ihn, und er fühlte sich wach und konzentriert. Er konnte zwar nicht mehr schlafen, fühlte sich aber mutig und glücklich. An den folgenden Tagen nahm er auf dieselbe Weise jeweils 0,2 g mehr, also am Donnerstag etwa 0,5 g, Freitag 0,7 g, Samstag 0,9 g Crystal. Am Sonntag einschließlich der Nacht zum Montag nahm er weiter Crystal ein. Von Mittwoch bis Sonntag schlief er kaum noch. Zwischenzeitlich rauchte er zunächst kein Spice. Am Sonntag und in der Nacht zum Montag habe er dann aber zusätzlich zum Crystal etwa vier bis fünf Joints Spice konsumiert.

Zu dieser Zeit war er seit kurzem mit einer verheirateten Frau liiert, und auch an den Tagen des erhöhten Drogenkonsums kam es immer wieder zu Treffen. Dabei kamen bei ihm die ersten unangenehmen Gedanken und Panikattacken auf. Er werde möglicherweise vom Ehemann der Freundin verfolgt. Außerhalb der Wohnung drehte er sich ständig um, weil er befürchtete, der Mann sei ihm auf den Fersen. Von jeder Person, die ihn ansah, dachte er, es sei ihr Mann, den er gar nicht kannte. In der Nacht zum Sonntag schlief er gar nicht, den ganzen Sonntag aß er nichts. Er surfte im Internet und sah sich Pornofilme an. Während der Nacht von Samstag auf Sonntag und am Sonntag bis zum Nachmittag schnupfte er immer wieder Crystal. Körperlich fühlte er sich inzwischen müde und kraftlos. Gegen 13 oder 14 Uhr am Sonntag holte ihn ein Freund mit dem Auto ab. Bei einem weiteren Freund besorgte sich der Angeklagte dann noch Spice. Er hoffte, dass er nach dem Konsum von Spice endlich wieder einmal schlafen könne, da ihn Spice sonst immer müde machte. So ein Verhalten sehen wir oft. Zum einen werden Stimulanzien, sogenannte »Upper«, konsumiert, vielleicht vor einer Party oder dergleichen. Um dann von der zentral stimulierenden Wirkung herunterzukommen, wird später zu »Downern« gegriffen, also zentral dämpfenden Substanzen, seien es Alkohol, Cannabis beziehungsweise Spice oder auch direkt Schlaftabletten wie Valium.

Auf jeden Fall rauchte der Betroffene in unserem Fall nachmittags gegen 15 Uhr dann einen ersten Joint mit Spice. Anschließend fuhr er mit einem Freund mit dem Auto herum. In dieser Zeit begannen die dramatischen Verwicklungen infolge des Drogenkonsums. Er wurde völlig irrational. Auf einmal kam ihm die Idee, der Freund liefere ihn der Polizei aus. Er schrie seinen Freund an, der nicht verstand, was los war. Deutlich intoxikiert glaubte er, dass ihn der Freund zum Gericht fahre, wo die Polizei auf ihn warte. Dabei ging es nur zu einem McDonald's-Restaurant. Das Misstrauen blieb, und während der Weiterfahrt löste er aus lauter Misstrauen die Verkleidung im Innenraum des Autos, weil er Mikrofone dahinter vermutete. Er gab alle Drogen, die er dabeihatte, seinem Freund, um nicht mit ihnen erwischt zu werden, wenn man ihn der Polizei ausliefere. Schließlich nahm er sie doch wieder an sich und schnupfte eine weitere Portion Crystal, obwohl ihn sein Freund warnte, dass sein Verfolgungswahn dann noch schlimmer werde.

Gegen 17 Uhr war er endlich zu Hause. Er besaß noch Spice in einer Menge für sieben bis acht Joints und Crystal von circa 0,8 bis 1 g. Er legte sich auf sein Bett, schrieb am PC an seine Freundin und wollte das Haus nicht mehr verlassen. Er hatte wieder das Gefühl, dass draußen jemand warte oder vielleicht sogar die Freundin ihm eine Falle stelle. Er surfte weiter im Internet und konsumierte Drogen. Sein Vater ging gegen 23 Uhr schlafen. Da rauchte er gerade einen weiteren Joint mit Spice. Plötzlich glaubte er ein Klopfen und Hubschrauber zu hören, die über dem Haus kreisten. Als er hinaussah, meinte er, ein Auto zu sehen, in dem das Licht eingeschaltet war und in dem zwei Männer saßen. Er dachte, das seien die Polizei und Leute, die zum Mann seiner Freundin gehörten. Er bekam große Angst und Schweißausbrüche, weil er sich sicher war, dass die Leute ihn umbringen wollten. Er weckte seinen Vater und erzählte ihm von den Hubschraubern. Der Vater öffnete die Wohnungstür und sagte, da sei niemand, schließlich liege Schnee, und es seien auch keine Fußabdrücke zu sehen. Er konnte auch keine Geräusche hören. Der Vater bat ihn, doch auch endlich schlafen zu gehen, aber der junge Mann schnupfte in seinem Zimmer erneut Crystal und rauchte einen weiteren Joint. Plötzlich hörte er wieder Hubschrauber und sah durch das Fenster das Auto mit den beiden Männern. Daraufhin rief er selbst mit seinem Mobiltelefon den Notruf 110 und teilte der Polizei mit, draußen warteten Leute auf ihn, die ihn umbringen wollten. Seine Hände zitterten. Er schaltete die Heizung ab, um ohne deren Rauschen die Geräusche von draußen besser zu hören. Außerdem war ihm unglaublich heiß, und er war total verschwitzt. Er ging auf den Flur und kauerte sich dort auf den Boden, damit ihn niemand sehen könne. Irgendwann ging er zum Fenster zurück und glaubte, Leute um die Ecke rennen zu sehen. Wieder rief er die Polizei an und fragte, warum niemand käme. Er glaubte schließlich, die Polizei arbeite mit »denen« zusammen. Als er dann Geräusche aus dem Keller zu hören vermeinte, rannte er wieder zu seinem Vater. Der Vater ging mit ihm in den Keller, sah nach und versuchte, seinen Sohn zu beruhigen. Auch draußen sah der Vater nach, ohne irgendetwas Auffälliges zu entdecken. Wieder in seinem Zimmer glaubte der junge Mann erneut, Geräusche am Fenster zu hören. Er war der Meinung, er könne das Geschehen auf Facebook verfolgen. Nun schrieb er dem Freund, mit dem er am Nachmittag mit dem Auto unterwegs gewesen war, eine Nachricht, er wisse jetzt, dass der andere ihn verraten habe. Er fürchtete um sein Leben. Da er dachte, in der Frühe würde die Polizei kommen, nahm er von dem restlichen Crystal einen ganz kleinen »Stein« und drehte sich mit dem Spice einen Joint. Die restlichen Mengen spülte er die Toilette hinunter. Den in Papier gewickelten kleinen Crystal-Stein schluckte er dann hinunter. Dann ging er in die Küche und sah zum Fenster hinaus. Er war der Meinung, dass man durch das Fenster auf ihn schießen werde. Er setzte sich so, dass ihn durch das Küchenfenster keiner sehen konnte, und rauchte den letzten Spice-Joint. Schließlich weckte er erneut seinen Vater. Es war inzwischen Montagfrüh. Diesmal stand auch die Mutter mit auf.

Gegen 5:45 Uhr eskalierte dann die Situation. Zunächst nahm er seine Mutter zur Seite und sagte ihr, sie solle die Polizei rufen, damit sie endlich kämen, um ihn mitzunehmen. Die Mutter weigerte sich. Er schrie sie an, sie solle endlich die Polizei rufen, und drohte mit einem Messer, das er in der Hand hatte. Immer noch hatte er Panikgefühle und glaubte, jemand wolle ihn umbringen. Mittlerweile dachte er das vielleicht auch von seinen Eltern. Was dann genau geschah, war später nicht mehr ganz klar. Er nahm seine Mutter in eine Art Schwitzkasten und drückte sie auf den Boden, als er sich selbst nach unten duckte. Er wollte seine Mutter wohl als eine Art Schutzschild nutzen, falls die Polizei durch das Fenster auf ihn schieße. Ob sie dabei leicht mit einem Messer verletzt wurde, war nicht sicher zu klären.

Als die Polizei schließlich eintraf, äußerte er sich sehr nervös und ängstlich. Alle wollten ihn umbringen, auch seine Eltern und die Polizei, er müsse sich verteidigen. Der Angeklagte schrie immer wieder, schwitzte stark und hatte ungewöhnlich große Pupillen. Als ihm die Polizei zur Sicherung Handschellen anlegen wollte, stieß er die Beamten zunächst weg, beruhigte sich aber dann.

In der zeitnah abgenommenen Blutprobe wurde zum einen Methamphetamin in einer recht deutlichen Konzentration aufgefunden, zusammen mit Amphetamin, das aus Methamphetamin im Körper entsteht. Daneben wurden in der Blutprobe auch synthetische Cannabinoide aufgefunden, nämlich die Substanzen MAM-2201, AB-001, AKB48, AM-2201 und XLR-11. Damit war der Methamphetamin- und Spice-Konsum bewiesen. Alle Substanzkonzentrationen ließen auf eine akute Beeinflussung zum Vorfallszeitpunkt schließen. Ein psychiatrischer Sachverständiger und ich waren uns einig, dass man es hier mit einer geradezu lehrbuchreifen Drogen-induzierten Psychose zu tun hatte. Also alles andere als harmlose Substanzen, dieses Methamphetamin und diese Spice-Produkte! Die Voraussetzungen für eine aufgehobene Schuldfähigkeit waren gegeben. Das bedeutet aber nicht, dass man straffrei aus so einer Sache herauskommt. Man wird dann nämlich in der Regel dafür bestraft, dass man sich in einen solchen »Vollrausch« versetzt hat, in dem man sich nicht mehr steuern konnte.

Neben Cannabis sind die am häufigsten missbrauchten pflanzlichen Aufputschmittel sicherlich die Betelnuss (im indomalaysischen Raum), die Cocablätter (im südamerikanischen Raum) und das Kath-Kraut (im ostafrikanischen Raum). Auf das Kath will ich hier noch ein wenig genauer eingehen, bevor wir dann noch zu weiteren neuen »Legal Highs« kommen. Die jungen Kathblätter und Zweigspitzen werden einzeln vom Strauch (*Catha edulis*) gezupft und im Mund zerkaut. Je nach Gewohnheit werden die zerkauten Blätter in der Form von Bällchen in der Backentasche gesammelt oder langsam hinuntergeschluckt. Der Wunsch, sich mitzuteilen, wird erhöht. Müdigkeit verschwindet, das Hungergefühl wird unterdrückt. Psychostimulierende Inhaltsstoffe dieser Blätter sind das Cathin, das Norephedrin und das Cathinon.

In den letzten Jahren sind ausgehend vom Cathinon Hunderte von synthetisch hergestellten Wirkstoffen auf dem Drogenmarkt erhältlich, die eine ähnliche Grundstruktur und Wirkung wie Cathinon aufweisen. Diese werden im Internet gemeinsam mit Piperazin-Abkömmlingen unter dem Begriff »Badesalz-Drogen« subsumiert. Diese Bezeichnung beruht auf der Mitteilung einer deutschen Arbeitsgruppe, die 3-Fluoromethcathinon in einem Produkt nachweisen konnte, das als Badesalz vertrieben wurde. Solche Produkte sollen »selbstverständlich« nicht geschluckt oder geschnieft werden, nein, sie sind für ganz andere Dinge gedacht. Über sogenannte Head-Shops und insbesondere Internetshops werden sie als Badesalz, Aquarien- oder Papageienkäfigreiniger, Blütenhilfe, Wäscheerfrischer oder anderes vertrieben. Die Päckchen sind bunt und schrill und enthalten Pulver, Tabletten oder Kapseln. Zumeist findet sich eine Aufschrift »Not for Human Consumption«. Nur zum Einsatz als Papageienkäfigreiniger! Im Internet finden sich dann aber detaillierte Anweisungen, wie viel Pulver man schnupfen soll. Unglaubliche Seiten öffnen sich dem, der sich dafür interessiert. Besonders interessant sind Userforen, in denen Konsumenten ihre eigenen Erfahrungen mit diesem oder jenem Produkt beschreiben und Empfehlungen aussprechen, was man wie in welcher Dosierung zu konsumieren habe. Man spricht von »Bullentäuschern«, da solche Substanzen bei keinem Drogentest auffallen würden. Personen in Drogenkontrollprogrammen wird nahegelegt, nun auf genau solche neuen Produkte umzusteigen.

Über diese neuen Stimulanzien ist noch weniger bekannt als über die Spice-Substanzen. Sie gelten fälschlicherweise als harmlos, können aber zu unkalkulierbaren gesundheitlichen Schäden führen. Neben psychotischen Wirkungen kommt es zu Amphetamin-ähnlichen Wirkungen wie einer erhöhten Körpertemperatur, aber auch Kurzatmigkeit, Brustschmerzen bis zum Herztod, Übelkeit, Erbrechen, Anorexie, Unterleibsschmerzen, Erektionsstörungen, aber auch erhöhter Libido und Krampfanfällen. Konsumenten können weiterhin stark aggressiv werden, sich aber auch ängstlich, müde, depressiv, euphorisch, voller Energie oder empathisch zeigen und visuelle und auditorische Halluzinationen haben. Die neurologischen Symptome können bis zu panischen Reaktionen und Paranoia führen. Oder wie im Boulevard beschrieben, zu kannibalistischen Handlungen antreiben: In Miami soll ein 31-jähriger Mann nackt aufgefunden worden sein, als er nach Konsum von MDPV, einem Cathinon-Derivat, das Gesicht eines Obdachlosen verspeiste. Der Obdachlose soll überlebt haben. Der Beschuldigte wurde von der verdutzten Polizei niedergestreckt.

Vor einiger Zeit hat sich eine meiner Doktorandinnen der Sache angenommen, Käufe im Internet getätigt und die Produkte dann untersucht. Dabei wurden nicht nur Wirkstoffe aufgefunden, die eigentlich unter das Arzneimittelgesetz fallen, sondern sie erhielt auch solche, die dem Betäubungsmittelgesetz unterliegen, einfach per Post.

Und es ist richtig, dass solche Substanzen gerade in Körperflüssigkeiten von Konsumenten schlecht beziehungsweise nur mit großem analytischen Aufwand nachweisbar sind. Die weit verbreiteten Immunoassays, biochemische Tests zur ersten Überprüfung bei Verdacht auf Drogenkonsum oder Vergiftung mit Drogen, schlagen nicht auf solche Substanzen an. Der THC- oder Cannabis-Test reagiert ebenso wenig auf Spice-Wirkstoffe wie Amphetamin-, Methamphetamin- oder Ecstasy-Tests auf die »Badesalz-Drogen«. Neue spezielle Tests kommen nach und nach auf den Markt, erfassen dann aber auch nur eine sehr begrenzte Anzahl möglicherweise relevanter Verbindungen. Auch in einem allgemeinen Drogen- und Arzneimittelscreening in einem medizinischen Laboratorium sind solche Substanzen nicht oder allenfalls in sehr geringer Anzahl detektierbar. Für einen Nachweis bedarf es vielmehr sehr sensitiver Spezialmethoden, was insbesondere forensisch-toxikologischen Einrichtungen vorbehalten ist. Wahrscheinlich wird künftig auch nicht jede Rechtsmedizin solche Nachweise führen können, dazu wird es wohl Speziallabore mit modernster Ausstattung bedürfen. Generell besteht das Problem, dass eine Vielzahl von Substanzen potentiell als »Legal Highs« in Betracht kommen oder neu synthetisiert werden können. Ist die Substanz noch nicht bekannt, ist sie auch schwerlich im Labor nachweisbar. Die Situation erinnert an die eingangs erwähnte Geschichte vom Hasen und vom Igel, weil die Analytik der Entwicklung beziehungsweise dem Vertrieb neuer Stoffe hinterherhinkt. Im FTC München verfügen wir mittlerweile aber über ein Verfahren, bei dem wir unter Umständen auch zuvor völlig unbekannte Wirkstoffe identifizieren können. Das hat uns auch schon bei der Aufklärung von Todesfällen geholfen.

Generell predigen wir gegenüber Ärzten und Polizei, dass bei Intoxikationsverdacht insbesondere bei jüngeren Patienten bei zunächst unauffälligen Laborbefunden gegebenenfalls auch an solche Substanzen gedacht und ein Speziallabor mit einer Analyse beauftragt werden sollte. Auch bei der Teilnahme am Straßenverkehr müssen sich Polizei und Juristen vergegenwärtigen, dass solche Substanzen zusätzlich oder anstelle gängiger Drogen konsumiert werden können. Gerade bei Personen in Abstinenzprogrammen (z. B. Wiedererteilung der Fahrerlaubnis, Suchtpatienten in psychiatrischen Einrichtungen, Personen mit Bewährungsauflage) ist ein Substanz-Wechsel hin zu solchen analytisch schwer fassbaren Ersatzdrogen zu berücksichtigen.

Alkohol und giftige Gase

Untersuchungen auf Alkohol spielen in unserem rechtsmedizinischen beziehungsweise forensisch-toxikologischen Arbeitsalltag natürlich eine sehr große Rolle, wobei ich mich hier auf wenige spezielle Fälle beschränken möchte. Bei den Gasen stehen Vergiftungen mit Kohlenmonoxid (CO) nach wie vor eindeutig im Vordergrund und werden daher auch ausführlicher beschrieben als andere Stoffe, die nur gestreift werden können. Nicht nur bei vergleichsweise wenigen Fehldosierungen in Kliniken, sondern auch als Missbrauchsdrogen sind Narkosemittel von Bedeutung, aber auch Klebstoffe, Verdünner und Ähnliches. Die Situationen, in denen Vergiftungsopfer aufgefunden werden, können manchmal verwirrend bis skurril erscheinen. Auch davon möchte ich im Folgenden berichten.

Alkohol

Nach wie vor ist die Alkoholvergiftung die Nummer eins bei den von uns zu begutachtenden Intoxikationsfällen. Schon bei moderaten Blutalkoholkonzentrationen (BAKs) wird die Fahrsicherheit im Straßenverkehr beeinträchtigt, bei höheren Blutalkoholkonzentrationen müssen wir oft prüfen, inwieweit eine Person noch strafrechtlich voll verantwortlich ist. Dabei stimmt die weitläufig verbreitete Meinung, dass jemand mit einer hohen BAK dafür auch noch »belohnt« wird, indem er als vermindert schuldfähig oder gar schuldunfähig gehalten wird, so nicht. Im letzteren Falle wird er in der Regel dann nämlich dafür bestraft, dass er sich in einen solchen Rausch versetzt hat (§323a Strafgesetzbuch; Vollrausch).

Bei Alkoholintoxikationen kann man grob zwischen vier verschiedenen Stadien unterscheiden, wobei neben der Höhe der BAK auch die individuelle Gewöhnung eine große Rolle spielt. Das erste und vielleicht auch noch das zweite Stadium kennen vielleicht einige von uns.

Das erste Stadium wird auch als Erregungsstadium bezeichnet und ist gekennzeichnet durch Enthemmung, aber auch schon gepaart mit verlängerten Reaktionszeiten, einem gestörten Gleichgewichtssinn und leicht undeutlicher Sprache. Es folgt ein hypnotisches Stadium mit ersten Bewusstseinsveränderungen, was sich in aufkommender Aggressivität, Sprach- und Artikulationsstörungen sowie Koordinations- und Sehstörungen, Muskelschlaffheit, Erbrechen und gegebenenfalls sogar Amnesie, also Erinnerungslücken, äußert.

Besonders gefährlich wird es ab dem dritten Stadium, in dem narkotische Effekte wie Bewusstlosigkeit oder Schockzustand auftreten können. Daran schließt sich das wirklich lebensbedrohliche vierte Stadium an mit Kreislaufschwäche und Atemdepression oder sogar Atemlähmung, was letztendlich beides zum Tod führen kann.

Der Berliner »Koma-Wirt«

Gerade unter Jugendlichen tritt in den letzten Jahren vermehrt das Phänomen des »Komasaufens« auf. Manche Jugendliche kennen ihr Limit nicht oder wollen einfach mithalten. Wodka wird wie Wasser getrunken, Bier heruntergekippt. Oftmals handelt es sich aber auch um ein reines »Wettsaufen« oder aber um eine bewusste Aufnahme großer Alkoholmengen in kürzester Zeit, um einen heftigen Rausch zu erleben (»Rauschtrinken«). Die Notaufnahmen zahlreicher Kliniken kennen das Problem – nicht nur um die Karnevalszeit.

Besonders der sogenannte »Koma-Wirt-Prozess« in Berlin fand in der Presse ein breites Echo. Was war geschehen? In einer Gaststätte in Berlin-Charlottenburg hatte der 16-jährige Lukas in den frühen Morgenstunden des 25. Februar 2007 den Wirt zu einem »Wettkampf« herausgefordert. Wer von beiden würde wohl mehr Tequilas schaffen? Als »Verlierer« sollte der gelten, der sich übergeben würde oder nicht mehr weitertrinken könne. Nachdem Lukas mindestens 45 Tequilas in sich hineingeschüttet hatte, sank er schließlich mit dem Kopf auf den Tresen. Ein Zeuge hatte eine Strichliste geführt. Dabei hatte der Wirt jedoch seine Kellner angewiesen, ihm selbst zumindest zu großen Teilen Wasser statt Schnaps einzuschenken. Lukas hatte das nicht bemerkt.

Nach dem Saufgelage schrieb jemand auf den Bauch von Lukas: »Du hast verloren.« Er habe gedacht, »dass Lukas nur schläft, dass alles nicht so schlimm ist«, erklärte der Barmann. Erst etwa drei Stunden später alarmierte jemand die Rettungskräfte. Sie versuchten vergeblich, Lukas zu reanimieren, bei dem es infolge der Alkoholintoxikation, mindestens 4,4 Promille, zu einer Atemdepression und einem Herzstillstand gekommen war. Er verstarb etwa einen Monat später, ohne jemals wieder das Bewusstsein erlangt zu haben.

Das Landgericht Berlin verurteilte den Wirt wegen Körperverletzung mit Todesfolge sowie wegen weiterer Verstöße gegen das Jugendschutzgesetz (Ausschank von Branntwein an Jugendliche) zu einer Freiheitsstrafe von drei Jahren und fünf Monaten.

Der Mann im Gully

Aber auch nicht ganz so große Mengen an Alkohol können eine verheerende Wirkung haben. Das erfuhren Passanten und Ersthelfer in den frühen Morgenstunden an einem Tag in der Weihnachtszeit 2008. Aus einem Gully am Straßenrand ragte ein Paar Schuhe heraus. Aber nicht nur das. Die Schuhe trug ein junger Mann, der mit den Armen voran kopfüber in dem Gully steckte. Der junge Mann war tot. Auf dem Gehweg lagen seine Jacke sowie der abgezogene Gitterrost des Gullys. Die herbeigerufene Rettungswagenbesatzung zog ihn an den Füßen heraus, sein Gesicht war blau angelaufen, der Oberkörper nackt. Am Grund des Schachtes lagen ein Schlüsselbund und das T-Shirt des Mannes.

Noch am selben Tag wurde in unserem Institut in Bonn eine Obduktion vorgenommen. Die Kollegen fanden neben mehreren Abschürfungen stark geblähte Lungen und circa 1,5 ml Flüssigkeit in der Keilbeinhöhle, einer kleinen Nasennebenhöhle. Findet man dort Flüssigkeit beziehungsweise Wasser, gilt das in der Rechtsmedizin als Hinweis auf ein »Ertrinken«. Aus den Bronchien des Mannes entleerte sich schaumig-bräunliches, wässriges Sekret, das sich auch im gesamten Bronchialbaum fand. Im Magen befanden sich circa 300 ml einer wässrigen Flüssigkeit mit festen Nahrungsbestandteilen und wenigen feinsten pflanzlichen Bestandteilen. Neben einer Blutalkoholkonzentration (BAK) von 1,12 Promille wurden keine weiteren auffälligen Befunde bei chemisch-toxikologischen oder feingeweblichen Folgeuntersuchungen erhalten. Die Todesursache war nicht das Trinken von Alkohol, sondern das Ertrinken im Gully. Der Handlungsablauf war wohl eher skurril, doch die Alkoholisierung wird dabei wohl durchaus von Bedeutung gewesen sein.

Was war passiert? Der junge Mann war nach dem Weihnachtsmarkt noch in einer Kneipe gewesen und kurz nach Mitternacht, als er die Kneipe verließ, letztmalig lebend gesehen worden. Offensichtlich fiel ihm dann auf dem Nachhauseweg der Schlüsselbund in den Gully. Er versuchte, ihn herauszuholen. Dazu entfernte er den Gullydeckel und zog sich die Winterjacke aus, um sich in den Schacht bücken zu können. Der Wasserspiegel stand in dieser Nacht etwa 90 cm tief, was so für ihn aber wohl nicht zu sehen oder einzuschätzen war. Beim Versuch, den Schlüssel herauszuangeln, muss er vornüber in den Schacht gestürzt sein. Bei einer Kopfüber-Haltung der Arme verringert sich die Schulterbreite. Nur so konnte der Mann durch die schmale Schachtöffnung rutschen. Dabei gelangte er wohl trotz der über den Kopf gestreckten Arme mit dem Kopf unter Wasser. Das Schicksal nahm seinen Lauf: Der Schacht war zu eng und die Körperposition so unglücklich, dass er sich selbst nicht retten konnte. Er steckte fest und hätte nur mit fremder Hilfe aus dem Schacht gezogen werden können. Bei der Obduktion konnten – wie schon erwähnt – typische Ertrinkungsbefunde nachgewiesen werden. Im Mageninhalt fand sich darüber hinaus wässrige Flüssigkeit mit einigen wenigen pflanzlichen Bestandteilen aus dem schmutzigen Wasser im Schacht. Obwohl er kopfüber und mit dem Kopf unter Wasser steckte, gelang das schmutzige Gullywasser mit seinen feinen Pflanzenresten und anderem Unrat entgegen der Schwerkraft in den Magen. Wir sprechen dabei von einer propulsiven (vorantreibenden) Peristaltik.

Ein skurriler wie schrecklicher Unfall, bei dem sicher der Alkohol nicht ganz unschuldig war. Doch der Fall zeigt auch, dass es sinnvoll wäre, Gullydeckel gegen unbefugtes Entfernen zu sichern. Denn auch Kinder können Opfer schrecklicher Unfälle werden.

Tod auf der Klassenfahrt

Was für ein tragisches Ende einer Klassenfahrt. Alles war so schön geplant im März 2009. Es ging in das türkische Kemer. Von dort gelangt man zu tollen Ausflugszielen. Im nahen Myra soll der heilige Nikolaus zur Welt gekommen sein. Der am Fuß der Berge verlaufende Lykische Weg ist einer der schönsten Wanderstrecken der Welt und bietet herrliche Blicke auf Klippen, Buchten und das schimmernde Blau des Mittelmeers. Auch die Strände sind natürlich wunderschön; es gibt Wasserski, Paragliding, Banana-Boote ...

Elf Schülerinnen und Schüler einer Lübecker Berufsschule sollten eigentlich Land und Leute kennenlernen. Und die türkischen Klassenkameraden wollten ihren deutschen Freunden ihre schöne Heimat zeigen. Für knapp 400 Euro pro Person, inklusive Flug, fand sich ein preiswertes Hotel, das »Anatolia Beach«. Dieses konnte zwar nicht unbedingt mit den sonst so beliebten Fünfsternehotels der Umgebung mithalten, aber auch hier gab es das bei Touristen so beliebte »All-Inclusive«-Angebot: Frühstück, Mittag- und Abendessen im Preis inbegriffen. Ebenso wie die Getränke an der Bar des Hauses, Bier, Raki und Wodka. Und das von 10 bis 23 Uhr. Ein Bändchen am Handgelenk zeigt den Hotelangestellten, wer dazugehört.

Es kam so wie bei vielen anderen deutschen, englischen oder russischen Touristen auch. Die Bar wurde für einige Schüler zur größten Sehenswürdigkeit ihres Ausfluges. Sie kippten und becherten fröhlich in sich hinein, teilweise schon ab dem Vormittag. Einige Schüler klagten bereits in den ersten Tagen nach ihrer Ankunft nicht nur über einen klassischen Kater, sondern auch über Augenschmerzen. Für einen Toxikologen vielleicht schon ein erster Warnhinweis. Aber die Schüler ignorierten diese Signale.

Und dann dieser verhängnisvolle Abend. Es wird ausgiebig gefeiert. Mit dabei sind Dustin, 18, und Jan, 19. Nach dem Abendessen spielen die beiden zunächst Billard und surfen im Internet. Zwischen 21 Uhr und 21:30 Uhr wechseln sie an die Hotelbar und treffen Mitschüler. Sie bestellen sich Wodka und Whiskey-Cola. Vier türkischstämmige Mitschüler wollen feiern, ohne zu trinken. Sie setzen sich an einen Nebentisch und spielen Rommé. Als ein Hotelangestellter die Gruppe um 22 Uhr bittet, die Bar zu verlassen, diskutieren die sieben deutschen Schüler mit dem Barkeeper. Sie einigen sich auf einen sehr günstigen Deal: 25 Euro für zwei Flaschen Wodka und zwei Flaschen Pepsi-Cola.

Was dann wirklich geschah, ließ sich im Nachgang nicht ganz aufklären. »Wir haben alle noch in der Bar ein bis zwei Gläser Wodka-Cola getrunken, jeder eine Fifty-fifty-Mischung«, so die polizeiliche Aussage von Dustin. Nur Rafael, Jan und Jean-Pierre schenkten sich noch ein drittes oder sogar viertes Glas ein. »Ich hätte vielleicht auch ein drittes Glas getrunken, aber ich durfte in der Bar nicht rauchen, ich musste immer wieder rausgehen«, sagt Dustin. »Das Rauchen hat mir wohl das Leben gerettet.«

Gegen 23 Uhr wurde den Jugendlichen übel. Sie gingen auf ihre Zimmer. Was Jean-Pierre, Jan oder Rafael da noch getrunken haben, ist unklar. Vanessa, das einzige Mädchen in der Gruppe, berichtete, dass sie kurz blind gewesen sei. Ihr Mitschüler Hendrik sagte: »Nach den ersten Gläsern sind einige von uns schon durchgedreht. Wir waren plötzlich superbreit.«

Die Schüler versuchen, ihren Rausch auszuschlafen. Jean-Pierre und Jan kommen nicht zur Ruhe, sie erbrechen sich mehrfach. Am folgenden Tag bleiben sie auf ihrem Zimmer. Erst gegen 17 Uhr fragt sich die Gruppe, was mit Rafael los sei. Der Lehrer Albrecht S., die einzige Begleitperson der Schule, findet ihn auf dem Hotelzimmer. Rafael ist schon seit einigen Stunden tot.

Erst nach dieser schrecklichen Entdeckung schleppen sich am Abend Jean-Pierre und Jan ins »Anadolu«-Privatkrankenhaus von Kemer. Die Klinik liegt nur 200 Meter vom Hotel entfernt. Auf der Türschwelle wird Jean-Pierre bewusstlos. Der zuständige Arzt will einen Alkoholwert von 7,7 Promille festgestellt haben. Auch Jan ist total benebelt und soll fünf Promille aufgewiesen haben. Man versetzt ihn in ein künstliches Koma.

Es ist kaum zu vermuten, dass die tatsächlichen Blutalkoholwerte so hoch gewesen sind, was sich allerdings erst später herausstellen sollte. Neben oder anstatt Ethanol oder Ethylalkohol, der als der eigentliche »Trinkalkohol« gilt, wurde nämlich im Blut der Schüler Methanol aufgefunden, und beides zusammen hat bei den ersten Analysen in der Türkei, bei denen wohl nicht zwischen den beiden Alkoholen unterschieden wurde, zu den hohen Werten geführt.

Zwar wurde direkt bei der Nachricht von Rafaels Tod vermutet, gepanschter Alkohol könne die Ursache sein. Aber zunächst kommentieren türkische Medien den Fall in eine andere Richtung. »Wieder eine Verleumdungskampagne in Deutschland«, schreibt die Online-Zeitung *Turizmdebusabah*, die schwerpunktmäßig über die Tourismusbranche berichtet. Auch die bekannte und weit verbreitete Tageszeitung *Milliyet* greift das auf: »Deutsche Jugendliche trinken sich zu Tode, die Medien beschuldigen die Türkei.« Als das Ergebnis der Obduktion aus Deutschland veröffentlicht wird, fallen die türkischen Artikel darüber dann deutlich dezenter aus – wenn es der Presse überhaupt eine Meldung wert ist.

Die Leiche von Rafael, 21, wurde direkt nach Deutschland überführt und von unseren Kollegen in der Rechtsmedizin Hamburg obduziert. Bei weiterführenden Untersuchungen stellten sie dann 2,0 Promille im Blut fest. Allerdings nicht von Ethanol, sondern von Methanol. Jan und Jean-Pierre, beide im Koma, werden in einem Ambulanz-Flugzeug ins heimische Lübeck gebracht. Auch sie sollten nie wieder aufwachen. Beide verstarben nach einigen Tagen in einer Lübecker Klinik.

Aber was ist Ethanol, was ist Methanol, und wie kommen diese beiden Alkohole in Getränke? Ethanol, der eigentliche Trinkalkohol, entsteht durch Vergärung von Zucker mittels Hefe. Ist der Zucker (Glucose) rein, entsteht dabei kein Methanol. Methanol kann aber durch Vergärung von Pektin entstehen. Pektin kommt vor allem in den festen Bestandteilen von Pflanzen vor, insbesondere aber in Früchten und Fruchtschalen. Und so enthalten alkoholische Getränke nicht nur Ethanol, sondern fast immer auch Spuren von Methanol und viele weitere Verbindungen, je nachdem, woraus sie hergestellt und wie sie weiterverarbeitet wurden. Ein billiger Wein, der mit Stängeln und Blättern gekeltert wurde, enthält mehr Methanol als nur aus sorgfältig gepflückten Weintrauben hergestellter Qualitätswein. Eigentlich besteht kein Grund zur Sorge, denn die Mengen an Methanol in Bier und Wein sind nicht ausreichend, um eine ernsthafte Gefahr darzustellen.

Doch aus zwei Gründen ist bei hochprozentigen Spirituosen die Gefahr durch Methanol dann doch manchmal größer. Zum einen werden für die Gewinnung von Spirituosen wie Wodka Kartoffeln verwendet, die erhebliche Mengen an Pektin enthalten. Bei der Vergärung von Kartoffeln – im Übrigen sehr beliebt in Gefängnissen – können 10 bis 20 Prozent Methanol bezogen auf die Alkoholmenge entstehen. Bei der alkoholischen Gärung kommt es zunächst nur zu Alkoholgehalten von maximal 15 Prozent, dann stirbt die Hefe ab. Für Spirituosen wird dann durch Destillation auf einen Alkoholgehalt von bis zu 50 Prozent aufkonzentriert. Wir alle kennen die Volumenprozent-Angaben (Vol.%) bei Alkoholika. Aber bei dieser Destillation besteht dann das nächste Problem. Wird dabei nämlich Methanol (Siedepunkt Methanol 65 °C, Ethanol 78 °C) nicht abgetrennt, reicht dessen Konzentration nun aus, um bei Trinkgelagen so viel aufnehmen zu können, dass es zu schweren Vergiftungen mit Todesfolge kommen kann. Die Abtrennung des niedriger siedenden Methanols mit der richtigen Destillationsausrüstung ist eigentlich kein Problem. Man erhält dann eine sogenannte Mischfraktion aus Methanol und Ethanol, die man verwerfen muss. Das mindert natürlich den Ertrag an Branntwein. Und wenn skrupellose, aber geschäftstüchtige Branntweinerzeuger diese Vorfraktion gar als trinkbare Spirituosen in den Handel bringen, ist eine Vergiftung durch Methanol vorprogrammiert. Dies geschieht immer wieder in Ländern wie der Türkei, die eine hohe Branntweinsteuer erheben. Dort blüht der illegale Markt mit Spirituosen.

Ungefähr fünf bis acht Gramm Methanol können für einen Erwachsenen schon gesundheitsgefährdend sein. Etwa die zehnfache Menge kann zum Tod führen. Eine 0,7-Liter-Flasche eines 40-Vol.-%igen Wodka enthält circa 320 g Alkohol. Handelt es sich um gepanschten Alkohol, bei dem das Methanol durch Destillation nicht abgetrennt wurde, kann man bei Konsum der gesamten Flasche durchaus eine lebensbedrohliche Menge von 50 bis 60 g Methanol aufnehmen. Viel gefährlicher ist es dann noch, wenn bei der Destillation die praktisch aus reinem Methanol bestehende Vorfraktion abgetrennt wurde und als illegale Spirituose äußerst günstig vertrieben wird. Hier können bereits sechs Centiliter, also drei normale kleine Schnapsgläser, zur Gefahr werden!

Methanol wirkt erst einmal genauso wie normaler Trinkalkohol, das Ethanol. Trinkt man gewisse Mengen, bekommt man einen Rausch. Die zweite Phase unterscheidet sich allerdings sehr. Auch bei Methanol kommt es zu Bauchkrämpfen und Kopfschmerzen. Bei herkömmlichem Alkohol wird es irgendwann wieder besser – nach dem (Kater-)Frühstück oder nach zwei Aspirin. Bei Methanol treten dagegen schlimme Muskelschmerzen und Schwindel auf.

Oft kommt es zu Sehstörungen. Darüber berichteten die Schüler in Kemer ja schon nach den ersten Tagen. Nicht das Methanol selbst ist so verheerend, sondern es sind die Stoffwechselprodukte, die im Körper entstehen, wenn das Methanol durch Leberenzyme abgebaut wird. Zum einen entsteht Formaldehyd, das zu schweren Vergiftungen führt und Hirnschäden verursachen kann. Zum anderen entsteht Ameisensäure, die den ganzen Säurehaushalt des Körpers durcheinanderbringt. Die Nieren werden ebenso angegriffen wie die Leber und das zentrale Nervensystem. Mehrere Stunden oder sogar Tage nach der Aufnahme von Methanol kann das Blut übersäuern, weil sich dort Ameisensäure ansammelt. Auch ein Atemstillstand ist möglich. Unbehandelt endet die Vergiftung daher meist tödlich. Bei Vergiftungen werden Patienten übrigens häufig mit Trinkalkohol (Ethanol) behandelt. Liegt ein gewisser Pegel vor, kann vorhandenes Methanol nicht in seine giftigen Stoffwechselprodukte umgewandelt werden. Das Ethanol hat nämlich eine höhere Affinität zum Enzym Alkoholdehydrogenase, das Enzym baut Ethanol also eher als Methanol ab. Das Methanol wird so nicht verstoffwechselt und nicht in Formaldehyd und Ameisensäure umgewandelt. Man hält Patienten dann zwischen 0,5 und 1 Promille, bis das Methanol aus dem Körper ausgeschieden wurde. Alternativ gibt es ein Medikament, welches ebenfalls die Alkoholdehydrogenase blockiert. Beides nutzt natürlich nur etwas, wenn der Betroffene ins Krankenhaus eingeliefert wird, bevor das Methanol im Körper vollständig umgesetzt wurde.

Kann man Methanol in Getränken bemerken? Es hat eigentlich einen etwas süßlichen Geruch, der sich von Ethanol unterscheidet. Aber meistens ist es dennoch nicht einfach, Methanol am Geruch oder gar Geschmack zu erkennen. Dazu sind zu viele andere Aromen in den Spirituosen, und gerade in Mischgetränken oder gar Cocktails wird der typische Methanolgeruch deutlich überlagert.

In Kemer wurde übrigens ermittelt, wie es zu den schrecklichen Vergiftungsfällen kommen konnte. Und gut zweieinhalb Jahre nach den Vorfällen hat ein Gericht im türkischen Antalya zwei Getränkelieferanten zu Haftstrafen von jeweils 60 Jahren verurteilt. Die beiden Brüder wurden wegen vorsätzlichen Totschlags in jeweils drei Fällen und wegen vorsätzlicher Körperverletzung in je vier Fällen schuldig gesprochen. Sie waren schon früher wegen Handels mit illegalem Alkohol in Konflikt mit den türkischen Gesetzen gekommen. Ihre Firma hatte damals die für den Handel nötige Lizenz verloren. Daraufhin hatten sie sich im Namen ihrer Ehefrauen eine neue Genehmigung besorgt. Ein Einkaufsmanager und der Restaurantchef des »Anatolia-Beach«-Hotels wurden wegen fahrlässigen Totschlags und fahrlässiger Körperverletzung jeweils zu insgesamt fünf Jahren verurteilt.

Diese hohen Strafen sollten natürlich auch abschreckend wirken. Und dennoch wird immer wieder von vergleichbaren Fällen berichtet. Bei einem Yachtausflug einer Gruppe von 70 russischen Touristen am 27.5.2011 zogen sich 21 Urlauber mit gepanschtem Whisky eine Alkoholvergiftung zu. Drei Frauen und ein Mann starben an dem giftigen Alkohol. Wie später mitgeteilt wurde, überstieg der Gehalt an Methanol in dem für Cocktails verwendeten Whisky die zulässige Norm um ein Mehrfaches. Nach Ministeriumsangaben war er aus Nordzypern in die Türkei eingeführt und von einem in Ankara registrierten Unternehmen vertrieben worden. Dieses hatte insgesamt 12 000 Flaschen der giftigen Spirituose verkauft.

Bei einer Razzia in Istanbul und Bursa fand die Polizei zuletzt 660 Flaschen gefälschten Whisky und Raki. »Der Handel ist voller Todesflaschen«, berichtete dazu der lokale Radiosender. Für die Panscher lohnt sich das Geschäft, sie lassen sich nicht abschrecken. Im westtürkischen Balikesir nahm die Polizei 28 Menschen fest. Die Beamten hatten 16 000 Liter gefälschten Whisky gefunden, weitere 10 000 Liter Wodka und unzählige gefälschte Verpackungen und Etiketten.

Der jüngste große Skandal ereignete sich nicht in der Türkei, sondern in Tschechien. Dort kostete vergifteter Schnaps mindestens 44 Menschen das Leben. Die Sonderkommission »Metyl«

der Polizei ermittelte, dass die Täter für die Herstellung von Auto-Scheibenreinigern bestimmtes hochgiftiges Methanol abgezweigt hatten. Dieses Methanol hatten sie dann in einer illegalen Abfüll-anlage mit Spirituosen vermischt. Die in den Umlauf gekomme-nen Flaschen trugen Aufschriften wie »Albanischer Wacholder« oder »Wodka Lunar Extra mild«. Zwar hatten die Behörden nach eigenen Angaben schnell rund 15 000 Liter vergiftete Spirituosen sichergestellt, dennoch kam es zeitweise sogar zu einem totalen Verkaufsverbot für Getränke mit einem Alkoholgehalt von mehr als 20 Vol.-%. Immerhin fehlte auch von weiteren 5000 Litern jede Spur, und noch Monate später traten Vergiftungsfälle auf.

Das Glas danach – die Begleitstoffanalyse

Gerade haben wir etwas über Methanol und andere Begleitstoffe in alkoholischen Getränken erfahren. Wie beschrieben, sind sie nor-malerweise nicht von toxikologischem Interesse. Aber in der tägli-chen Routine von sogenannten »Alkoholfahrten« kann deren Be-stimmung im Blut Beschuldigter für eine Begutachtung hilfreich sein. Denn nicht selten sind Personen, die unter Alkoholeinfluss noch selbst fahren, nach Beendigung der Fahrt nicht direkt in »Ob-hut« von Polizeibeamten. Folglich besteht zumindest die Möglich-keit, dass jemand auch nach der Fahrt noch weitertrinkt, was eine letztendlich ermittelte Blutalkoholkonzentration (BAK) ganz oder zumindest teilweise erklären soll. Dieses »Trinken danach« nennen wir »Nachtrunk«, der klassische Fall sieht wie folgt aus: In geselli-ger Runde wurde das ein oder andere Gläschen geleert, und Herr X. steigt schon angeheitert in sein Auto, um nach Hause zu kommen. Auf dem Nachhauseweg verliert er die Kontrolle über seinen Wa-gen und fährt gegen einen Baum. Er läuft nach Hause und erklärt dem später eintreffenden Polizeibeamten, dass es natürlich falsch war, den Unfallort zu verlassen, er sei aber völlig durcheinander gewesen und habe auf den Schreck dann noch daheim den einen oder anderen hochprozentigen Schnaps zu sich genommen.

Wie geht man in solchen Fällen vor? Zum einen ist natürlich interessant, ob entsprechende Angaben direkt vor Ort gemacht wurden oder erst im weiteren Verlauf, vielleicht sogar erst während einer Gerichtsverhandlung. Ein Schelm, der Böses dabei denkt, wenn dies nach dem ersten Kontakt mit einem Rechtsanwalt erfolgte! Werden nach entsprechender Belehrung Angaben vor Ort gemacht, sind Polizeibeamte angehalten, sowohl die Trinkmengen mit exakter Bezeichnung der Marken als auch die Trinkzeiten genauestens zu protokollieren. Dies gilt für einen möglichen Alkoholkonsum vor einer Fahrt wie auch für den angegebenen Nachtrunk. Des Weiteren sind Polizeibeamte angehalten, sich entsprechende Gläser und Flaschen vorzeigen zu lassen und auch weitere Zeugen zu deren Beobachtungen zu befragen. Gerade wenn es sich um exotischere Getränke handelt (Selbstgebrannter etc.), ist auch eine Sicherstellung anzuraten, um eine spätere Vergleichsprobe für Vergleichsanalysen vorliegen zu haben. Ob die gesamten Trinkangaben letztendlich überhaupt plausibel erscheinen, kann dann mit Hilfe einer Alkoholbilanzierung überprüft werden. Die aus den gesamten Trinkmengen resultierende BAK wird mit Berücksichtigung der Trinkzeiten errechnet und mit der letztendlich ermittelten BAK verglichen. Aufgrund großer individueller Unterschiede bei der Alkoholaufnahme und der Alkoholelimination kann aber immer nur ein bestimmter und durchaus größerer Erwartungsbereich angegeben werden, sodass nur grobe Abschätzungen möglich sind.

Meistens haben wir es in Fällen mit möglichem Nachtrunk mit sehr hohen Blutalkoholkonzentrationen zu tun. Und so erfolgt dann auch häufig die Angabe, noch eine außergewöhnlich große Menge Alkohol in kürzester Zeit bis zum Eintreffen der Polizei getrunken zu haben. Man spricht dann auch von einer »Sturztrunk-Einlassung«. Manchmal mag man gar nicht glauben, dass es rein körperlich möglich ist, innerhalb von nur 15 Minuten eine Flasche Wodka oder zwei Flaschen Sekt zu trinken. Aber ist das vor Gericht sicher auszuschließen? Ich habe sogar einmal an einer Verhandlung teilgenommen, in der ein Angeklagter in einer Kühltasche zwei Flaschen Sekt mitbrachte und dem Richter vorführen wollte, dass er das hinbekäme. Das Gericht wollte aber nicht die Verantwortung für einen weiteren Alkoholrausch übernehmen.

In solchen Sturztrunk-Fällen sind vielmehr die Polizeibeamten wichtige Zeugen, die von uns Sachverständigen ausführlich zum Zustand des Betroffenen befragt werden. Wäre wirklich erst kurz vor dem Eintreffen der Polizei sehr viel Alkohol getrunken worden, so kann dieser beim Eintreffen der Polizei noch gar nicht ins Blut aufgenommen worden sein und somit auch noch nicht seine Wirkung entfaltet haben. Folglich wäre zu erwarten, dass ein Betroffener noch gar nicht beim Eintreffen der Polizei erheblich alkoholisiert erscheint, sondern erst in der Folgezeit auf dem Weg zur Wache und bei der weiteren Aufnahme des Falles wirklich betrunken wird.

Natürlich handelt es sich bei diesen Beobachtungen um subjektive Befunde, und nur ein Gericht kann endgültig eine Wertung vornehmen. Ein beweissicheres Verfahren zur Überprüfung eines behaupteten Nachtrunkes stellt dagegen die Begleitstoffanalyse dar. Begleitstoffe beziehungsweise in erster Linie Begleitalkohole, auch Fuselalkohole genannt, entstehen neben Ethanol als Teilfraktion der Fuselöle bei Gärungsprozessen. Typische Begleitalkohole sind Methanol, n-Propanol und Isobutanol oder die Amylalkohole.

In »heroischen« Selbstversuchen in rechtsmedizinischen Instituten hat man schon vor mehr als 30 Jahren festgestellt, dass Begleitstoffe nach der Aufnahme entsprechender Getränke auch im Blut eines Konsumenten nachweisbar sind. Dazu bedarf es allerdings eines aufwändigen und sehr sensitiven Analyseverfahrens, denn entsprechende Verbindungen treten im Vergleich zum Ethanol, dem Trinkalkohol, tausendfach geringer im Blut auf. In zahlreichen rechtsmedizinischen Instituten ist eine Analyse mit anschließender Fachexpertise aber möglich. Hier ein typisches Fallbeispiel:

Eines Abends um 20:10 Uhr betritt ein sichtlich angetrunkener

Mann den Shop einer Tankstelle. Er fällt mit seiner starken Alkoholfahne auf, und auch sein Gang ist sehr unsicher und langsam. Nachdem er zwei Flachmänner mit Weinbrand eingekauft hat, glaubt der Kassierer, seinen Augen nicht zu trauen. Der Angetrunkene setzt sich doch tatsächlich in seinen Pkw und fährt davon. Dabei rammt er noch ein Werbeschild und ordnet sich sehr unsicher in den fließenden Verkehr auf der Hauptstraße ein. Sofort verständigt der Kassierer die Polizei. Über das Kennzeichen wird die Halteradresse ausfindig gemacht, und bereits um 20:25 Uhr wird der Fahrzeughalter zu Hause angetroffen. Auch die Polizei stellt eine deutliche Alkoholisierung fest. Nach seinem Alkoholkonsum befragt, gibt der Mann an, dass er vor der Fahrt gegen 16 Uhr lediglich zwei 0,5-Liter-Flaschen Bier getrunken habe. Erst nach seiner Rückkehr von der Tankstelle – er habe seine Weinbrandvorräte auffüllen müssen – habe er dann zu Hause circa 0,5 Liter Weinbrand der Marke »Royal« aus alten Vorräten und einer neu gekauften Flasche getrunken. Tatsächlich werden im Wohnzimmer mehrere leere Flaschen dieses Weinbrandes gefunden. Dazu auch noch ein voller und ein geöffneter Flachmann, von dem nur ein kleiner Schluck fehlt. Schon beim Eintreffen der Polizei habe der Mann einen sehr alkoholisierten Eindruck gemacht, der Zustand habe sich im weiteren Verlauf nicht verändert.

In einer um 21:28 Uhr entnommenen Blutprobe wurde eine Blutalkoholkonzentration von 1,87 Promille ermittelt, in einer weiteren um 22 Uhr abgenommenen Probe ein Wert von 1,77 Promille. Zudem wurde ich mit einer Begleitstoffanalyse beauftragt, wobei eine vergleichsweise hohe Konzentration an Methanol, jedoch nur eine geringe an Isobutanol und gar kein 3-Methylbutanol-1 aufgefunden wurden.

Nur zwei Flaschen Bier gegen 16 Uhr, dann hätte schon sehr viel Alkohol nach der Fahrt aufgenommen werden müssen, um so hohe BAK-Werte erreichen zu können. Nun enthält Weinbrand aber vergleichsweise hohe Gehalte an Isobutanol und 3-Methylbutanol-1, welche nicht in so hoher Konzentration beziehungsweise gar nicht im Blut festgestellt wurden. Auch der hohe Methanolwert war durch die Trinkangaben nicht zu erklären. Dies alles war letztendlich der Beweis dafür, dass die Geschichte so nicht stimmen konnte. Damit konfrontiert, räumte der Mann eine Fahrt unter Alkoholeinfluss dann auch ein und wurde wegen fahrlässiger Trunkenheit im Straßenverkehr verurteilt.

Giftige Gase

Beim Begriff »Giftgas« denkt man wohl zuerst an Kriegseinsätze oder Terroranschläge, auf beides soll hier nicht eingegangen werden. Beschrieben werden vielmehr Giftfälle, mit denen man täglich in der forensischen Toxikologie zu tun haben kann.

Kohlenmonoxid

Tödliche Kohlenmonoxid-Vergiftungen waren in früheren Zeiten an der Tagesordnung, erfolgte die Versorgung von Haushalten doch über Stadtgas oder Leuchtgas. Dabei handelte es sich um einen einfach herzustellenden Brennstoff, der zumeist von den zuständigen Stadtwerken selbst produziert wurde. Seit der Mitte des 19. Jahrhunderts diente Stadtgas zur Beleuchtung von Straßen und Wohnungen sowie zum Betreiben von Gasherden und Gasdurchlauferhitzern. Die Zusammensetzung von Stadtgas war je nach Gaswerk und Herstellungsverfahren sowie Art der Gaswäsche und der verwendeten Kohle verschieden. Typische Gasgemische bestanden zu über 50 Prozent aus Wasserstoff, gut 20 Prozent aus Methan, aus circa 15 Prozent Stickstoff und enthielten circa 10 Prozent an giftigem Kohlenmonoxid (CO). Daneben kamen oft noch verschiedene weitere Gase zu geringeren Anteilen vor, unter anderem Kohlendioxid, Sauerstoff und Kohlenwasserstoffe sowie Wasserdampf. Häufig wurde dem Stadtgas in geringen Mengen deutlich nach Knoblauch riechendes Diphosphan zugesetzt. So konnte ein unbeabsichtigtes Austreten sofort am entsprechenden Geruch bemerkt werden. Um den Brennwert des reinen Kohlegases zu erhöhen, wurde dem Stadtgas am Anfang des 20. Jahrhunderts auch Wassergas, bestehend primär aus Kohlenmonoxid und Wasserstoffgas, beigemischt. Nach dem Zweiten Weltkrieg begann man, den giftigen Kohlenmonoxid-Anteil zu senken und dem Stadtgas verstärkt Erdgas (Methan) beizumischen. Erst in der zweiten Hälfte des 20. Jahrhunderts wurde in Europa Stadtgas in den öffentlichen Gasnetzen durch Erdgas ersetzt. Zum Beispiel in China gibt es zum Teil aber immer noch mit Stadtgas betriebene Gasnetze. Auch wenn nach der Umstellung von Stadtgas auf Erdgas die Zahl insbesondere suizidal herbeigeführter Kohlenmonoxid-Vergiftungen deutlich zurückgegangen ist, liegt die Frequenz im rechtsmedizinischen Untersuchungsgut noch bei 0,9 bis 4,7 Prozent. Der Anteil der bei der äußeren Leichenschau zunächst nicht erkannten Fälle liegt erschreckenderweise bei circa 40 Prozent.

Wie wirkt Kohlenmonoxid (CO), und warum ist es so giftig? Es handelt sich um ein sehr gefährliches Atemgift. Gerät es über die Lunge in den Blutkreislauf, bindet es an den roten Blutfarbstoff, das Hämoglobin, das eigentlich für den Sauerstofftransport in unserem Körper verantwortlich ist. Da es fast 300-fach stärker an Hämoglobin bindet als Sauerstoff selbst, reichen schon vergleichsweise geringe CO-Raumluftkonzentrationen, um zu Vergiftungserscheinungen zu führen. Normalerweise liegt der prozentuale Anteil des mit CO beladenen Hämoglobins (COHb) zwischen 0,7 und 1,1 Prozent, bei starken Rauchern bis zu 10 Prozent. Mit klinischen Symptomen muss ab einer CO-Beladung von 15 Prozent gerechnet werden, Lebensgefahr besteht bei Werten ab circa 50 Prozent. Es kommt zum Tod durch (inneres) Ersticken. Da CO farb-, geruch- und geschmacklos und nicht reizend ist, wird es kaum wahrgenommen. Im Folgenden einige Fälle aus der täglichen Routine.

Tod im Wohnmobil

Auf einem Campingplatz am Nürburgring wurde ein Camper auf einen Zeitungsartikel aufmerksam. Vermisst werde ein Ehepaar Anfang 50, Fotos der beiden wurden veröffentlicht. Waren das nicht die neuen Nachbarn, die sich vor wenigen Tagen mit ihrem brandneuen Wohnmobil neben ihm niedergelassen hatten? Seitdem hatte er sie nicht mehr gesehen. Da auf Rufen und Klopfzeichen nun nicht reagiert wurde, öffnete er gemeinsam mit dem Campingplatz-Betreiber das Wohnmobil. Es bot sich ein schreckliches Bild: Die beiden Vermissten befanden sich halb liegend auf den Sitzbänken an ihrem Tisch. Ein fürchterlicher Geruch ging von beiden aus, war es an den letzten Tagen doch sehr warm gewesen, sodass sie teilweise schon in Fäulnis übergegangen waren. Zudem fanden sich Spuren von Erbrochenem. Bei den Ermittlungsbehörden ergab sich der Verdacht auf einen Unglücksfall, ohne aber bei dem fabrikneuen Fahrzeug an todesursächliche CO-Intoxikationen zu denken. Bei von uns ermittelten Werten von über 60 Prozent wurden solche aber eindeutig festgestellt.

Die technische Untersuchung des Wohnmobils erbrachte, dass der in einem Spind installierte Gasbrenner durch Rohrleitungen mit einer unter dem Wohnmobil angebrachten Propangasflasche verbunden war. Alle Fenster, Türen und Luken waren ursprünglich verschlossen gewesen. Die Propangasflasche war leer, ansonsten funktionierte die gesamte Anlage. Eine rot leuchtende Störanzeige bedeutete lediglich eine mangelnde Gaszufuhr. Nach Anschluss einer Ersatzflasche stieg die CO-Konzentration im Wohnmobil bei Betrieb der Gasheizanlage dann aber innerhalb von nur 45 Minuten auf kritische Werte an. Grund war ein unsachgemäßer Einbau mit unzureichender Frischluftzufuhr. Die Ermittlungen führten zu einer Rückrufaktion für fünf weitere bauartgleiche Wohnmobile.

Spezialbenzin

An einem frostigen Novembertag wurde von der Autobahnpolizei auf einem Rastplatz ein seit mehreren Tagen vermisster Lkw gefunden. Und nicht nur das. Auch der Fahrer tauchte auf. Den steifgefrorenen Leichnam des 23-Jährigen fand man auf einer Pritsche im hinteren Teil der Kabine lediglich mit Unterwäsche bekleidet. Im Rahmen unserer Untersuchungen stellten wir einen COHb-Wert von 83 Prozent fest.

Wie war es zu dieser Vergiftung gekommen? Im Fußraum des Lkw stand ein benzingetriebener Stromgenerator, an den über Stromkabel ein Heizlüfter und ein Satellitenfernseher angeschlossen waren. Das Antennenkabel des Fernsehers führte durch das schlitzbreit geöffnete Fenster nach außen, ansonsten war der Schlitz aber durch einen Schlafsack dicht schließend zugestopft, schließlich war es sehr kalt. Das Notstromaggregat war wohl zum Laden von Akkus für einen Elektrohubwagen und eine elektrohydraulische Ladebordwand gedacht. Als Fracht hatte der Lkw Spezialbenzin geladen, das benzol-, aromaten- und bleifrei sei und bei der Verbrennung 30 Prozent weniger CO erzeuge, jedoch nicht vollkommen schadstofffrei verbrenne. Der Fahrer habe seinen Chef darüber unterrichtet, dass die Heizung des Lkw defekt sei. Die Ermittler kamen zu dem Schluss, dass der Verstorbene deswegen in der abgeschlossenen Kabine mit dem geladenen Spezialtreibstoff das Stromaggregat betrieben habe, um heizen und fernsehen zu können. Zu dieser unverständlichen und dümmlichen Idee mag beigetragen haben, dass das Spezialbenzin laut Prospekt als Sonderkraftstoff für unsere Umgebung und Umwelt angepriesen wurde und für Motoren bestimmt sei, die in der nächsten Umgebung von Menschen arbeiten. Der Kraftstoff sei frei von Blei, Benzol, Aromaten und Schwefel, was die Gefahr von Gesundheitsschäden beim Kontakt mit Benzindämpfen und Abgasen erheblich verringere. Slogan: »… keine unbehaglichen Dämpfe und dazu noch reinere Abgase«.

Die selbstgebastelte »Gasflaschenheizung«

Ein 19 Jahre alt gewordener Mann wurde an einem Sonntag um 17 Uhr von einem Freund in dessen Wohnung aufgefunden. Er lag nur mit Unterhose und T-Shirt bekleidet tot vor dem Sofa. Um 13 Uhr war er von einer Mitbewohnerin letztmalig lebend, wenn auch schlafend, gesehen worden. Am Vortag habe er beim Renovieren geholfen, dann an einem Dart-Turnier in einer Kneipe teilgenommen, im Anschluss daran eine Geburtstagsfeier besucht und anschließend bis halb vier Uhr morgens mit Freunden zusammengesessen. Er habe über keinerlei Beschwerden geklagt und nüchtern gewirkt. Bei ungeklärter Todesursache kam es zu einer Obduktion, und wir ermittelten einen COHb-Wert von 65 Prozent.

Nachermittlungen erbrachten folgenden Sachverhalt: Um während der Renovierung Heizkosten zu sparen, war die Wohnung mit einer selbstgebastelten »Gasflaschenheizung« beheizt worden. Diese bestand aus einer Propangasflasche mit aufgesetztem Gasstrahler. Als der Verstorbene gefunden wurde, war dieser noch in Betrieb. Die Fenster waren geschlossen und von innen so stark beschlagen, dass Wasserperlen die Scheiben hinunterliefen. Bevor sie Notarzt und Polizei alarmierten, hatten die Mitbewohner das Fenster geöffnet und die Gasflaschenheizung entfernt – aus Angst, belangt zu werden, falls der Tod in Zusammenhang mit der Gasflasche stehe. Dieses Phänomen ist nicht selten zu beobachten. Oft wird der Auffindeort verändert, und es wird »aufgeräumt«, um einen besseren Eindruck zu machen, oder es wird etwas entfernt, um keine Probleme – zum Beispiel mit der Versicherung – zu bekommen oder einfach, weil man sich für etwas schämt. Dadurch werden Ermittlungen aber erheblich behindert.

Der Garagentod

Eines Sonntagnachmittags wird eine 42 Jahre alt gewordene Frau von ihrem Ehemann tot in der Garage aufgefunden. Die Verstorbene lag lediglich mit einem weißen Slip und einer dünnen Perlonbluse bekleidet in Rückenlage auf dem Betonboden neben dem Pkw. Neben der Leiche fand sich eine elektrische Handlampe, deren Kabel über Schulter und Nacken verlief, jedoch keine dem Hals eng anliegende Schlinge bildete. Es fanden sich Hautabschürfungen und Hämatome an der Stirn, oberflächliche Hautabschürfungen am linken Nasenflügel, an der rechten Körperseite und am rechten Oberschenkel sowie Prellmarken am rechten Knie. Die Fahrertür des Pkw war unverschlossen, das Fenster einen Spalt geöffnet. Der Fahrersitz befand sich in Liegeposition, der Zündschlüssel lag auf dem Garagenboden.

Zwischen den Eheleuten war es in der Vergangenheit immer wieder zu Streitigkeiten und verbalen wie körperlichen Auseinandersetzungen gekommen. Der Ehemann galt als aufbrausend, impulsiv und wurde bei Streitigkeiten auch als aggressiv und handgreiflich beschrieben. Die Ehefrau habe schon mehrere Suizidversuche unternommen. Der Ehemann gab an, dass es am Vorabend bei erheblichem Alkoholkonsum wieder zu einem Streit gekommen sei, bei dem seine Frau auf einem Teppich ausgerutscht und mit der linken Kopfseite auf den Fliesenboden gestürzt sei. Danach sei sie aber aufgestanden, und es sei ihr gut gegangen. Er selbst habe im Kinderzimmer geschlafen und gedacht, dass sie bei einer Freundin übernachte. Am nächsten Morgen habe er nach ihr gesucht und bei einem flüchtigen Blick in die Garage nur ihren Wagen gesehen. Nachmittags habe er Zigaretten holen wollen und daher das Haus über die Garage verlassen, wo er seine Frau gefunden habe.

Bei der Obduktion fanden sich mehrfachen Stürzen und Anstößen zuzuordnende Verletzungen, jedoch keine korrespondierenden Verletzungen von Schädelknochen, Hirnhäuten und Gehirn. Außerdem wurden mehrere Hautanritzungen am linken Handgelenk gefunden, die als Probierschnittverletzungen bezeichnet werden. Darunter versteht man nicht tödliche Schnittverletzungen, die eine Person mit Suizidabsicht zum Test der Schmerzempfindlichkeit und Überwindung der psychologischen Hemmschwelle ausführt. Manchmal werden solche Verletzungen auch nur selbst zugefügt, um Aufmerksamkeit zu erhaschen. Bei Ausschluss konkurrierender Todesursachen musste bei einer Blutalkoholkonzentration von nur 0,3 Promille und einem COHb-Wert von 46 Prozent wohl dennoch von einer todesursächlichen CO-Intoxikation ausgegangen werden.

Die rechtsmedizinischen Untersuchungen wurden nicht zuletzt in Anbetracht der Vorgeschichte und Auffindesituation sowie der äußerlich sichtbaren Verletzungen unter anderem auch zum Ausschluss eines Tötungsdeliktes vorgenommen. Insbesondere stellte sich die Frage, ob bei einem COHb von 46 Prozent noch genügend Handlungsfähigkeit erhalten sein kann, um den Motor abzustellen und den Schlüssel aus dem Zündschloss zu ziehen, oder ob dieses auf eine Fremdtäterschaft hindeute. Bei Durchsicht ähnlicher Fälle konnten wir eine noch vorhandene Handlungsfähigkeit nicht ausschließen. Damit stellte sich die Frage, ob es sich um einen Unfall beim Übernachten in der Garage oder um einen Suizid gehandelt habe.

Ähnlich wie schon oben beschrieben, sprechen wegen kalter Witterungsbedingungen geschlossene Türen und Fenster sowie defekte Abgasanlagen oder Standheizungen für einen Unfall. Die Einleitung von Auspuffabgasen ins Fahrzeuginnere, die Abdichtungen der Fahrzeugöffnungen oder ein noch laufender Motor sprechen dagegen für einen Suizid. Aufgrund der Auffindesituation, der ermittelten Suizidversuche in der Vorgeschichte und der festgestellten Probierschnitte war der Todesfall nach unserer Auffassung als Suizid einzuordnen. Offen bleibt, ob sie sich im letzten Moment noch retten wollte oder vielleicht doch nicht die Absicht bestand, zu sterben. Vielleicht wollte sie von ihrem Mann noch lebend gefunden werden – doch das sind Fragen, die wir zwar stellen, aber nicht wirklich beantworten können.

Suizid mit dem Holzkohlegrill – Ein neues Phänomen

Nachdem eine Mitbewohnerin im Erdgeschoss eines Mehrparteienhauses einen unangenehmen Geruch wahrgenommen und unter der Tür des dort wohnenden alleinstehenden 27-jährigen Mannes Maden hatte hervorkriechen sehen, wurde die Wohnung gemeinsam von Eltern, Vermieterin, Feuerwehr und Polizei geöffnet. Es muss wohl nicht erwähnt werden, dass der Körper des tot im Wohnzimmer auf dem Sofa liegenden Aufgefundenen weit fortgeschrittene späte Leichenerscheinungen aufwies. Unter anderen Fäulnis und starken Madenbefall. Auf dem Fußboden vor der Küchenzeile lag ein angebrochener Sack Holzkohle. Im Spülbecken befand sich ein Metalleimer mit Holzkohleresten. Am Boden des darüber montierten Hängeschrankes waren deutliche Rußspuren erkennbar. Das Wohnzimmer und die Etagentür waren mit einem Klebeband abgedichtet. Vor der Wohnzimmertür fand sich ein handgeschriebener Zettel mit der Warnung: »Achtung! Hohe CO-Konzentration! Lebensgefahr!«. Es wurden eine Muskelwasseralkoholkonzentration von 2,83 Promille und ein COHb-Wert im Nierenblut von 80 Prozent ermittelt.

Der Mann war als Einzelgänger bekannt und hatte kurz zuvor seinen Job verloren. Schon zwei Jahre zuvor hatte er versucht, sich die Pulsadern zu öffnen. Auch seine leibliche Mutter und sein Großvater hatten sich durch Gift beziehungsweise Erhängen das Leben genommen.

In diesem Fall hatten wir es nicht mit einem Holzkohlegrill, aber auch mit Holzkohle zu tun. Hier gibt es einen Besorgnis erregenden Trend zu beobachten: Fälle von Selbsttötung nach chinesischem Vorbild. Zuvor waren es eher Unfälle, bei denen ein noch glimmender Holzkohlegrill in die Gartenlaube oder gar vom Balkon in die Wohnung gestellt worden war und es in der Folge zu tödlichen CO-Intoxikationen kam. Der ARD-Moderatorin Miriam Christmann und ihrem Lebensgefährten wurde dies wohl zum Verhängnis. Am Abend des Pfingstmontags 2008 stellte das Paar seinen Holzkohlegrill in die Wohnung, statt ihn auf der Terrasse ausglühen zu lassen. Die Prominente und ihr Partner starben vermutlich im Schlaf. Hinweise auf einen Suizid gab es nicht.

Auf diese Weise kann natürlich auch sehr einfach eine geplante Selbsttötung durchgeführt werden. Nach Bekanntwerden eines ersten Falles 1998 etablierte sich der Suizid durch Holzkohle bis Ende 2001 zur zweithäufigsten Suizidmethode im Großraum Hongkong und ersetzte dabei das Erhängen. Seit einigen Jahren ist dieses Phänomen auch in großem Umfang bei uns zu beobachten. In Internetforen wird die »Grillkohle-Methode« als absolut sicher beschrieben, zudem koste sie »kaum Überwindung«, sei »human« und »einfach für jeden durchführbar«.

Bei Experimenten in einem geschlossenen Versuchscontainer wurde herausgefunden, dass eine tödliche CO-Konzentration in der Raumluft nach etwa 30 bis 60 Minuten erreicht ist. Bevor man einschläft beziehungsweise die Bewusstlosigkeit eintritt, erleidet man allerdings leichte Vergiftungssymptome wie Schwindel, Kopfschmerzen und Herzklopfen. Insofern wird nicht selten zuvor noch zusätzlich auf Alkohol oder Schlafmittel zurückgegriffen.

In Taiwan wurde an den Kassen einer Supermarktkette ein Suizidalarmsystem eingeführt. Auf dem Kassencomputer leuchtet ein Warnhinweis auf, wenn ein Kunde lediglich Holzkohle kauft. Der Kassierer ist dann zur Nachfrage angehalten, ob der Käufer nicht auch Grillfleisch benötige. Falls der Kunde dann Suizidgedanken äußert, soll ihm eine Beratungs-Hotline empfohlen werden.

Ein vermeidbarer Todesfall

Zu einem durchaus vermeidbaren zweiten Todesfall kam es im Oktober 1986. Letztendlich wurde der Arzt, der in einem ersten Fall die Leichenschau durchgeführt hatte, dafür zur Verantwortung gezogen. Was war geschehen?

An einem Montag wurde der Hausarzt während seiner Nachmittags-Sprechstunde zu einem Notfall zu seiner fast 70 Jahre alten Patientin Frau A. gerufen. Frau A. war kurze Zeit vorher leblos im Badezimmer ihrer Wohnung aufgefunden worden. Sie war zuvor in den letzten beiden Jahren regelmäßig von dem Arzt betreut worden, auch wegen eines erhöhten Herz-Kreislauf-Risikos. Als der Arzt nun in der Wohnung eintraf, war Frau A. bereits ins Wohnzimmer transportiert worden und lag dort auf dem Rücken. Es herrschte zwar Dämmerung, aber die Deckenbeleuchtung des Wohnzimmers war eingeschaltet. Bei einer Untersuchung wurden weder Atemtätigkeit noch Pulsschlag noch Pupillenreaktionen festgestellt. Der Arzt horchte Frau A. ab und stellte anschließend einen natürlichen Tod durch Herz-Kreislauf-Versagen infolge a) Herzinfarkt und b) Schlaganfall fest. Wie in einer späteren Verhandlung angegeben, habe er im Nackenbereich zwar Totenflecke festgestellt, diese seien ihm aber nicht als auffällig erschienen. Auf eine weitere Entkleidung der Leiche – wie in den entsprechenden Richtlinien eigentlich vorgesehen – habe er verzichtet. Leider ist immer wieder festzustellen, dass eine Leichenschau nicht gemäß den Leitlinien erfolgt, insbesondere dann, wenn Verstorbene dem Arzt bekannt und vielleicht auch noch Angehörige bei der Leichenschau anwesend sind.

Im Fall der Frau A. unterblieben nach der Feststellung eines natürlichen Todes dann selbstverständlich weiterführende Untersuchungen wie eine Obduktion oder eine chemisch-toxikologische Untersuchung. Auch bezüglich der Wohnung von Frau A. wurden keine weiteren Maßnahmen getroffen oder auch nur daran gedacht, irgendwelche Messungen durchzuführen.

Drei Tage später kam es zu einer schrecklichen Entdeckung. Frau D., die Tochter der Frau A., wurde ebenfalls im gemeinsam genutzten Badezimmer tot aufgefunden. Das konnte doch kein Zufall sein! Dem musste man nachgehen. Schon die alarmierte Kriminalpolizei stellte bei einer Leichenschau insbesondere im Rückenbereich deutlich ausgeprägte hellrote Totenflecken fest. Noch am selben Tag kam es zu einer Obduktion, in deren Rahmen hellrote Totenflecken, eine lachsfarben verfärbte Skelettmuskulatur sowie hellrotes flüssiges Leichenblut festgestellt wurden. Eindeutige

Hinweise auf eine mögliche Kohlenmonoxid-Intoxikation. Eine entsprechende Analyse ergab einen COHb-Wert von 68 Prozent, der eindeutig für eine Kohlenmonoxid-Vergiftung als Todesursache sprach.

Was war der Grund für diese beiden Todesfälle? Im Hause der beiden Verstorbenen wurde mit Öfen geheizt. Das Kohlenmonoxid, welches schließlich zum Tode der beiden Frauen geführt hatte, stammte aus dem Verbrennungsvorgang in einem Dauerbrandofen, welcher im Wohnzimmer der Tochter stand. Durch den Schornstein bestand eine Verbindung zum Badezimmer, in dem sowohl Frau A. als auch später Frau D. tot aufgefunden wurden. Als Folge hoher Außentemperatur und damit verbundener Drosselung der Sauerstoffzufuhr traten bei unvollständiger Verbrennung Abgase in Form von Kohlenmonoxid aus.

Da der Arzt bei Frau A. einen natürlichen Tod bescheinigt hatte, wurde nicht erkannt, dass ihr Tod in einem Zusammenhang mit dem Betrieb des Ofens stehen könnte. Es wurden daher auch keine Maßnahmen ergriffen, um eine CO-Bestimmung in den Räumen, geschweige denn eine Überprüfung des Ofens vorzunehmen. Der Tod der Tochter wäre ohne weiteres vermeidbar gewesen. Der Arzt hätte die Leichenschau bei Frau A. ordnungsgemäß durchführen und die Leiche weiter entkleiden müssen. Dann hätte er wohl aufgrund der auch bei Frau A. später festgestellten hellroten Totenflecke einen Hinweis auf eine mögliche CO-Vergiftung erhalten oder zumindest in der Todesbescheinigung die Todesursache als ungeklärt angegeben. In diesem Fall wären dann auch Maßnahmen getroffen worden, die ein weiteres Austreten von Kohlenmonoxid in der Wohnung verhindert hätten. Die Tochter hätte nicht sterben müssen.

Der Arzt wurde wegen fahrlässiger Tötung schuldig gesprochen. Das Gericht verwarnte den Angeklagten neben dem Schuldspruch und verurteilte ihn zu einer Geldstrafe, zudem musste er eine Geldbuße an eine gemeinnützige Einrichtung zahlen. Die Tat wurde als Ausnahmetat mit unterdurchschnittlichem Schuldgehalt eingestuft. Auch erfahrenen Ärzten könnten bei der Leichenschau immer wieder Fehler unterlaufen, was aus unserer Sicht mit größerer rechtsmedizinischer Erfahrung leider nur zu bestätigen ist. Auch gegen Schornsteinfeger gibt es immer wieder Ermittlungsfälle. Ein 24-jähriger Mann klagte noch einen Tag vor seinem Tod bei seinem Hausarzt über Schwindel und Gliederschmerzen. Er sei deswegen auch am Morgen des Arztbesuches in seinem Badezimmer zusammengebrochen. Da eine allgemeine Grippewelle herrschte, verschrieb der Arzt entsprechende Mittel. Am nächsten Tag wurde der junge Mann tot im Badezimmer aufgefunden, und man stellte dann einen COHb-Wert von 57 Prozent fest. Ursache der CO-Vergiftung war ein durch ein Dohlen-Nest verstopfter Schornstein. Die Abgase konnten nicht mehr entweichen, sodass es zu einem Rückstau und der Ansammlung von giftigem CO im Badezimmer gekommen war.

Kohlenmonoxid für die Lebensversicherung

Sind es doch meistens Suizide oder Unfälle, bei denen eine CO-Vergiftung zum Tode führt, ist es selbstverständlich auch als Mordsgift einsetzbar. Zu Zeiten des Stadtgases war es nicht unüblich, Hähne von Gasleitungen oder Geräten zu öffnen, um jemanden zu vergiften. Wir erinnern uns an den Fall der Violette Nozière.

Einen ganz besonders perfiden Fall eines Mordes mit CO schilderten japanische Kollegen. An einem frühen Morgen im März alarmiert ein 43-Jähriger den Rettungsdienst. Er habe seine gleichaltrige Ehefrau sterbend im Gewächshaus aufgefunden. Beim Eintreffen des Rettungswagens war sie bereits in ihr Bett verfrachtet worden, aber tot. Das schlecht belüftete Gewächshaus wurde mit Briketts geheizt, und nach der Obduktion und Folgeuntersuchungen war der Fall klar: Todesursache war eine CO-Intoxikation, es war ein Unfall.

Aufmerksam wurde man nach drei Monaten. Eine Lebensversicherung hatte bemerkt, dass eine sehr große Summe Geld an sieben verschiedene Stellen verteilt im Raume Yamagata auszuzahlen war. Schnell war der Ehemann als der jeweilige Nutznießer ausgemacht. Das war natürlich verdächtig, und es wurden weitere Ermittlungen veranlasst, die eine unglaubliche Geschichte zu Tage förderten.

Zunächst einmal kam heraus, dass der Ehemann aufgrund großer Verluste am Aktienmarkt ganz erheblich verschuldet war. Dann wurde ermittelt, dass er in verschiedenen Drogerien unter falschem Namen Schwefelsäure, Oxalsäure, Natriumhydroxid und unterschiedliche Glasflaschen und -geräte eingekauft hatte. Außerdem hatte er bereits im Herbst das Chemische Institut der ansässigen Universität in Yamagata aufgesucht, um zu erfragen, wie man den Geruch von Kohlenmonoxid überdecken könne. Warum, kann ich auch nicht erklären, da es sich ja eigentlich um ein geruch- und geschmackloses Gas handelt.

Er wurde umgehend verhaftet und gestand seine Tat, wobei er Folgendes berichtete: Tatsächlich hatte er den Mord an seiner Ehefrau seit längerem geplant und für sie im Januar und Februar sieben verschiedene Lebensversicherungen abgeschlossen. Zuvor habe er in einem Secondhandshop ein altes rechtsmedizinisches Lehrbuch entdeckt. Beim Durchblättern sei er zu dem Schluss gekommen, dass eine CO-Vergiftung am unverdächtigsten erscheine. Dann las er ein Lehrbuch über Chemie und versuchte zunächst, an Schwefelsäure und Ameisensäure zu gelangen. Ameisensäure war aber nicht aufzutreiben. Er hatte daraus Kohlenmonoxid herstellen wollen, eine Standardmethode im Labor, die mitunter schon in Schulpraktika durchgeführt wird. Was nun? Er stieg vertieft in sein Studium der Chemie ein und organisierte daraufhin neben Schwefelsäure Oxalsäure und Natriumhydroxid. Erhitzt man nämlich Schwefelsäure und Oxalsäure, entstehen zu je gleichen Teilen CO und Kohlendioxid (CO_2). Das CO_2 kann dann durch Zugabe von Natriumhydroxid entfernt werden. Mehr als 15 Mal habe er die Experimente in seiner Scheune durchgeführt und optimiert und daher so viel Material benötigt. Beim Testen des Gasgeruches habe er immer das Bewusstsein verloren und sei einige Zeit bewusstlos geblieben. Im Endeffekt fand er aber eine Prozedur, bei der recht reines Kohlenmonoxid herauskam. Daraufhin befragte er die chemischen »Kollegen« der Universität, wie man den Geruch loswerden könne, bekam aber keine zufriedenstellende Antwort. Vermutlich ging es auch gar nicht um den Geruch von CO, sondern den von Nebenstoffen bei seinen Synthesen. Schließlich besorgte er sich ein Deodorant und mischte es dazu. Dann fing er eine Ratte und testete die Wirkung des selbst produzierten Gases aus. Er steckte sie in einen Beutel und führte das Gas ein; die Ratte starb innerhalb weniger Augenblicke. Daraufhin war er sich seiner Sache sicher. Er füllte einen Polypropylenbeutel, der an eine Gasmaske angeschlossen werden konnte, mit dem produzierten CO. Einen zweiten Beutel füllte er mit Sauerstoff. Beide legte er zusammen mit den Masken in den Durchgang zum Gewächshaus.

Gegen Mitternacht weckte er seine Frau unter dem Vorwand, mit ihr die Heizung im Gewächshaus zu überprüfen. Vor dem Betreten warnte er sie dann vor möglichem CO, sie solle wie er die Maske mit dem Sauerstoffbeutel aufsetzen. Seine Frau nahm die zweite Maske. Nach nur zwei bis drei Schritten in das Gewächshaus hinein sei sie bereits umgekippt und habe sich nicht mehr gerührt.

Doch dann wurde er doch unruhig. Würde man nicht stutzig, wenn man im Leichnam eine außergewöhnlich hohe COHb-Konzentration fände, die nicht mit der CO-Konzentration in der Raumluft korrespondiere? Aus diesem Grund schaffte er seine Frau nach einer Stunde ins gemeinsame Ehebett und rief dann den Rettungswagen. Da inzwischen auch das Gewächshaus gelüftet war, kamen zunächst keine Zweifel auf, dass es sich um einen Unfall gehandelt habe. Ein perfektes Verbrechen? Nein, denn später tauchte nicht nur ein Motiv auf: die Geldsorgen und Lebensversicherungen. Zusätzlich hatte er beim Kauf der Chemikalien oder auch durch seine Nachfragen an der Universität viele Spuren hinterlassen. Der Mann wurde zu lebenslänglicher Haft verurteilt.

Der eifersüchtige Exfreund

Auch in Dinslaken war im Dezember 1994 ein spektakulärer Mordfall zu verzeichnen. Einen Tag vor Heiligabend wurde der Polizei morgens um acht Uhr ein Fahrzeug gemeldet, in dem sich ein lebloser Mann befinden solle. Eine Streifenwagenbesatzung fand einen Pkw, der mit laufendem Motor und eingeschalteter Beleuchtung halb auf dem Grünstreifen neben der Fahrbahn stand. Auf dem Fahrersitz befand sich der leblose 33-jährige Bürokaufmann Reimund L. aus Duisburg, sein angegurteter Oberkörper war auf den Beifahrersitz gesunken. Die alarmierte Notärztin ließ ihn sofort ins nächstgelegene Krankenhaus transportieren. Reanimationsversuche verliefen ohne Erfolg, und um 8:55 Uhr wurde der Tod von Reimund L. festgestellt.

Im Fahrzeug wurde die Adresse seiner Lebensgefährtin gefunden, der 34-jährigen Marion K. aus Dinslaken, die seit drei Monaten mit Reimund L. zusammenlebte. Als man ihr die Nachricht vom Tode ihres Freundes überbrachte, sagte sie aus, dass er nie ernsthaft krank gewesen sei, keine Suizidabsichten geäußert habe und an diesem Morgen wie gewohnt um 4:30 Uhr mit dem Pkw zu seiner Arbeitsstelle nach Duisburg aufgebrochen sei. Sein plötzlicher Tod sei ihr unerklärlich. Um 13:50 Uhr meldete sich dann erneut die Klinik. In der durch die Notärztin vorsorglich abgenommenen Blutprobe habe man einen COHb-Wert von 49 Prozent festgestellt. Nun schien der Fall geklärt, gingen die ermittelnden Beamten doch von einem schrecklichen Unfall bei technischem Defekt der Auspuffanlage am Pkw von Reimund L. aus. Das Fahrzeug wurde sichergestellt und durch einen Sachverständigen untersucht.

Der Leichnam wurde zudem obduziert, und man fand die für eine CO-Vergiftung typische hellrote Färbung der Totenflecke sowie des Blutes und der Muskulatur. Aber dann traf das Ergebnis der fahrzeugtechnischen Untersuchung ein: kein Defekt an der Abgasanlage. Jetzt wurde zunächst auch ein Suizid nicht ausgeschlossen. Hatte Reimund L. sich möglicherweise die CO-Gasvergiftung auf der Fahrt zur Arbeit selbst beigebracht und ein mögliches Gasbehältnis aus dem Fenster geworfen? Die zurückgelegte Fahrstrecke von circa zwei Kilometern wurde abgesucht – ohne Erfolg.

Nochmals wurde der Pkw sehr eingehend untersucht. Und siehe da. Bei der Begutachtung von Fenstern und Türen wurden minimale Lackabschürfungen an der Außenkante der Beifahrertür und B-Säule festgestellt, die wie übliche Gebrauchsspuren aussahen. Aber dann gab es auch noch circa 25 cm über dem Türschloss eine Absplitterung. Und nicht nur das. Auch das dahinterliegende Türdichtungsgummi war beschädigt, und man fand einen 1,5 mm großen halbkreisförmigen Einstich. Ein Gegenstand in der Größe einer Kugelschreibermine konnte in Höhe der Lackbeschädigung problemlos von außen durch den Spalt der geschlossenen Tür und durch das dahinterliegende Loch im Dichtungsgummi bis ins Fahrzeuginnere gestoßen werden.

Spätestens jetzt stand eine Straftat im Raum, und ganz beiläufig erwähnte Marion K., dass sie bis vor fünf Monaten mit dem 37-jährigen Mess- und Regelmechaniker Andreas R. aus Duisburg zusammen gewesen sei. Sie habe diese Beziehung beendet, aber ihr Exfreund habe sich damit wohl nicht abfinden können. Seit dieser Zeit habe er sie mit Telefonanrufen und Briefen bedrängt, sie mehrfach verfolgt und vermutlich auch einmal das Zündkabel an ihrem Pkw durchtrennt. Technisch begabt und Eifersucht als Motiv? So war es nicht schwierig, einen Haftbefehl und Durchsuchungsbeschlüsse für Andreas R. zu bekommen, zumal noch ermittelt worden war, dass er Zugang zu CO-Gasflaschen hatte. Er arbeitete nämlich im Hochofenwerk eines großen Duisburger Stahlunternehmens.

Andreas R. wurde aus der Wohnung abgeholt, in der er gemeinsam mit seiner Mutter lebte. Er bestritt die Tat und führte als Alibi seine Nachtschicht an. Doch die Durchsuchung seines Spindes auf der Arbeitsstelle brachte Interessantes zu Tage. Man fand eine Druckarmatur für Gasflaschen sowie eine offensichtlich selbst angefertigte Kupferrohrlanze mit Plastikschlauch und Bajonettverschluss. Damit konfrontiert, gab er Folgendes zu: Am Abend des 22.12. habe er kurz vor seiner Nachtschicht mittels einer Gasflasche (CO-Argongasgemisch 40:60 %) und der sichergestellten Apparatur Gas in das Fahrzeug des Reimund L. geleitet. Mit der Kupferlanze habe er das Gummi der Türdichtung durchstoßen, den Hahn der Gasflasche aufgedreht und circa 15 Minuten lang Gas in das Fahrzeuginnere eingeleitet. Er habe dem neuen Paar das Weihnachtsfest verderben wollen, indem er seinem Nebenbuhler erhebliche Kopfschmerzen bereitete. Bei seinen technischen Vorkenntnissen habe er alles genauestens berechnet. Er sei davon ausgegangen, dass ins Fahrzeuginnere bei geschätztem 1000 Liter Volumen circa 150 Liter Gasgemisch eingeleitet werden müssten. Bei Fahrtantritt am nächsten Morgen und einer natürlichen Belüftung hätten sich dann circa 500 ppm (parts per million) CO im Inneren befinden müssen, eine Menge, die nicht tödlich gewesen wäre, sondern lediglich Unwohlsein bewirkt hätte. Überhaupt sei nichts geplant gewesen. Die Kupferlanze habe er schon vor einem Jahr auf seiner Arbeitsstelle angefertigt, um damit Hohlräume in Pkws auszuspritzen. Die CO-/Argongasflasche habe er seit einem Monat in seinem Auto dabei, nachdem er sie auf seiner Arbeitsstelle entwendet habe. Er habe sie zum Schweißen verwenden wollen, dann aber festgestellt, dass das Gemisch dafür untauglich sei. Nach der Tat habe er die Flasche unbemerkt zum Firmengelände zurückbringen können.

Kurze Zeit später konnte man ihn mit neuen Ermittlungsergebnissen konfrontieren. Der tatsächliche Rauminhalt des Fahrzeuges belief sich auf 3700 Liter, sodass die Manipulation zu einem viel niedrigeren CO-Gehalt im Fahrzeuginneren hätte führen müssen. Die Gasflasche wurde vorgefunden und wies eine Fehlmenge von 880 Liter auf. Bei einer Rekonstruktion des behaupteten Tathergangs wurde festgestellt, dass die CO-Konzentration im Fahrzeuginneren bereits eineinhalb Stunden nach der Flutung eine mögliche todesursächliche Konzentration unterschritten haben muss. Dabei wurde natürlich auch das Öffnen der Tür zum Einsteigen berücksichtigt. Ein Arbeitskollege von Andreas R. erinnerte sich, dass dieser die Kupferlanze erst im November gefertigt habe. Zudem habe Andreas R. in der Nacht zum 23.12. bereits um vier Uhr morgens die Arbeit verlassen, da er angeblich seinen Bruder zum Flughafen habe bringen müssen. Der Bruder konnte dies nicht bestätigen. Des Weiteren fand man im Pkw des Verdächtigen einen aus Papierschnipseln zusammengesetzten Brief mit dem Wortlaut »Wenn du mir nicht gehörst, sollst du keinem gehören«. In seinem Computer fand sich ein abgespeicherter Brief, bei dem es sich um einen fingierten Abschiedsbrief von Reimund L. an Marion K. handelte, wodurch ein Suizid vorgetäuscht werden sollte.

Seine neue Geschichte ging nun so: Er habe tatsächlich am besagten Morgen bereits um vier Uhr seine Arbeitsstelle verlassen und sei direkt zur Wohnung der Marion K. gefahren. Dort habe er seinen Wagen dicht neben der Beifahrertür des Pkw von Reimund L. geparkt, sodass er aus dem Fenster seines Wagens direkt mit der angespitzten Kupferlanze durch dessen Türdichtung habe stechen und Gas einleiten können. Das habe er über einen Zeitraum von 10 bis 15 Minuten getan, wobei er davon ausgegangen sei, dass sein Opfer erst drei Stunden später zur Arbeit aufbrechen werde und die Gaskonzentration dann weniger giftig sei.

Plötzlich sei im Treppenhaus das Licht angegangen. Daraufhin habe er sofort die Einleitung abgebrochen und sei mit seinem Pkw geflüchtet. Er sei zunächst kopflos umhergefahren, dann sei er die Strecke abgefahren, die sein Opfer zur Arbeitsstelle habe nehmen müssen. Tatsächlich habe er den am Straßenrand stehenden Wagen, aber niemanden im Fahrzeuginneren oder in der näheren Umgebung gesehen. Als er bemerkt habe, dass der Motor noch lief, sei er davon ausgegangen, dass sich Reimund L. noch in seinem Auto befände. Nun habe er hochgerechnet, dass er 20 bis 25 Minuten dem Gas ausgesetzt gewesen sei und mittlerweile tot sein müsste. Obwohl er ein Handy bei sich hatte, rief er nicht um Hilfe. »Eigentlich wollte ich ja nicht, dass er stirbt, doch jetzt, wo es passiert war, war es mir egal.«

Andreas R. war fürchterlich eifersüchtig gewesen und hatte die Trennung von Marion K. nicht überwinden können. Nach der Trennung hatte er sie mit Liebesbriefen, Gedichten, Zeitungsannoncen und Geschenken bombardiert und ihr in seitenlangen Briefen seine Eifersucht auf ihren neuen Freund gestanden. In seinem Computer fand man frühere Liebesbriefe von Marion an ihn, er hatte sie originalgetreu mit Datum und Schreibfehlern abgetippt, Fotos von ihr eingescannt und alles in einem Ordner »Die schönsten Jahre meines Lebens« abgespeichert. Für seinen Pkw ließ er sich ein Kennzeichen mit den Initialen seiner Geliebten zuteilen. Er hatte Marion K. und ihren neuen Freund heimlich verfolgt und ihre Tagesabläufe studiert, um seinen Plan ausführen zu können. »Ich wollte ihn nicht vergiften«, beteuerte Andreas R. auch vor Gericht. Und da geringe »Restzweifel« bestanden, wurde er nicht wegen heimtückischen Mordes, sondern wegen Vergiftung mit Todesfolge zu einer Freiheitsstrafe von 13 Jahren verurteilt. In Polizeikreisen sprach man vom wohl intelligentesten »Tötungstäter«, den man im Raum Duisburg gesehen habe.

Schwefelwasserstoff aus Haushaltsmitteln

Suizide mit Hilfe von Reinigungs-, Kosmetik- und Pflanzenschutzmitteln sind ganz neue Methoden, die nach Berichten aus verschiedenen westlichen Ländern immer mehr in Mode kommen. Dabei scheint die Verwendung von säure- oder schwefelhaltigen Haushaltschemikalien zur Produktion des tödlichen Gases Schwefelwasserstoff (H_2S) besonders im Vordergrund zu stehen. Wie beim Kohlenmonoxid geschehen Selbstmorde dieser Art in geschlossenen Räumlichkeiten wie Fahrzeugen, Schränken, kleinen Räumen etc. Das Opfer mischt die zu verwendenden Chemikalien selbst in einem offenen Behältnis an. Oft findet man zum Beispiel im Fußraum eines Pkw einen Putzeimer, in dem verschiedenste Haushaltreiniger und Chemikalien gemischt wurden. Die leeren Verpackungen liegen daneben. Ist die korrekte Mischung entstanden, wird Schwefelwasserstoff freigesetzt. Wird dieser eingeatmet, führt das sehr schnell zum Tode.

Im September 2011 gab es zum Beispiel einen Suizid mit Schwefelwasserstoff am Kaarster See bei Düsseldorf. Eine Person wurde leblos in ihrem Pkw gefunden. Sie war blau angelaufen und augenscheinlich tot. Auffällig war, dass alle Ritzen am Pkw mit Panzerband abgedichtet waren. Dies erschien verdächtig. Der Bereich um den Pkw wurde weiträumig abgesperrt. In Schutzanzügen öffnete die Feuerwehr schließlich den Wagen. Ein beißender Schwefelgeruch war weithin riechbar.

Von der Feuerwehr wurden Messungen zum Schwefelwasserstoffgehalt in der Luft des Pkw gemacht. Das Ergebnis war erschreckend: Hätte jemand die Türe des Pkw geöffnet, wäre er sofort bewusstlos geworden. Da Schwefelwasserstoff schwerer als Luft ist und sich am Boden sammelt, wäre ein Tod innerhalb weniger Minuten nicht ausgeschlossen gewesen. Außerdem ist das Gas so explosiv, dass ein kleinster Funke beim Versuch, die Tür zu öffnen, ausgereicht hätte, um den Wagen und damit wohl auch die eingesetzten Beamten in die Luft zu sprengen.

Die persönlichen Gegenstände des Selbstmörders wurden luftdicht verpackt und von einem Gefahrguttransporteur übernommen. Die Leiche musste erst einige Stunden ausgasen, bevor sie ebenfalls luftdicht verpackt werden konnte. Das war nötig, um die Bestatter nicht zu gefährden, die den Verstorbenen transportieren mussten.

In vergleichbaren Fällen auch mit anderen Stoffen wurden von den Opfern Warnhinweise aufgestellt, um andere vor der Gefahr zu warnen. Auch gerichtliche Obduktionen sollten in solchen Fällen unter Abzügen und gegebenenfalls in Schutzanzügen mit Gasmasken erfolgen.

Cyanid

Traurige Berühmtheit erlangte das eigentlich als Schädlingsbekämpfungsmittel entwickelte Zyklon B mit dem Wirkstoff Blausäure (Cyanwasserstoff, Summenformel HCN) im Dritten Reich, wurde es doch zwischen 1942 und 1944 insbesondere im Vernichtungslager Auschwitz-Birkenau in großem Umfang zum Massenmord benutzt. Auch in einigen anderen Konzentrationslagern wurden Häftlinge damit ermordet. Zyklon B bestand in der Regel aus mit Blausäure und dem Riechstoff Bromessigsäureethylester getränkten Pellets, aus denen die Blausäure langsam und kontrolliert austrat. Der Riechstoff war als Warnfaktor zur Verhinderung von Unfällen vorgesehen: Zyklon B war entwickelt worden, um den Umgang mit Blausäure sicher zu machen. Blausäure ist nämlich ein sehr starkes Zellgift. Die Wirkung beruht auf der Hemmung eines Enzyms, der Cytochrom-c-Oxidase, in der Atmungskette; vielleicht erinnert sich der eine oder andere an seinen Biologie-Unterricht. Durch diese Hemmung wird die Sauerstoffverwertung in der Zelle verhindert, man spricht von einem »inneren Ersticken«. Bei einer Leichenschau ist die hellrote Färbung der Haut ein typisches Anzeichen einer Vergiftung mit Cyaniden. Das Zustandekommen ist einfach zu erklären. Das venöse Blut, also das Blut, das eigentlich schon die Organe durchlaufen und seinen Sauerstoff abgegeben hat und nun zurück auf dem Weg in Lunge und Herz ist, ist noch mit Sauerstoff angereichert. Und das, weil dieser Sauerstoff von den Zellen aufgrund der Enzymhemmung nicht verwertet werden konnte. Blausäure weist einen sehr niedrigen Siedepunkt von 25,7 °C auf und ist somit insbesondere in flüssiger Form gefährlich zu handhaben. Durch den niedrigen Siedepunkt kommt es sehr leicht zur Entwicklung des giftigen Gases, das dann eingeatmet werden kann. Auch bei Raumtemperatur hat Blausäure bereits einen hohen Dampfdruck und ist dementsprechend leicht flüchtig. Des Weiteren bildet Blausäure mit Luft in Konzentrationen über 5,6 Prozent explosionsfähige Gemische. Durch die langsamere Ausgasung wird beim Einsatz von Zyklon B der schlagartige Aufbau hoher explosionsgefährlicher Konzentrationen weitgehend verhindert. Es wurde hauptsächlich für die Durchgasung von Schiffen, Kühlhäusern und Getreidemühlen sowie die Schädlingsbekämpfung in Massenunterkünften und die Entlausung von Bekleidung eingesetzt. Für die Schädlingsbekämpfung in Schiffen und Silos sind geringe Konzentrationen von circa 0,03 Prozent ausreichend. Im Konzentrationslager Auschwitz-Birkenau wurde Zyklon B vom Frühjahr 1942 an verwendet, um Lagerinsassen massenhaft in Gaskammern zu ermorden. Erste Versuche dazu hatten schon zuvor stattgefunden. In den meisten Vernichtungslagern wurden Motorabgase, manchmal auch reines Kohlenmonoxid verwendet. Im Herbst 1941 ließ Karl Fritzsch in einer improvisierten Gaskammer des Stammlagers Auschwitz I erstmals 600 russische Kriegsgefangene sowie 250 kranke Häftlinge mit Zyklon B ermorden. Der Lagerkommandant Rudolf Höß entschied daraufhin, ausschließlich dieses Giftgas zu verwenden, weil es sich gegenüber Motorabgasen und Kohlenmonoxid als »effektiver« erwies. Auch in den Konzentrationslagern Majdanek, Mauthausen, Sachsenhausen, Ravensbrück, Stutthof und Neuengamme wurde Zyklon B zu Tötungszwecken benutzt. Durch kriegsbedingten Mangel wurde der Anteil des Warnstoffs im Zyklon B herabgesetzt; ab Juni 1944 entfiel der Zusatz ganz. Bereits ab Juni 1943 gab es Lieferungen von Zyklon B ohne Warnstoff nach Auschwitz, und es gilt als erwiesen, dass dieses zur Tötung von Menschen Verwendung fand.

Aber nicht nur für die Massenvernichtung, sondern auch als Suizidmittel ist Cyanid aus der Zeit des Nationalsozialismus bekannt geworden. Insbesondere hochrangige Persönlichkeiten sollen sogenannte Zyankali-Kapseln besessen haben, um sich selbst töten zu können. Adolf Hitler selbst soll zu Tode gekommen sein, indem er zunächst auf eine solche Kapsel gebissen und sich dann in den Kopf geschossen habe.

Für solche Kapseln wird meistens Kaliumcyanid oder ein anderes Salz der Blausäure (z. B. Natriumcyanid) verwendet. Beim Zerbeißen und Verschlucken einer solchen Kapsel entfaltet sich die toxische Wirkung beim Auflösen des Cyanid-Salzes mit der Magensäure, und es wird Blausäure freigesetzt.

Bei einem erwachsenen Menschen beträgt die tödliche Dosis etwa 140 mg Cyanid, und eine solch kleine Menge passt in Form von Kaliumcyanid ohne weiteres in eine kleine Kapsel. Kaliumcyanid wird hauptsächlich zur Goldgewinnung (Cyanidlaugerei) und in galvanischen Bädern, aber auch in der organischen Synthesechemie besonders zur Darstellung von Nitrilen verwendet, aber dazu gleich.

Auch Zyankali-Kapseln spielen immer noch eine Rolle. So sorgte im Sommer 2012 ein Selbstmord vor einem Gericht in den USA für großes Aufsehen. Für 16 Jahre sollte Michael M. wegen Brandstiftung ins Gefängnis. Doch als er das Urteil hörte, schluckte er im Gerichtssaal eine mit Cyanid gefüllt Kapsel. Niemand bemerkte etwas davon. Michael M. starb, noch bevor er ins Krankenhaus gebracht werden konnte.

Nun aber zu einigen eigenen Fällen, den ersten habe ich zu meiner Zeit im Düsseldorfer Institut für Rechtsmedizin erlebt. Bearbeitet wurde er durch meinen Lehrer und Freund Thomas Daldrup.

Der Cappuccino-Mörder

DIE WELT sprach damals von einem schlechten Krimi mit »Mobbing und Mord, Gold und Sex«, der Täter wurde bekannt als der »Cappuccino-Mörder«.

Guido W. war Betriebsleiter einer Lüdenscheider Firma für Oberflächenveredelung. Es gehörte zu seinen Aufgaben, die Chemikalien zur Vergoldung elektronischer Kontakte zu bestellen. Gleichzeitig schickte er dem Lieferanten goldhaltige Abfälle zurück, die seinem Arbeitgeber gutgeschrieben und mit späteren Lieferungen verrechnet wurden. Ein verantwortungsvoller Job, der aber auch in

Versuchung führen kann. Anfang 1993 bestellte Guido W. anstelle der Gutschriften Gold. Er erhielt drei Kilo-Barren, verkaufte sie für je 20 000 Mark und unterschlug das Geld. Doch er hatte auch eine Stellvertreterin, die Laborleiterin im Galvanik-Betrieb Christa G. Sie wurde, wie die Anklage später äußern sollte, »immer mehr zur Konkurrentin«. Guido W. soll zudem wohl geahnt haben, dass seine Kollegin Verdacht geschöpft habe. Nun startete er mit Plan A: Er veränderte heimlich die Chemie-Bäder, für die Christa G. verantwortlich war. Doch diese Manipulationen blieben wirkungslos, und es kam zu Plan B. Er beschloss, sie zu töten, wobei er die Tat so ausführen wollte, dass man glaubte, sie habe Selbstmord verübt.

Am 7. Mai 1993, einem Freitag, war Guido W. schon um sechs Uhr in der Firma. Als drei Mitarbeiter eine halbe Stunde später kamen, erwartete er sie entgegen seiner sonstigen Gewohnheit am Getränkeautomaten. Auch Christa G. wurde in die Runde geholt. Guido W. zeigte auf das Regal. Links außen stand ein Kaffeebecher, der schon für sie zubereitet war. »Der Cappuccino schmeckt aber faulig«, meinte Christa G. schon nach dem ersten Schluck und verzog angewidert das Gesicht. Auch Guido W. setzte ihren Becher an seine Lippen. Der Cappuccino schmecke »bitter«, befand er, bevor er den Inhalt in den Ausguss schüttete. Den Weg zur Toilette schaffte Christa W. gerade noch, dann brach sie nach Luft schnappend unter Krämpfen bewusstlos zusammen. Guido W. rief den Notarzt, und so wurde Christa W. zunächst versorgt und dann in eine Klinik eingeliefert.

Für die Ärzte im Lüdenscheider Krankenhaus wiesen die Symptome auf eine akute Vergiftung hin. Christa W. befand sich in Lebensgefahr. Schnell wurden Blut, Urin und Mageninhalt an unser Institut für Rechtsmedizin in Düsseldorf gesandt. Aufgrund der instrumentellen Ausstattung und der Fachkenntnisse über Gifte sind viele rechtsmedizinische Institute auch Ansprechpartner bei akuten Vergiftungsfällen, die im Rahmen einer Notfallanalytik bearbeitet werden. Neben der reinen Analytik benötigen die behandelnden Ärzte oft weitere Beratung zum Beispiel bei der Interpretation der Befunde. Das Ergebnis unserer Untersuchungen: Christa G. hatte weder Drogen noch Medikamente konsumiert. Überraschenderweise aufgefunden wurde Cyanid, und das im Blut in einer Konzentration von drei Milligramm pro Liter. Bereits ab zwei Milligramm pro Liter geht man in der Regel von einer todesursächlichen Konzentration aus. Und auch Christa G. erlitt aufgrund der Intoxikation beziehungsweise der dadurch bedingten Sauerstoffunterversorgung einen irreversiblen Hirnschaden, an dem sie vier Tage später verstarb. Zweifelsohne eine »unnatürliche Todesursache«, sodass Polizei und Staatsanwaltschaft auf den Plan gerufen wurden. Nun galt es zu klären, wie das tödliche Gift in den Körper der 28-Jährigen gelangt war.

Zwar hatte Christa G. an ihrem Arbeitsplatz Umgang mit Cyanidsalzen, wurden sie doch dort eingesetzt, um Metalloberflächen zu vergolden. Gegen einen Unfall oder Selbstmord sprach aber eigentlich der schnelle Wirkmechanismus. Hätte sie nämlich Cyanidsalze versehentlich oder auch aus suizidalen Gründen morgens auf der Arbeit eingenommen, so hätte sie es gar nicht mehr zur Kaffeerunde schaffen können.

Nachdem die oben bereits geschilderten Hintergründe ermittelt worden waren, rückte Guido W. vier Monate nach dem Gifttod immer mehr in den Fokus der Kriminalpolizei. War es möglich, dass Christa G. das tödliche Gift mit dem Cappuccino heimtückisch verabreicht worden war? Thomas Daldrup prüfte im Rahmen eines Vor-Ort-Termins im besagten Betrieb die Löslichkeit des dort verwendeten Natriumcyanids in Cappuccino aus dem dortigen Kaffeeautomaten. Das Ergebnis: »Der Verdächtige hätte dem Heißgetränk unbemerkt eine tödliche Menge des Giftes beimischen können, nicht einmal die Schaumkrone wäre dadurch verschwunden.« Ein einziger Schluck hätte zur Aufnahme einer tödlichen Dosis ohne weiteres ausreichen können. Auch wurde geprüft, ob das giftige Heißgetränk faulig oder nach Salmiak oder überhaupt riecht. Der Vorsitzende Richter befand: »Das würde mich nicht zum Cappuccino-Freund machen.« Der Becher war am Tag des Vorfalls durch Guido W. selbst entsorgt worden und stand für kriminaltechnische Untersuchungen nie zur Verfügung. Es kam zu einem aufsehenerregenden Indizienprozess.

Nicht zuletzt vor Gericht wehrte sich Guido W. ganz erheblich gegen die Vorwürfe. So nährte er die Version vom Selbstmord der Kollegin. Christa G. habe Eheprobleme gehabt; zudem habe der Juniorchef seine Angestellte nach einer Abtreibung geschwängert und in den Selbstmord getrieben. Immer mehr wurde nachgeschoben. So habe er gemeinsam mit den beiden jahrelang Gold im Wert von insgesamt 600 000 Mark beiseitegeschafft. Sein Chef hätte ihn wegen seiner pädophilen Neigungen erpresst, nachdem dieser ihn mit einem nackten Jungen in den Sozialräumen gesehen habe. Auf Antrag der Verteidigung wurde während des laufenden Prozesses sogar noch die Leiche von Christa G. exhumiert; eine Schwangerschaft konnte nicht mehr festgestellt werden. Guido W. beteuerte, er habe »um Christa geweint, und sie fehlt mir sehr«.

Ein psychiatrischer Sachverständiger riet dem Gericht, sollte es der Schuld des Angeklagten sicher sein, von einem gemilderten Strafmaß ab: »Ich möchte Ihnen«, formulierte er an den Angeklagten gerichtet, »die Würde der Geschäfts- und Schuldfähigkeit nicht absprechen.« Und ganz allgemein merkte er an: »Der Giftmörder ist umsichtiger als der gemeine Mörder.«

Trotz hartnäckigen Leugnens wurde Guido W. zu lebenslanger Haft verurteilt. Der Prozess dauerte fünf Monate. Vierzehn Jahre nach seiner Verurteilung wurde er aus der Haft entlassen, nicht zuletzt weil er sich inzwischen zu der Tat bekannt hatte.

Raubmord, Suizid oder doch ein Unfall?

Zu einer großen Aufregung kam es bei einem Leichenfund an einem frühen Montagmorgen in einem Juweliergeschäft im Raum Bonn. Der 38-jährige Goldschmied wurde in einer sehr großen Blutlache in Bauchlage auf dem Boden eines engen Toilettenraumes neben seiner Werkstatt zwischen Toilette und Tür eingeklemmt aufgefunden. Offensichtlich waren Kopfverletzungen für das viele Blut verantwortlich. Fehlte etwas aus dem Geschäft? War der Mann Opfer eines Raubmordes geworden? Zur Leichenschau wurde ein mit der Familie befreundeter Arzt herbeigezogen. Er diagnostizierte eine sturzbedingte todesursächliche Schädelverletzung; die Witwe beantragte eine Rente bei der Berufsgenossenschaft.

Selbstverständlich wurde eine Obduktion veranlasst. Doch siehe da: keine knöchernen Schädelverletzungen, auch sonst keine Anzeichen einer Gewaltanwendung, aber auch keine krankhaften anderweitigen Veränderungen und keine fassbare Todesursache. Bei den Kopfverletzungen handelte es sich um Platzwunden, die zwanglos einem Sturzgeschehen zuzuordnen waren. Gerade bei Platzwunden im Stirnbereich kann es zu größeren Blutverlusten kommen.

Die Polizei informierte uns zudem darüber, dass man in der Kleidung des Verstorbenen ein Plastikbehältnis mit der Aufschrift »Farbvergoldungsbad« und dem Warnhinweis »giftig« gefunden habe. Sie händigten uns das Behältnis aus, und nach den Erfahrungen mit dem »Cappuccino-Mörder« lag der Verdacht natürlich nahe, dass wir es mit Cyanid zu tun haben könnten. Und tatsächlich. Das Vergoldungsbad war stark cyanidhaltig, und entsprechende Untersuchungen an Körperflüssigkeiten und Organen des Verstorbenen bestätigten den Verdacht auf eine orale Aufnahme (Cyanid im Mageninhalt bei 1,26 g/l) bei einer zweifelsohne todesursächlichen Cyanid-Konzentration im Blut von 80,9 mg/l. Sage und schreibe das 25-Fache der Konzentration, die damals bei Christa G. bestimmt wurde. Nach Abschluss der Ermittlungen wurde ein »berufsbezogener« Suizid angenommen. Davon sprechen wir, wenn das Werkzeug oder die Kenntnisse zur Selbsttötung aus dem beruflichen Umfeld stammen. Hier war das »Werkzeug« das Cyanid. Ungewöhnlicherweise wurde zwar kein Abschiedsbrief gefunden, und auch das viele Blut beim Auffinden der Leiche schien dagegenzusprechen. Doch der Juwelier hatte sich in der

Vergangenheit bereits in stationärer psychiatrischer Behandlung befunden; am Wochenende vor dem Tod war die Ehefrau aus der gemeinsamen Wohnung ausgezogen. Die Leichenschau vor Ort durch den befreundeten Arzt war fehlerhaft. Knöcherne Schädelverletzungen lassen sich schwer ertasten, und so hätte man als Todesursache zumindest »unklar« angeben müssen. Ob der Ehefrau, die Aussicht auf eine Rente hatte, Gutes getan werden sollte, blieb offen. Bei einem Suizid zahlt die Berufsgenossenschaft nur selten.

Cyanidsynthese auf dem Campingkocher

Hat man mit Cyanid-Todesfällen zu tun, handelt es sich sehr oft um Suizide. In der rechtsmedizinischen Literatur finden sich oftmals Beispiele dafür, dass Personen zur Ausübung eines Suizids, allerdings auch eines Mordes, zu Mitteln greifen, zu denen berufsbedingt ein Zugang besteht. Beispiele dafür sind das Bolzenschussgerät des Metzgers oder Schlachters, der Koch mit dem Ausbeinmesser oder der Elektriker mit einer selbstgebastelten Stromquelle. Aber auch bei den Giften ist dies der Fall, sodass für uns immer auch das berufliche und private Umfeld eines Opfers (oder auch Täters) von Bedeutung ist.

Insofern kann ich selbst von einer Häufung von Fällen berichten, bei denen in irgendeiner Art und Weise Cyanid besorgt oder gehortet werden konnte. So hatte ich zum Beispiel mit einem Arztehepaar, beide 71 Jahre alt, zu tun. Die Frau hatte kurz zuvor einen Hirnschlag erlitten, und es ging ihr sehr schlecht. Ihr Mann, ebenfalls mit gesundheitlichen Problemen behaftet, war in großer Sorge, dass er sie nicht angemessen versorgen und pflegen könne. So stand es in einem Abschiedsbrief. Das Paar wurde tot nebeneinander im Ehebett liegend aufgefunden, daneben ein Fläschchen mit Cyanidsalzen, die für einen Arzt leicht zugänglich sind.

Dann gab es die 70 Jahre alt gewordene Frau eines Chemikers, die unter Depressionen litt, zudem gab es finanzielle und familiäre Probleme. Schon zuvor hatte es mehrere Suizidversuche gegeben, die alle nicht »erfolgreich« waren. Nun hatte sie bei einem Besuch im Labor ihres Mannes Cyanidpulver entwendet. Während ihr Mann sich mit einem Freund im Nebenzimmer befand, nahm sie einen Löffel voll ein. Als die Männer das bemerkten, riefen sie sofort den Notarzt, doch trotz aller ärztlichen Maßnahmen war sie zwei Stunden später tot.

Dass aber nicht immer ein berufsbedingter Zugang bestehen muss, zeigt folgendes Beispiel, das ich vor nicht allzu langer Zeit zu bearbeiten hatte.

Ein 40 Jahre alt gewordener Mann wurde leblos in sitzender Position auf dem Beifahrersitz seines Pkw aufgefunden. Als die herbeigerufene Polizei die Beifahrertür öffnete, schlug ihr ein deutlicher Bittermandelgeruch entgegen. Zu seinen Füßen wurde ein merkwürdiger Fund gemacht. Man fand einen Campingkocher, einen Kochlöffel sowie einen Kochtopf, in dem sich eine große Menge bläulicher Kristalle befand. Zusätzlich fand man im Wagen verschiedene Säuren und Laugen und ein Fläschchen mit der Aufschrift Kaliumeisencyanid, auch rotes oder gelbes Blutlaugensalz genannt.

Dieser Name kommt übrigens aus der Alchemie, wo in frühen Zeiten Blut mit Knochen, Horn und anderen proteinhaltigen Substanzen in Gegenwart von Pottasche erhitzt wurde. Der Rückstand wurde mit Wasser ausgelaugt, und dabei kristallisierte sich ein Salz aus, das je nach der Luftzufuhr beim Erhitzen rot (Rotes Blutlaugensalz) oder gelb (Gelbes Blutlaugensalz) wurde. Heute wird es selbstverständlich synthetisch hergestellt, ist nicht toxisch und wird unter anderem als mildes Oxidationsmittel bei weiteren chemischen Synthesen eingesetzt. Es ist also recht leicht verfügbar. Erhitzt man es in wässriger Lösung, so entsteht daraus allerdings Kaliumcyanid als weißliches Pulver.

Ein weißliches Pulver fand man auch an den Fingern sowie im Mund des Verstorbenen. Wie wir nun schon wissen, entsteht aus Kaliumcyanid bei Anwesenheit von Säure die hochgiftige Blausäure entweder im Magen nach oraler Aufnahme oder in diesem Fall wohl zusätzlich noch durch Zugabe von Salzsäure auf das erhaltene Pulver – daher der typische Bittermandelgeruch im Pkw.

Auch für die bläulichen Kristalle im Kochtopf gibt es eine Erklärung, handelt es sich doch um nichts anderes als das unter anderem in der Farbindustrie benutzte Berliner Blau. Dieses entsteht aus Gelbem Blutlaugensalz mit einem in Wasser gelösten Eisen(III)-Salz. Eisen(III)-Salz wiederum entsteht unter atmosphärischem Sauerstoff zu geringen Anteilen aus dem zweiwertigen Eisen aus Kaliumeisencyanid.

Auch wenn das jetzt nicht sofort für jeden Nicht-Chemiker verständlich erscheint. Das Fazit liegt darin, dass man giftiges Cyanid, dessen Zugang eigentlich reglementiert ist, ohne weiteres aus frei zugänglichen Chemikalien selbst herstellen kann. In Zeiten des Internets ist das nicht nur Chemikern oder chemisch vorgebildeten Personen möglich, man findet vielmehr entsprechende Informationen und Anleitungen im Netz. Der Ausdruck einer solchen wurde auch in der Wohnung unseres Verstorbenen zusammen mit einem Abschiedsbrief aufgefunden.

Es gibt übrigens auch noch eine andere Cyanidquelle, die es für uns teilweise zu überprüfen gilt. Brandgas ist eher ein Oberbegriff, und normalerweise ist darunter an erster Stelle das schon besprochene Kohlenmonoxid zu verstehen. Aber neben einer ganzen Reihe weiterer giftiger Gase wie Ammoniak oder Nitrosegase ist insbesondere auch Blausäure zu nennen, die durch Verbrennung kunststoffhaltiger Produkte (Matratzen, Polstermöbel, Teppiche etc.) entsteht. Immer wieder findet man insbesondere bei Schwelbränden (Einschlafen mit Zigarette und Schwelbrand der Matratze) sehr hohe und auch als todesursächlich anzusehende Cyanidkonzentrationen bei Brandopfern.

Kollegen aus Chemnitz berichteten auf einer meiner ersten Tagungen 1991 – damals gab es dort noch viele Trabis und Wartburgs – von der Untersuchung zweier Blutproben. Diese entstammten jeweils einer Person, deren Leiche in einem verbrannten Pkw aufgefunden worden war. Bei beiden Personen lagen die COHb-Konzentrationen im nicht zwingend tödlichen Bereich (33 bzw. 28 Prozent). Im ersten Fall handelte es sich um einen »Wartburg«, und man fand eine durchaus als tödlich anzusehende Blutcyanid-Konzentration von 5,2 mg/l auf. Bei der Beifahrerin eines »Opel Kadett« wurde mit 0,1 mg/l eine nur leicht erhöhte Cyanid-Konzentration im Blut ermittelt. Ist das ein Hinweis darauf, dass die klassischen Pkws aus DDR-Zeiten doch zu großen Anteilen aus Plastik beziehungsweise Kunststoff bestanden?

Phosphin

An anderer Stelle haben wir uns schon mit Thallium und heute gängigen Rattengiften beschäftigt. Im Zusammenhang mit giftigen Gasen möchte ich hier noch über zwei interessante Fälle berichten. Innerhalb kürzester Zeit hatte ich es beide Male mit demselben modernen Nagergift zu tun, einmal bei einem Todesfall und einmal bei einem etwas unglücklich gelagerten Fall einer falschen Anwendung.

Es geht um sogenannte Phosphinbildner beziehungsweise Phosphide, die als Begasungsmittel gegen Nager eingesetzt werden. So kann man Aluminiumphosphid, Magnesiumphosphid oder Calciumphosphid in den Eingängen von zum Beispiel Wühlmaustunneln auslegen. Mit der Feuchtigkeit aus dem Boden oder bei Regen bildet sich daraus dann Phosphorwasserstoff, der sich als Atemgift in den unterirdischen Gängen der Nagetiere verbreitet und sie tötet. Aber nicht nur auf Feldern und in Gärten werden solche Phosphinbildner angewendet. Werden große Getreidemengen per Schiff transportiert, setzt man nicht selten Aluminiumphosphid- oder Calciumphosphid-Tabletten zu, die auf dem Transportwege mit der Restfeuchtigkeit des Getreides unter Bildung von Phosphorwasserstoff reagieren, sodass Nager und andere Schädlinge abgetötet werden. Derzeit sind nur noch Aluminiumphosphid und Magnesiumphosphid als bedingt zugelassene biozide Phosphinbildner gelistet. Die Durchführung von Begasungen mit einigen der hier genannten Wirkstoffe ist in Deutschland erlaubnispflichtig.

Kommen wir zum ersten Fall, bei dem zunächst angenommen wurde, dass es sich um einen Drogentod handelte. Ein 25 Jahre alt gewordener Mann, eine Drogenvorgeschichte war nicht bekannt, kam eines Morgens alkoholisiert nach Hause. Sein Vater hatte gegen 13:15 Uhr die Wohnung verlassen. Zu diesem Zeitpunkt habe sein Sohn noch im Bett gelegen und geschlafen. Um 15:30 Uhr sei er dann von einem Untermieter leblos auf dem Bett liegend aufgefunden worden. Auf dem Rand des Bettes hätten sich gräuliche, stark riechende, tablettenähnliche Partikel gefunden. Diese seien zum Teil zerstoßen beziehungsweise zermörsert gewesen. Auf einem uns vorgelegten Foto war ein weißes Pulver zu erkennen. Neben dem Bett fanden sich Reste von Erbrochenem. Um die Nase des Verstorbenen herum befanden sich weißliche Schmierspuren. Im ganzen Raum roch es nach Knoblauch und faulem Fisch. Wegen der weißlichen Spuren um die Nase herum dachte man natürlich zunächst an einen Drogentod. Später wurden in der Nähe des Bettes weitere Pillen und Pillenreste gefunden, von denen der unangenehme Geruch ausging. Noch später fand man eine Packung von »Dr. Stähler Wühlmaus Pillen« mit 56 Prozent Aliminiumphosphid-Anteil. Bei der Obduktion fanden sich unspezifische Zeichen einer möglichen Vergiftung wie ein massives Hirn- und Lungenödem mit reichlich schaumigem Sekret in der Trachea und in den Bronchien sowie Hinweise auf einen Herzinfarkt.

Mit einer sehr aufwändigen Analyse konnte Phosphin zunächst in dem pulverigen Schmier um die Nase herum in einer Konzentration von 0,56 mg/kg sowie im Mageninhalt von 0,2 mg/kg und im Dünndarm von 0,28 mg/kg bestimmt werden. Die Analysen von Urin, Herzblut und peripherem Blut sowie verschiedener Organe verliefen unauffällig. Letztendlich war von einem Suizid auszugehen, ein weiterer nicht erfolgreicher Suizidversuch wurde hinterher noch bekannt. Ob es ein schneller und schmerzfreier Tod war? Wahrscheinlich nicht.

In Deutschland treten Vergiftungen mit Phosphin in aller Regel nur bei Unfällen und sehr selten bei Suiziden auf. Eine Verwendung als Mordmittel ist aufgrund des wirklich sehr unangenehmen Geruchs wohl kaum gegeben. Während es in den meisten Teilen der Welt kaum Vergiftungen mit Phosphin gibt, treten sie beispielsweise in Indien geradezu epidemisch auf. Hier verfügt jeder Haushalt über solche Gifte gegen Nager, und Suizide mit Phosphin sind an der Tagesordnung; die Sterblichkeitsrate liegt bei weit mehr als 50 Prozent.

Nur wenige Monate später wurde ich mit einem weiteren Fall konfrontiert. Hier war zum Glück niemand zu Schaden gekommen, und der vor dem Amtsgericht Angeklagte tat mir in gewisser Weise sogar leid:

In einem Mehrfamilienhaus in einem oberbergischen Städtchen gibt es Gasalarm. Im Hausflur stehen mehrere Hausbewohner und werden aufgefordert, das Haus zu verlassen. Man kann das Gas deutlich riechen. Die Feuerwehr sucht unter Atemschutz nach der Quelle, die zunächst nicht lokalisiert werden kann. Ein Mitarbeiter der Gasgesellschaft kontrolliert mit einem Messgerät. Verschlossene Wohnungstüren werden gewaltsam geöffnet, um auch dort nach einem möglichen Gasaustritt zu suchen. Ohne Erfolg. Es finden sich keine Hinweise für einen Gasaustritt, woraufhin Polizei und Feuerwehr das Haus schon wieder verlassen. Doch der Mann von der Gasgesellschaft sucht weiter, auch im Keller. Dort findet er abends dann ein rötliches Pulver, das offensichtlich leicht entzündlich ist und stark erdgasähnlich riecht. Im Keller habe es gelegentlich geknallt, und wenn man auf das Pulver trat, entzündete es sich. Woher stammte das Pulver, und was war geschehen?

Ein türkischstämmiger Hausbewohner hatte Mäuse im Waschkeller entdeckt. Daraufhin hatte er in einem Fotostudio in der Stadt nach einem Mäusegift gefragt und Polytonol erhalten, ein Begasungsmittel mit dem Inhaltsstoff Calciumphosphid zum Beispiel gegen Wühlmäuse. In einem Fotostudio? Das Geschäft war in der Vergangenheit mit einer Drogerie gekoppelt, der Geschäftsinhaber war gelernter Drogist und nach Ablegen einer Gift- und Pflanzenschutzprüfung zum Verkauf von solchen Gartengiften auch berechtigt. Er hatte das Geschäft von seinem Vater übernommen und verkaufte auf Anfrage nun die Restbestände. Und so hatte er bei der Nachfrage nach einem Mäusegift eben Polytonol herausgegeben. Von dem Granulat hatte der Käufer einiges im Waschkeller ausgestreut, und in den feuchten Kellerräumen nahm das Unheil dann seinen Lauf. Bei Einwirkung von Feuchtigkeit entwickelte sich aus dem Mäusegift hochgiftiges Phosphin, das sich rasch in den geschlossenen Räumen verbreitete. Aber dieses Mittel ist nur für eine Anwendung im Freien vorgesehen. Wie aber war das »Knallen« im Keller zu erklären? Phosphorwasserstoff ist leicht entzündlich und kann mit Luft ein gefährliches explosionsfähiges Gasgemisch bilden.

Doch es kam noch schlimmer: Bevor am nächsten Tag Fachleute zur Entsorgung eintrafen, hatte der beschämte Verursacher, der sich der Wirkungsweisen und Gefahren immer noch nicht bewusst war, schon versucht, das Gift selbst zu entsorgen, und ordentlich gewischt und mit Wasser nachgespült. Durch das Wischwasser wird natürlich besonders viel Gas freigesetzt, und er wie die übrigen Hausbewohner hatten wohl viel Glück, dass sie nicht zu Schaden kamen. Alle wurden in einer Klinik untersucht.

Es kam zu einer Hauptverhandlung vor dem Schöffengericht. Der Hausbewohner wurde der schweren Gefährdung durch Freisetzung von Giften nach § 330a Strafgesetzbuch (StGB) angeklagt. Im Rahmen der Verhandlung stellte sich heraus, dass der Angeklagte nur rudimentär Deutsch sprach. Nicht zu klären war, ob beim Kauf eine Belehrung darüber stattgefunden hat, dass man das Gift nur im Freien verwenden dürfe, oder ob er eine solche Belehrung schlichtweg nicht verstanden hatte. Folglich wurde auch kein Verfahren gegen den Drogisten eingeleitet. Eine deutschsprachige Packungsbeilage lesen und verstehen können hätte der Angeklagte bestimmt nicht. Das Verfahren wurde eingestellt. Die Stadt als Kostenträger für den Feuerwehreinsatz hatte dem Verursacher zunächst 10000 Euro in Rechnung gestellt, akzeptierte dann aber wohl in Anbetracht seiner finanziellen Situation die symbolische Zahlung von lediglich 1000 Euro.

Auch auf Zinkphosphid will ich noch hinweisen. Dieses reagiert wesentlich langsamer mit Feuchtigkeit, sodass es als Begasungsmittel eigentlich nicht eingesetzt wird. Zinkphosphid wurde dagegen zeitweise als Wirkstoff auf Fraßködern in Giftweizen, auf Karottenstückchen oder in Teigplättchen verwendet. Kommt es nach dem Verschlucken mit der Magensäure in Kontakt, bildet sich im Körper wiederum der äußerst giftige Phosphorwasserstoff. Der Nachteil besteht darin, dass der Wirkstoff auch für den Menschen, Vögel, Wild und Fische giftig wirkt. Daher ist das Mittel aktuell als Biozid in der EU nicht mehr zugelassen.

Der Tod aus dem Spielzeugladen – Heliumballons

Alles sollte so schön sein, und ein tolles Geburtstagsfest war geplant. Doch es kam anders. Als die Familie zur Wohnung der Tochter kam, um ihren 30. Geburtstag zu feiern, öffnete niemand die Tür. Da sie aber sowieso häufig unterwegs war, hatte die Mutter selbst einen Schlüssel. Warum sollte man nicht schon einmal hineingehen und den Kaffee aufsetzen? Schließlich hatte sie extra Kuchen gebacken. Die Familie betrat also die Wohnung und bemerkte zunächst nichts Auffälliges.

Nur die Tür zum Schlafzimmer stand auf. Bunt und lustig sah der Karton aus, der mit »Ballongas Balloon Time Kit 30« beschriftet war. Eine nette Idee, Luftballons für die Party aufzublasen. Doch im Schlafzimmer eröffnete sich ein Bild, das die Familie wohl zeitlebens nicht mehr loswerden wird. Auf dem Bett lag leblos die Tochter. Über ihren Kopf war eine Plastiktüte gestülpt, um den Hals hatte sie eine Kordel gelegt, die die Tüte abdichtete. Nur an einer Seite ging ein flexibler Plastikschlauch in die Tüte, dieser führte zur Heliumflasche des Ballonsets mit immerhin über 13 Litern Inhalt, denn es sollte ja für 30 Luftballons reichen. Die Hände der

Tochter waren über eine Selbstkonstruktion mit einem Seil hinter dem Rücken festgebunden.

Und wie sich nun aufgrund eines Abschiedsbriefes und eines Testaments feststellen ließ, hatte die junge Frau den Suizid an ihrem Geburtstag schon länger im Voraus geplant. Bei der chemisch-toxikologischen Analyse fanden wir eine Blutalkoholkonzentration von 0,35 Promille und vergleichsweise geringe Konzentrationen an Diazepam (Wirkstoff z. B. von Valium) und einem Diazepam-Metaboliten. Helium war trotz aufwändiger Analytik nicht nachweisbar. Auf die Besonderheiten und Schwierigkeiten einer solchen Analytik komme ich später noch zu sprechen.

Nur wenige Wochen später bekam ich es dann mit einem vergleichbaren Fall zu tun. Ein 43 Jahre alt gewordener Mann war in seiner Wohnung auf einem Stuhl sitzend tot aufgefunden worden. Auch er hatte einen Plastikbeutel über den Kopf gezogen, der mit einer Kordel am Hals verschlossen war und in den ein Schlauch mündete, der diesmal mit einer Flasche Argongas verbunden war. Zudem fand man im Zimmer eine Flasche Chloroform sowie den Ausdruck einer Anleitung aus dem Internet, in der jemand aus Australien den perfekten Suizid durch Überstülpen einer Plastiktüte bei Zufuhr eines Edelgases wie Helium oder Argon empfahl. In diesem Fall konnten wir Restspuren des Antidepressivums Citalopram nachweisen, was nicht für den Todeseintritt verantwortlich sein konnte. Zudem konnte hier auch das Gas Argon im Lungengewebe des Verstorbenen nachgewiesen werden, nicht aber Chloroform.

Was hat es mit den gasgefüllten Plastikbeuteln auf sich, und ist Helium selbst so giftig? Nein, eigentlich nicht. Bei Helium handelt es sich um ein an sich ungiftiges, unbrennbares, farb- und geruchloses Edelgas. Kinder lieben es, wenn sich nach dem Einatmen von Heliumgas aus Ballons die Stimme verändert, man spricht auch vom Micky-Maus-Effekt. Wie entsteht dieser? Schall beziehungsweise die Töne, die wir beim Sprechen erzeugen, breiten sich in der Umgebungsluft, die wir auch einatmen, aus. In der normalen

Umgebungsluft ist der Schall mit einer bestimmten Geschwindigkeit unterwegs, nämlich mit etwa 333 m/s. Daraus entsteht ein bestimmter Klang. In Heliumgas, das leichter ist als Luft – deshalb steigen heliumgefüllte Ballons ja auch auf –, breitet sich der Schall dagegen fast dreimal so schnell aus wie in Luft. Mit circa 970 m/s ist er in Helium unterwegs. Eine höhere Geschwindigkeit bedeutet aber auch eine höhere Frequenz, das heißt höhere Töne. Deswegen klingt die menschliche Stimme höher, wenn sich in den Lungen ein Luft-Helium-Gemisch gebildet hat. Der Effekt hält an, bis das Helium die Lunge wieder verlassen hat und komplett ausgeatmet ist.

Aber auch wenn das Ballon-Experiment lustig erscheint, so warnen nicht zuletzt viele Kinderärzte davor. Denn wer Helium einatmet, führt dem Körper keinen Sauerstoff zu. Und die Todesursache in solchen Fällen, wie ich sie oben geschildert habe, ist Ersticken. Auch eine über den Kopf gezogene Plastiktüte alleine könnte schon ausreichen. Werden nun aber noch Gase wie Helium oder Argon zusätzlich in die Tüte mit begrenztem Luftvolumen eingeleitet, verdrängen sie beim Einatmen den sowieso nur noch begrenzt zur Verfügung stehenden Sauerstoff und führen deutlich rascher zu einem Sauerstoffmangel im zentralen Nervensystem. Die Anleitung zu dieser Selbstmordart ist im Internet frei zugänglich zu finden.

Im englischsprachigen Raum spricht man von »Suicide bag« oder auch »Exit bag«, und bereits 1992 wurde ein Suizid bei Verwendung eines Plastikbeutels in Derek Humphrys Buch *Final Exit* propagiert, die zusätzliche Einleitung von Edelgasen wurde dann im Jahr 2000 ergänzt. Darin wurde eine zu erwartende Erhöhung der Letalitätsrate hervorgehoben, das heißt der Zahl an wirklich erfolgreich durchgeführten Suizidversuchen. Ferner käme es nun innerhalb von nur fünf Minuten zum Todeseintritt, und man sei zuvor bereits nach einer Minute so schnell bewusstlos, dass man auf die zusätzliche Einnahme von Schlaf- oder Beruhigungsmitteln verzichten könne.

Bereits im September 2000 wurde von einem ersten Suizid in

der Fachliteratur berichtet, danach stiegen die Zahlen gewaltig an. Sogenannte »Exit bags« waren zeitweise über das Internet erhältlich. Aufsehen erregte die Schweizer Sterbehilfeorganisation Dignitas, die ebenfalls eine Sterbebegleitung bei Einsatz von Heliumgas förderte. Ein Sterbewilliger setzt sich mit Hilfe eines Sterbehelfers eine Maske auf und atmet Helium ein, wird bewusstlos und verstirbt. Der Vorgang wird gefilmt und soll später der Staatsanwaltschaft als Beleg für die eigene Entscheidungsgewalt des Sterbewilligen dienen. Durch diese Vorgehensweise soll nach Auffassung von Juristen eine für die ansonsten hauptsächlich angewandte Sterbeform notwendige Hürde umgangen werden, die Einbeziehung eines Arztes. In der Regel ist ein solcher nämlich erforderlich, um den Betroffenen zu untersuchen, seinen Sterbewunsch zu überprüfen und dann das todbringende Arzneimittel Natriumpentobarbital zu verschreiben. Ein Leitender Oberstaatsanwalt aus Zürich äußerte sich dazu einmal, dass die Videobilder eines Suizids durch Helium »fast nicht zumutbar« seien und die Sterbenden »mehrere zehn Minuten« lang zuckten. Dignitas dagegen sprach von einem schnellen Tod.

Im rechtsmedizinischen Alltag können solche Fälle durchaus problematisch sein, gibt es doch keine morphologisch fassbaren Befunde für ein Ersticken bei fehlender Gewalteinwirkung. Man ist also in der Regel auf die Beschreibung der Auffindesituation des Verstorbenen angewiesen, um eine entsprechende Spezialanalyse zu veranlassen oder zu der entsprechenden Verdachtsdiagnose zu kommen. Hier kommt erschwerend hinzu, dass gerade im Internet häufig empfohlen wird, dass eingeweihte Helfer oder aber auch die überraschten Angehörigen doch nach dem Tod und vor dem Eintreffen der Polizei alle Spuren entfernen sollten. Dadurch könne man das Ableben würdiger gestalten, und insbesondere würden die bei Suizid häufig in Frage zu stellenden Versicherungszahlungen nicht gefährdet.

Flüchtige Substanzen, Schnüffeln, Rausch, Suizid und ein autoerotischer Unfall

Bei flüchtigen Substanzen denkt man wahrscheinlich an erster Stelle an sogenannte »Schnüffelstoffe«, die von Jugendlichen konsumiert werden, um für wenig Geld einen Rauschzustand zu erleben. Zurückgegriffen wird auf leicht verfügbare Produkte wie Benzin, Farben und Lacke, Verdünner, Terpentinersatz, Kunststoffkleber und Nagellackentferner. Es handelt sich zumeist um Substanzgemische, weshalb aus entsprechender Aufnahme unterschiedliche Wirkungen resultieren. Neben den leicht flüchtigen Kohlenwasserstoffen sind vor allem Benzol, Toluol, Xylol, Ethylacetat, Methylethylketon, Trichlorethylen, Tetrachlorkohlenstoff, Methylenchlorid und Trichlorethan sowie Isopropyl- und Propylalkohol von Bedeutung. Bei den medizinisch genutzten flüchtigen Stoffen unterscheidet man zwischen den Narkosemitteln, wie Ether, Chloroform oder Lachgas, und den Mitteln, die gegen Angina pectoris verwendet werden, wie Amylnitrit, Butylnitrit oder Isobutylnitrit. Letztere werden in der Szene auch als »Poppers« bezeichnet. Diese haben eher eine aufputschende und aphrodisierende Wirkungsweise. Sie werden als Partydroge konsumiert, aufgrund einer Schmerzhemmung finden sie auch bei einigen sexuellen Betätigungen Anwendung, insbesondere unter Homosexuellen.

Generell werden Schnüffelstoffe inhaliert und über die Schleimhäute der Atemwege sowie besonders über die Lungen resorbiert. Die Aufnahme erfolgt auf verschiedene Weise. So muss man bei Nagellack nur die Flasche öffnen und unter die Nase halten, um die Dämpfe einatmen zu können. Oft werden auch getränkte Tücher verwendet, wobei die Lösungsmittel rascher verdampfen und die Wirkung somit schneller und auch stärker einsetzt.

Gefährlich ist es, den Schnüffelstoff in Plastik- oder Papiertüten zu geben und sich diese zum Einatmen über Mund und Nase oder den ganzen Kopf zu ziehen. Infolge einer einsetzenden Bewusstseinseintrübung beziehungsweise Bewusstlosigkeit kann man leicht ersticken. Alle Jahre wieder werden wir mit Todesfällen von Teenagern konfrontiert, die irgendwo alleine zum Beispiel Klebstoff auf diese Weise eingeatmet haben und dann nicht mehr in der Lage waren, die Plastiktüte vom Kopf zu ziehen. In Internetforen wird seltsamerweise weniger vor dem Konsum gewarnt, als vielmehr darauf hingewiesen, dass man doch einen nicht mitkonsumierenden »Rauschbegleiter« auswählen solle, der im Notfall eingreifen könne. Mein letzter Fall betraf einen 14-jährigen Schüler, der Butangas aus einer Campingkartusche geschnüffelt hatte, und das sogar mit einem Rauschbegleiter. Nachdem er das Bewusstsein verloren hatte, alarmierte der Freund einen Notarzt, und nach einstündigen Wiederbelebungsmaßnahmen am Fundort wurde der Junge in eine Klinik verbracht, wo er allerdings nur fünf Stunden darauf verstarb. In einer elf Stunden später abgenommenen Blutprobe konnten wir allerdings keine flüchtigen Substanzen mehr auffinden, der Junge hatte einige Zeit überlebt und war zwischenzeitlich natürlich auch beatmet worden.

Die Wirkung der Schnüffelstoffe hängt zum einen von der Substanz beziehungsweise dem Substanzgemisch, zum anderen von der Dosis und der individuellen Verträglichkeit ab. Bevor es zum Beispiel zu einer Ether-Narkose kommt, wird unter Ether-Einfluss eine euphorische Grundstimmung bei leichter Bewusstseinseintrübung ähnlich wie nach Alkoholkonsum erzeugt, wenn auch der betäubende Effekt sehr viel schneller eintritt. Auch Lachgas (Distickstoffmonoxid, N_2O) besitzt eine euphorisierende Wirkung. Es ist im Blut schlecht löslich, flutet nach Inhalation daher schnell an und führt zu einer »flash«-artigen, als angenehm empfundenen Bewusstseinsveränderung. Die Wirkungsdauer ist kurz, die Nachweisbarkeit kaum gegeben. Aufgrund seiner Toxizität wird Chloroform nicht mehr als Narkosemittel verwendet. Wie beim Ether-Rausch kommt es nach Einatmen von Chloroformdämpfen zu Euphorie, begleitet von Illusionen beziehungsweise Halluzinationen sowie sexuellen Fantasien. Ether und Chloroform verfügen über ein Abhängigkeitspotential mit Abstinenzsymptomen ähnlich wie beim Morphinismus. Allerdings werden Ether oder Chloroform aufgrund der eingeschränkten Zugangsmöglichkeit seltener missbräuchlich genutzt, im Gegensatz zu Lachgas, das unter anderem in Treibgaspatronen vertrieben wird, die zur Gasinhalation einfach direkt an den Mund gesetzt werden.

Tötung mit Halothan

Zwei Männer – Mitte 30 und in Geldsorgen, aber einen Urlaub in Kolumbien planend – erinnerten sich an ein älteres Ehepaar (er 75 Jahre alt, sie 83), in deren Wohnung sich zahlreiche Antiquitäten, Gemälde, Porzellan und auch Schmuck befanden. Die Beute würde sich lohnen, und mit großem Widerstand war wohl nicht zu rechnen. Um bei einem Überfall in Ruhe alles Wertvolle mitnehmen zu können, beschlossen sie, die beiden zu fesseln und zu knebeln. Außerdem fiel dem einen der beiden ein, dass er noch ein Fläschchen Ether zu Hause hatte. Sie wollten die alten Leute damit betäuben und für eine gewisse Zeit ausschalten.

An einem Septembermorgen machten sie sich also mit einer großen Reisetasche zur besagten Wohnung auf. In der Tasche befanden sich das Narkosemittel, zwei aus einem Handtuch geschnittene Stoffstreifen und mehrere Kabelbinder, mit denen die Opfer gefesselt werden sollten. Zunächst unterhielten sie sich freundlich mit den netten älteren Herrschaften, tranken Kaffee und bekundeten Kaufinteresse an einigen Bildern. Dann schritten sie zur Tat. Später war nicht festzustellen, wer von den beiden Räubern die Handtuchstreifen mit dem Narkosemittel getränkt und sie der Frau und dem alten Mann auf Mund und Nase gedrückt hatte. Jedenfalls wurden die getränkten Tücher so auf das Gesicht der Opfer gedrückt, dass die beiden keine Luft mehr bekamen. Anschließend banden die Täter die Streifen hinter dem Kopf zusammen. Dies führte natürlich dazu, dass die Opfer das Narkosemittel konzentriert einatmeten und nach wenigen Atemzügen bewusstlos waren.

Beide verstarben innerhalb kurzer Zeit. Als die Männer bemerkten, dass ihre Opfer nicht mehr lebten, banden sie die Handtuchstreifen los und steckten sie in die mitgebrachte Tasche, um sie später zu beseitigen. Sie entwendeten zahlreiche Wertgegenstände und entsorgten das Fläschchen mit Resten des Narkosemittels und andere Utensilien am Abend auf einem Truppenübungsplatz. Gut fünf Wochen später wurden sie festgenommen, nachdem man ihnen über ein Auktionshaus, dem sie einen Teil der Beute zur Versteigerung übergeben hatten, auf die Spur gekommen war.

Im Rahmen der Hauptverhandlung bestritt einer der Täter zunächst seine Beteiligung. Er sei zwar zuvor mit in der Wohnung gewesen und habe wirklich Bilder kaufen wollen, am Tattag sei er aber nicht mit dabei gewesen. Widerlegt wurde ihm dies unter anderem durch einen Fingerabdruck an einer Kaffeetasse sowie über einen DNA-Abgleich mit einem Abstrich vom Rand dieser Tasse. Auch an einem Gegenstand aus einer weitestgehend ausgeräumten Vitrine wurde sein Fingerabdruck identifiziert.

Der andere Angeklagte räumte seine Tatbeteiligung ein, allerdings habe er von dem Narkosemittel nichts gewusst. Sein Freund habe es ohne sein Wissen bei sich gehabt und den alten Leuten die Tücher auf das Gesicht gedrückt.

Im Rahmen einer chemisch-toxikologischen Untersuchung wiesen wir ein Narkosemittel nach, allerdings handelte es sich nicht um Ether, sondern um Halothan, das wir in mehreren Ansätzen im Femoralblut in Konzentrationen zwischen 6,7 und 8,3 mg/kg bei der Frau und 3,2 bis 3,4 mg/kg beim Mann nachweisen konnten.

Die ermittelten Konzentrationen waren nicht sonderlich hoch, allerdings war nicht auszuschließen, dass aufgrund der Flüchtigkeit solcher Substanzen die tatsächlich zum Zeitpunkt des Todeseintrittes vorliegenden Konzentrationen deutlich höher lagen. Zum Zeitpunkt der Obduktion gab es nämlich noch keine Hinweise auf eine mögliche Verwendung von flüchtigen Substanzen. Die Handtücher waren entfernt, das Fläschchen mit dem Narkosemittel befand sich ebenfalls nicht am Fund- beziehungsweise Tatort. Wäre eine mögliche Beteiligung flüchtiger Substanzen bekannt gewesen, wäre anders asserviert worden, darunter versteht man das Abnehmen und die Lagerung von Probenmaterial für weiterführende Untersuchungen. Was und wie viel bei einer gerichtlichen Leichenöffnung an Material gewonnen werden soll, ist in einschlägigen Richtlinien festgelegt. Häufig erfolgt eine Beauftragung nicht direkt, sondern erst Wochen später nach weiteren Ermittlungen. Insofern wird zwar standardmäßig von jedem Leichenfall Material gewonnen und bis auf weiteres tiefgefroren aufbewahrt, bei Verdacht auf flüchtige Substanzen wären aber andere Maßnahmen zu ergreifen gewesen. Selbstverständlich können solche flüchtigen Substanzen weiterhin verdampfen, daher sollte man direkt bei der Leichenöffnung geeignetes Material wie Blut, aber bei Verdacht auf Inhalation auch Lungen-, Hirn- und Fettgewebe in spezielle Gefäße geben, die vollkommen luftdicht verschlossen so bis zur Analyse aufbewahrt und idealerweise ohne nochmaliges Öffnen direkt einer Analyse unterzogen werden können. Man spricht von einer Asservierung in Headspace-Gefäßen. In unseren eben geschilderten Fällen wurde routinemäßig Blut in einfachen Venülen beziehungsweise verschraubbaren Glasbehältern gewonnen und für verschiedene Analysen eingesetzt. Bis wir Kenntnis von einer möglichen Verwendung von flüchtigen Substanzen erhielten, war einige Zeit vergangen, sodass nicht unerhebliche Anteile möglicherweise schon verflüchtigt waren, bevor wir Proben entnehmen konnten.

Nach dem Teilgeständnis des einen Täters erfuhr das Gericht auch, wo die Utensilien entsorgt worden waren, und siehe da, tatsächlich wurde dort ein kleines Jägermeisterfläschchen mit Resten einer Flüssigkeit gefunden, die wir ebenfalls zur Analyse erhielten. Das Ergebnis: Halothan.

Es erfolgte eine Verurteilung wegen gemeinschaftlichen schweren Raubes mit Todesfolge. Das Halothan sei eingesetzt worden, um den Widerstand zu verhindern und den Diebstahl zu ermöglichen, wobei leichtfertig der Tod herbeigeführt worden sei. Es sei allgemein vorhersehbar, dass bei unkontrolliertem Einsatz eines

Narkosemittels schwere Schäden bis hin zum Tod eintreten können. Der eine, bereits vorbestrafte Täter erhielt eine Freiheitsstrafe von vierzehn Jahren, der andere auch aufgrund seines Teilgeständnisses eine Strafe von elf Jahren und neun Monaten.

Der Anästhesist im Einsatz – High im Straßenverkehr

Während es sich bei mehreren Tausend Fällen aus dem Straßenverkehr, mit denen ich jährlich zu tun habe, in der Regel um Trunkenheitsfahrten oder klassische Fahrten unter Drogeneinfluss handelt, kam eines Tages ein recht ungewöhnlicher Fall herein.

Aufgefallen war ein 42-jähriger Anästhesist, der mit seinem Pkw verschiedene Arztpraxen abfuhr, um bei ambulanten Operationen seine Dienste zu erbringen. Zwischen zwei Terminen wurde er zunächst parkend unter einer Brücke, dann 100 Meter weiter an einer Kreuzung beobachtet, wie er ein Handtuch an seine Nase hielt und offenbar inhalierte. Schließlich fuhr er an einer roten Ampel auf einen stehenden Lieferwagen auf. Der Lieferwagenfahrer merkte sofort, dass mit dem Mann etwas nicht stimmte. Er habe sich »seltsam« gegeben und einen benommenen Eindruck gemacht. Bis die Polizei kam, verging einige Zeit. In dieser Zwischenzeit träufelte der Mann dann nochmals Flüssigkeit aus einer kleinen braunen Flasche auf das Handtuch und inhalierte die aufsteigenden Dämpfe. Als endlich die Polizei eintraf, war der Arzt bereits eingeschlafen und nicht leicht zu wecken. Erst nach einiger Zeit sei er zu sich gekommen, habe die Polizei dann gar nicht als solche erkannt und sei später extrem unsicher gewesen. Er habe am ganzen Körper gezittert, sei getorkelt und habe sich an der Autotür festhalten müssen, um nicht umzufallen. Im Fahrzeug habe die Polizei ein Handtuch und eine Flasche mit der Aufschrift Ethrane gefunden.

Zwei Stunden nach dem Vorfall wurde dem Unfallverursacher eine Blutprobe abgenommen, immer noch wies er Anzeichen einer Beeinträchtigung auf. Auch hier erfolgte keine direkte Abnahme in ein Headspace-Gefäß, allerdings füllten wir in Anbetracht der Vorgeschichte beim Eintreffen im Labor tags darauf direkt Teile der Blutprobe entsprechend um. Bei unseren Analysen wiesen wir die Einnahme von zwei moderaten Schmerzmitteln, Voltaren mit dem Wirkstoff Diclofenac und Novalgin mit dem Wirkstoff Metamizol, nach. Die ermittelten Konzentrationen waren als nicht sonderlich auffällig zu bezeichnen. Zudem wurde aber auch Enfluran (Wirkstoff des Narkosemittels Ethrane) nachgewiesen. Dass sich eine Narkosemittelaufnahme nicht mit der Teilnahme im Straßenverkehr vereinbaren lässt, ist wohl ohne Zweifel klar ersichtlich.

Der Termin für die Hauptverhandlung stand schon fest, als uns die Mitteilung erreichte, dass der Arzt verstorben sei. Ob er sich selbst vergiftet hat, haben wir nicht erfahren.

Suizid oder autoerotischer Unfall?

Ein 26-jähriger Student wurde eines Nachmittags leblos in seinem Bett aufgefunden. Sein Kopf lag auf einem Handtuch, zudem befand sich ein weißes Baumwolltuch in seiner Hand. In seinem Zimmer wurde eine leere Flasche mit der Aufschrift »Chloroform« gefunden. Er hatte eine Prüfung nicht bestanden und sollte die Universität verlassen. Doch Suizidabsichten hatte er niemandem gegenüber geäußert.

Die chemisch-toxikologische Untersuchung erbrachte bei einer moderaten Alkoholisierung von 0,14 Promille positive Befunde für Chloroform in teilweise hohen Konzentrationen in Lungen, Fettgewebe, Gehirn, Nieren und Leber. Im Blut wurde eine Chloroformkonzentration von 150,6 mg/l ermittelt.

Erst später fand die Polizei im Gespräch mit der Mutter heraus, dass der Sohn aktuell Probleme mit einer Freundin gehabt habe. Tatsächlich habe die Mutter ihn halbnackt und mit einem Pornomagazin auf dem Kissen aufgefunden, ihn aber vor dem Eintreffen der Polizei wieder bekleidet und das Magazin entfernt. War das Ganze nun ein Suizid oder doch eher ein autoerotischer Unfall?

Bei einigen Praktiken der Selbstbefriedigung wird versucht, durch das Herbeiführen eines Sauerstoffmangels im Gehirn ein Lustgefühl zu verursachen. Dazu bedient man sich sehr häufig unterschiedlicher Arten von Strangulation, erinnert sei an den Schauspieler David Carradine, der in seiner Hotelsuite in Bangkok tot im Kleiderschrank hängend aufgefunden wurde. Als Alternative zur Strangulation kommt die Inhalation von rauscherzeugenden und erstickenden Stoffen in Betracht.

In unserem Fall spricht einiges für einen autoerotischen Unfall: das entblößte Genital, das Pornomagazin und die Verwendung eines Rauschmittels, das zu einem Sauerstoffmangel im Gehirn führt. Zugleich wird deutlich, dass autoerotische Unfälle teilweise nur schwer von einem Sexualdelikt oder Suizid zu unterscheiden sind. Entsprechende Indizien werden aufgrund von Verschleierungsversuchen, oder weil es Angehörigen einfach peinlich ist, häufig entfernt.

Als weitere autoerotische Betätigungen kennt man im Übrigen die Anbringung von mechanischen und auch elektrischen Reizquellen zur Erzeugung eines »Lustschmerzes« an erogenen Zonen und Genitalien. Auch Penisverletzungen durch Masturbation unter Zuhilfenahme von Gegenständen (z. B. Staubsaugerpropeller) oder das Einführen von ungeeigneten Gegenständen in Körperöffnungen fallen darunter. Wegen des teilweise erheblichen Gefahrenpotentials vieler dieser Techniken kommt es bei einer solchen Form der Selbstbefriedigung häufiger zu schweren bis tödlichen Verletzungen.

Rechtsmedizinische Sachverständige sind nicht zuletzt aus versicherungstechnischer Sicht in die Aufklärung entsprechender Verdachtsfälle involviert. Denn wenn Betroffene versuchen, die Ursache ihrer Verletzungen zu verschleiern, kann es zu Problemen mit der Kranken- oder Unfallversicherung kommen. Auch zählt ein autoerotischer Unfall mit Todesfolge nicht als Unfall im Sinne der allgemeinen Unfallversicherungsbedingungen und führt von daher nicht zu einer Leistungspflicht der Unfallversicherung. Mit der Rekonstruktion des Hergangs durch rechtsmedizinische Sachverständige versucht man zu klären, ob es sich beispielsweise um einen häuslichen Unfall oder aber einen Eingriff handelt, den der Versicherte bewusst an seinem Körper vorgenommen hat.

Zweifelsohne um einen autoerotischen Unfall wiederum mit Verwendung von Chemikalien handelte es sich im Falle eines 41-jährigen Mannes, der von seiner Ehefrau tot im Heizungskeller des Hauses liegend aufgefunden wurde. Er trug ein Jeanskleid seiner Frau, das er nach ihrem Bekunden auch gerne als Nachthemd getragen habe; neben ihm lag ein Pornomagazin. Er steckte mit Kopf und Oberkörper in einer Plastiktüte, für die Arme waren Löcher ausgeschnitten. Seine Hände waren mit einer Kordel verschnürt, die auch um den Hals verlief, sodass er sich zusätzlich selbst strangulieren konnte. Auf der Innenseite der Plastiktüte befand sich ein Kondensat, vermutlich aus Schweiß und Lösungsmittelanteilen aus einer sich ebenfalls in der Tüte befindlichen Flasche Verdünner. Im Rahmen einer chemisch-toxikologischen Analyse wurden verschiedene Lösungsmittelbestandteile wie Toluol oder Xylole in Lungen, Leber, Gehirn sowie im Blut in höheren Konzentrationen nachgewiesen. Ein klassischer Fall.

Kurze Zeit später hatte ich noch einen weiteren Fall zu bearbeiten. Ein vollständig bekleideter 30-jähriger Mann wurde auf seinem Sofa gefunden, der Kopf befand sich mit dem oberen Teil einer geöffneten 5-Liter-Flasche Propan-/Butangas in einer Plastiktüte. Mit seiner Ehefrau hatte es wohl größere Probleme gegeben, da er selbst sexuelle Kontakte und Beziehungen zu anderen Männern unterhielt. Im Keller des Hauses wurde ein an einem Treppengeländer befestigtes Seil aufgefunden. Daraus schloss man, er habe zunächst wohl einen Suizid durch Erhängen geplant. Bei der chemisch-toxikologischen Untersuchung ergaben sich neben einer Blutalkoholkonzentration von 2,46 Promille qualitativ positive Befunde für die Anwesenheit von Propan und Butan in den Lungen, im Gehirn sowie im Blut des Verstorbenen. Ich glaube, wir sind uns einig, dass man bei diesen Gesamtumständen mit hoher

Sicherheit von einem Suizid ausgehen konnte. Dennoch muss man vorsichtig sein und unter anderem eine sehr sorgfältige chemisch-toxikologische Untersuchung durchführen. Vielleicht wurde eine solche Person schon zuvor betäubt und die Situation am Auffindeort dann gestellt. So können Suizide durchaus vorgetäuscht werden, und man sollte auch bei zunächst klar erscheinenden Fällen dennoch eine gründliche Analyse vornehmen.

Medizinisches Personal –
Sterbehilfe und Mord

Altenheime oder Intensivstationen in Kliniken bilden häufig eine Schnittstelle zwischen Leben und Tod. Die Betreuung und Begleitung von Angehörigen wie Patienten ist mit Sicherheit nicht einfach. Und immer wieder gibt es Fälle, oft dann gleich ganze Serien, in denen klinisches Personal in unerlaubter Weise Einfluss auf den Sterbeprozess nimmt. Häufig werden diese Pflegerinnen oder Pfleger geradezu als Bestien dargestellt. Besonders kritisch ist, dass gerade beim Tod eines alten und schwerkranken Menschen zunächst kaum ein Verdacht auf ein Fremdverschulden aufkommt. So werden bei Patienten, die in Kliniken versterben, nur sehr selten gerichtliche Obduktionen angeordnet. Medizinisches Personal hat in der Regel einen recht einfachen Zugang zu verschiedensten Medikamenten, sodass insbesondere Tötungen durch Arzneimittelgaben ohne großes Aufsehen begangen werden können. Die Kenntnis um die Wirkung von Medikamenten kann aber auch genutzt werden, um sich selbst in den Vordergrund zu spielen.

Der Todesengel von Wuppertal

Den nächsten Fall habe ich in besonderer Erinnerung, hat er mir indirekt dazu verholfen, meine eigene Doktorarbeit schon auf einem ansprechenden analytischen Niveau zu absolvieren. Extra für diesen Fall erhielt nämlich das Institut für Rechtsmedizin der Heinrich-Heine-Universität Düsseldorf wenige Jahre vor meinem Start in die forensische Toxikologie einen neuen Gaschromatographen, ausgerüstet mit einem Massenspektrometer (GC/MS). Es war das erste derartige Gerät in diesem Institut, und es sollte die analytischen Möglichkeiten deutlich steigern.

Aber worum ging es? Einen ersten Verdacht hegte der 23-jährige Pfleger Stephan J. auf der Intensivstation des Wuppertaler St.-Petrus-Krankenhauses im September 1985. Seine Stationsleiterin, die Fachkrankenschwester Michaela R., hatte ihm kurz zuvor mitgeteilt, dass der 70-jährige Patient Willi T. unter Schmerzen leide und sie ihm eine Spritze mit dem Schmerzmittel Baralgin geben wolle. Kein ungewöhnlicher Vorgang, da damals auch noch Pflegekräfte ohne ärztliche Anordnung Medikamente verabreichen durften. Und gerade Michaela R. galt doch als der verlängerte Arm der Chefärztin.

Aber warum hörte er nun viermal dieses typische Klacken? Dieses Geräusch, das entsteht, wenn man den Kopf einer gläsernen Medikamentenampulle ablöst. Normalerweise wurde doch nur eine Ampulle dieses Schmerzmittels gegeben! Er ging nachsehen und traf Michaela R. mit einer Medikamentenschachtel in der Hand an. Es handelte sich nicht um das Schmerzmittel, sondern um das blutdrucksenkende Medikament Catapresan mit dem Wirkstoff Clonidin. »Das müssen wir nachbestellen«, sagte sie zu ihm.

Kurz nachdem sie dem Patienten Willi T. eine Spritze durch einen Venenkatheter verabreicht hatte, sank dessen Blutdruck rapide. Unter dem Vorwand, er möge etwas holen, schickte sie den Kollegen weg. Doch Stephan J. war der Vorgang unheimlich geworden, sodass er Michaela R. durch eine Glasscheibe, die das Krankenzimmer von der Wachstation trennte, weiter beobachtete. Sie gab dem Patienten eine weitere Spritze. Unmittelbar darauf zeigte der Überwachungsmonitor von Willi T. einen Herzstillstand an. Die Fachkrankenschwester zog eine weitere Spritze auf und gab sie dem alten Mann, während sie seine Hand hielt. Am 23.9.1985 gegen 10 Uhr verstarb Willi T., der an Kehlkopfkrebs gelitten hatte und vier Tage zuvor wegen akuter Luftnot operiert und dann auf die operative Intensivstation verlegt worden war.

Stephan J. sah in den Abfalleimern nach. Er fand leere Ampullen von Catapresan und Kaliumchlorid, die keinem der Patienten verordnet worden waren. Wie er später im Zeugenstand aussagen sollte, sei der Verdacht zunächst überhaupt nicht fassbar gewesen. Er habe es auch nicht wahrhaben wollen, habe die Sache aber mit einem anderen jungen Kollegen, Lutz N., besprochen, der ebenfalls erst seit einigen Monaten auf der Station arbeitete. Beide beschlossen abzuwarten. Doch dann kam die Nacht vom 6. Dezember. Die 82-jährige Maria K. war nach einer Hüftgelenks-Operation auf die Intensivstation verlegt worden. Die alte Dame war leicht verwirrt und klagte über Schmerzen in der Brust. Sie bekam von Stephan J. und seinem befreundeten jungen Kollegen ein Medikament, woraufhin sich ihr Zustand besserte. Um 20 Uhr übernahm Michaela R. mit einer Kollegin die Station zur Nachtschicht. Als sie bei der Übergabe auf die Schmerzen von Maria K. hingewiesen wurde, sagte sie: »Bis Mitternacht wird sie es geschafft haben.« Am nächsten Morgen bei Dienstantritt erfuhr Stephan J. vom Tod der Maria K. Im Übergangsbuch, in dem das Pflegepersonal Notizen über den Dienstverlauf festhielt, stand: »K.: Kreislauf mäßig bis saumäßig – Diurese (gemeint ist die Urinausscheidung) mies bis ganz mies, AZ (gemeint ist der Allgemeinzustand) nicht unbedingt der beste – führt nicht mehr flüssig ab – bitte öfter mal in der LH (Kurzbezeichnung für Leichenhalle) nachsehen, ob Pat. noch ruhig liegt – war unruhig – Pat. wurde auf eigenen Wunsch um 22:18 Uhr dorthin verlegt. Ansonsten ruhigen Dienst, schönes Wochenende, wenige Maloche. A. und M.«

Der Verdacht, den die beiden jungen Pfleger nun schon seit zwei Monaten mit sich herumtrugen, wurde erdrückend. Es musste etwas geschehen! Aber was sollte man tun? Den Weg zur Chefärztin scheuten beide, da diese ein äußerst gutes Verhältnis zu Michaela R. hatte und sie daher eine Abfuhr befürchteten. So weihten die beiden den Oberarzt Dr. A. ein, der der Leiche von Maria K. unmittelbar eine Blutprobe entnahm. Dieses Blut gab er ins Krankenhauslabor unter dem Vorwand, es stamme von seinem Hund, dem es nicht gut ginge. Noch am gleichen Tag kam das Ergebnis: Der Kaliumwert sei so hoch, dass der Hund eigentlich gar nicht mehr leben dürfte. War das ein sicherer Beweis, so wie die beiden Pfleger meinten? Nein, befand Dr. A. Im sogenannten postmortalen Intervall, gemeint ist hier die Zeitspanne zwischen Todeseintritt und Blutentnahme, steigt nämlich bei jeder Leiche der Kaliumwert extrem an, weshalb nach seiner Meinung eine Tötung mit Kaliumchlorid kaum nachweisbar war.

Das ist leider wahr. Eine übermäßige Gabe von Kaliumchlorid führt zu einer erhöhten Kaliumkonzentration im Extrazellulärraum und zu einer Störung der Erregungsbildung und Erregungsfortleitung insbesondere am Herzmuskel mit typischen EKG-Veränderungen bis hin zum Herzstillstand. Kaliumchlorid wird sowohl zum Einschläfern von Tieren verwendet als auch bei Hinrichtungen durch die sogenannte Giftspritze. Eine Gabe von Kaliumchlorid mit resultierender Erhöhung der Kaliumkonzentration im Blut ist allerdings postmortal nicht mit der nötigen Sicherheit nachzuweisen. Die Kaliumkonzentration steigt nämlich nach dem Tod durch Zellzerfall sehr schnell an. Kalium aus Zellen tritt ins Blut über und führt zu so hohen Konzentrationen, dass die Verabreichung einer einzelnen Injektion analytisch in der Regel nicht mehr zu beweisen ist. Das geht bei den nach dem Tod sowieso erhöhten Werten unter. Und daher sollte im Fall der Michaela R. im späteren Verlauf der analytische Nachweis von Clonidin von großer Bedeutung sein. Clonidin wird gegen zu hohen Blutdruck eingesetzt. Wird es gespritzt, kommt es häufig zunächst kurz zu einem Blutdruckanstieg, dann setzt die blutdrucksenkende Wirkung ein, die über Stunden andauern kann. Zusammen mit Kaliumchlorid wirkt es insbesondere bei Menschen mit einem labilen Kreislauf mit hoher Wahrscheinlichkeit tödlich. Die beiden Pfleger gaben sich mit der Situation nicht zufrieden und nahmen sogar jeweils einen Teil der Blutprobe von Maria K. mit nach Hause, ein weiterer Teil verblieb im Kühlschrank der Intensivstation.

Am 7. Januar 1986 verstarb die ehemalige DRK-Krankenschwester Anny J. nach einer Magenoperation auf derselben Intensivstation. Zuvor war sie von Dr. A. und einer weiteren Oberärztin reanimiert, also wiederbelebt worden. Michaela R. hatte assistiert. Und nur einen Tag später starb der 94-jährige Rentner Emil S., der nach einem Oberschenkelhalsbruch operiert und dann auf die Intensivstation verlegt worden war. Beide Todesfälle geschahen überraschend, und wieder wurden in einem Müllcontainer mehrere leere Ampullen Catapresan gefunden, die von keinem Arzt verordnet worden waren.

Nun war es auch für Dr. A. an der Zeit, die Chefärztin zu informieren. Auch die beiden Pfleger Stephan J. und Lutz N. schilderten ihre Beobachtungen und übergaben die gehorteten Blutproben. Doch die Chefärztin reagierte, wie es die beiden erwartet hatten. Alles wurde in Zweifel gezogen, den Pflegern wurde Konkurrenzdenken gegenüber Michaela R. vorgeworfen, und es wurde der Verdacht geäußert, sie hätten es auf ihre Stelle abgesehen oder seien »sexuell bei ihr nicht angekommen«. Strengstes Stillschweigen wurde verordnet. Allerdings sandte die Chefärztin eine Blutprobe der Anny J. an die Firma Boehringer, Hersteller des clonidinhaltigen Catapresan, um diese auf Clonidin hin zu untersuchen.

Stephan J. aber wurde vor die Klinikleitung zitiert. Später vor Gericht sagte er aus, dass man ihn einem regelrechten Verhör unterzogen habe. Eigentlich habe er Lob oder zumindest Interesse erwartet, doch die Atmosphäre sei äußerst kühl gewesen. Man habe versucht, ihn durcheinanderzubringen und anzugreifen. Er sei der Lüge bezichtigt worden und würde fadenscheinige Dinge erfinden, nur um seine Karriere voranzutreiben.

Michaela R. blieb weiter im Dienst. Zwar war sie von der Chefärztin unter vier Augen auf die Ampullenfunde angesprochen worden, hatte aber geäußert, nur alte Bestände entsorgt zu haben.

Am 5. Februar 1986 sollte nachmittags das Fußball-Länderspiel Italien gegen Deutschland übertragen werden. Auf der Intensivstation befand sich wieder einmal die nun 77-jährige Rentnerin Gertrud H. Sie war dort gut bekannt, hatte sie doch am Morgen die dritte schwere Bauchoperation innerhalb eines halben Jahres aufgrund von Krebsgeschwulsten hinter sich gebracht. Um 13 Uhr übergab Stephan J. die Station an Michaela R., wobei er auf den kritischen Zustand der Patientin hinwies. »Das Häppchen mach ich schon. Bis zum Länderspiel hat sie es geschafft«, habe die Kollegin geantwortet. Um 14 Uhr verstarb Gertrud H.

Als nach ihrem Tod wieder unerklärlicherweise leere Catapresan- und Kaliumchlorid-Ampullen im Müll gefunden wurden, wurde Michaela R. am 7. Februar vom Dienst suspendiert. Man teilte ihr mit, sie solle sich zur Verfügung halten, da man die Polizei alarmieren werde. Sie selbst fuhr, nachdem sie bei der Polizei um Erlaubnis gebeten hatte, mit einer Freundin in einen einwöchigen Skiurlaub in die Schweiz.

Am 11. Februar telefonierte die Geschäftsführung der Klinik mit dem Leiter der Wuppertaler Schutzpolizei, den man persönlich kannte. Ob man Fingerabdrücke auf Medikamentenampullen feststellen könne, war die Frage. In der Klinik gebe es einen Verdacht auf Medikamentenmissbrauch. Unverzüglich wurde die Kriminalpolizei informiert, und schnell stellte man fest, dass in der Zeit von Januar 1985 bis Februar 1986 insgesamt 32 Patienten auf der operativen Intensivstation des Wuppertaler St.-Petrus-Krankenhauses verstorben waren. 23 dieser Todesfälle fielen in die Dienstzeiten von Michaela R., die deshalb manchmal schon »Todesengel« genannt worden war.

Und am 7. Februar wurde auch erstmals die Düsseldorfer Rechtsmedizin involviert. An diesem Freitag wurde telefonisch aus der Wuppertaler Klinik die Blutprobe einer Notfallpatientin angekündigt. Es bestehe der Verdacht einer Vergiftung mit Clonidin und Kaliumchlorid, und beide Stoffe sollten möglichst noch am gleichen Tag bestimmt werden. Es gab aber ein Problem: Für den Nachweis von Clonidin lag keine spezielle Methode vor, zumal es in sehr niedriger Dosierung eingesetzt wird und die normalen therapeutischen Konzentrationen in einem Bereich von 0,2 bis 1 ng/ml liegen (1 Nanogramm ist 1 Milliardstel Gramm).

Eine solche Empfindlichkeit war nur mit modernsten Analysegeräten zu erreichen, dennoch wurde die Probe mit einem Verfahren einer allgemeinen Suchanalyse getestet. Die zuvor einmal abgeschätzte Nachweisgrenze lag bei 30 ng/ml, also um das 30- bis 150-Fache höher als die Konzentrationen, die bei einer bestimmungsgemäßen Einnahme zu erwarten wären. Und dennoch: Es wurde ein Signal für Clonidin erhalten, wobei die Signalstärke bei ungefähr 30 ng/ml lag, also gerade eben so im Bereich der Nachweisgrenze. Dass dieser auf die Schnelle vorläufig ermittelte Circa-Wert so nicht stimmte, war klar, und später sollte mittels des oben erwähnten neuen Gerätes im Blut eine Konzentration von 10 ng/ml bestimmt werden, im Serum von 3,6 ng/ml. Dennoch war der Nachweis ein deutliches Indiz für eine tatsächliche Vergiftung mit Clonidin, was auch so noch am selben Nachmittag dem Krankenhaus mitgeteilt wurde. Bei diesem Telefonat erfuhr Thomas Daldrup in der Rechtsmedizin erstmals, dass das Blut von einer vor zwei Tagen verstorbenen Patientin stamme und man nun den Verdacht hege, eine Krankenschwester habe den Tod durch Gabe von Clonidin und Kaliumchlorid herbeigeführt. Selbstverständlich riet er dringend dazu, umgehend die Kriminalpolizei einzuschalten, was dann auch geschah.

Da zu dieser Zeit noch kein ausreichend empfindliches Analysesystem in der Rechtsmedizin verfügbar war, wurden aufgearbeitete Blut- und Kontrollproben, auch die der Maria K., zunächst an die Firma Boehringer, Herstellerin des Clonidin-haltigen Catapresan, weitergeleitet, um diese dort auf Clonidin hin untersuchen zu lassen. Sowohl im Blut der Maria K. als auch in dem der Gertrud H. wurde Clonidin nachgewiesen. Bei beiden Patientinnen bestand keine Indikation für eine Gabe des blutdrucksenkenden Mittels, das sie wohl in Überdosis erhalten hatten. Nach diesen ersten Beweisen sollte Michaela R. festgenommen werden.

Michaela R. genoss zu dieser Zeit mit einer Freundin ihren letzten Ski-Urlaubstag im schweizerischen Glis. Sie hatte das Skifahren gerade erst gelernt, riskierte aber dennoch schon eine größere Abfahrt. Es kam zu einem Sturz, die Schneebrille zerbrach, und ein Ski löste sich. Sie blutete leicht an der Augenbraue und bekam zunehmend Kopfschmerzen. Am Abend fühlte sie sich sehr elend und nahm ein Migränezäpfchen. Am nächsten Morgen wollten die beiden Frauen um sechs Uhr die Heimfahrt nach Wuppertal antreten. Michaela R. hatte tags zuvor die Polizei angerufen und wusste, dass sie sich gleich nach ihrer Rückkehr dort melden sollte. Am Morgen wachte sie mit Kopfschmerzen auf, wollte sich aber nichts anmerken lassen. Nach dem Frühstück der Aufbruch. Die erste Strecke bis Karlsruhe fuhr sie, dann wurde gewechselt. Später sollte sie aussagen, sich an die Rückfahrt nur bruchstückhaft zu erinnern. Gegen 14 Uhr trafen die beiden Frauen in Wuppertal ein. Michaela R. bemerkte, dass ihre Wohnung durchsucht worden war, und vermisste ihr Tagebuch. Sie packte ihre Sachen aus und meldete sich bei der Kriminalpolizei, die kurz darauf bei ihr erschien. Ihr wurde ein Haftbefehl vorgelegt wegen des Verdachts der Tötung von sechs Menschen, und sie wurde belehrt, dass sie das Recht habe, eine Aussage zu verweigern. Sie wurde in das Wuppertaler Polizeipräsidium gebracht, und um 16:50 Uhr begann ein Verhör. Um 17:20 Uhr kam es zur Niederschrift eines Geständnisses. Michaela R. gab zu, sechs Personen mit Hilfe von Medikamenten getötet zu haben. Sie habe zwei oder drei Ampullen Catapresan und eine oder zwei Ampullen Kaliumchlorid schnell intravenös injiziert. Manchmal habe sie das Catapresan auch weggelassen.

Über das Zustandekommen dieses Geständnisses wurde später viel diskutiert. Die Anwälte von Michaela R. gingen davon aus, dass die Beschuldigte bewusst über das Ausmaß der Vorwürfe im Unklaren gelassen worden sei, um eine sofortige Bestellung eines Rechtsanwaltes zu verhindern. Drei Jahre später sollte der Gesundheitszustand nach der Verhaftung dann rekonstruiert werden. Ein psychiatrischer Sachverständiger hielt ein »hyperästhetisch-emotionelles Schwächesyndrom« für möglich, das nach einem schweren Sturz auftreten könne und auch Erinnerungslücken erkläre. Er verglich das Befinden mit dem Zustand »am Morgen nach einer durchsoffenen Nacht«, und das könne eine »Kritikverminderung im Sinne einer erhöhten Suggestibilität (Beeinflussbarkeit)« nach sich ziehen. Weil das Geständnis damit auf wackeligen Füßen stand, kam es nun zu Ermittlungen, die zu den aufwändigsten der deutschen Justizgeschichte zählen dürften. Für die Boulevardpresse war das Ganze natürlich spektakulär, zumal der Begriff »Todesengel« gar nicht mehr erfunden werden musste, da er schon länger im Krankenhaus kursierte.

Die Staatsanwaltschaft prüfte die Krankenunterlagen sämtlicher Patienten, die seit Anfang 1984 während der Dienstzeit der Michaela R. gestorben waren, und kam zu dem Ergebnis, dass in 28 Fällen die Todesursache nicht eindeutig auf den Krankheitsverlauf zurückzuführen war. Daraufhin wurden 28 Leichen auf Friedhöfen in Wuppertal und Umgebung exhumiert und in der Düsseldorfer Rechtsmedizin obduziert, nicht zuletzt, um Material für eine chemisch-toxikologische Untersuchung zu gewinnen. Die Toten hatten zwischen 2 und 29 Monaten in ihren Gräbern gelegen, sodass man sich vorstellen kann, in welchem Zustand sich die Leichen teilweise befanden. Aus dem Topf der nordrhein-westfälischen Justizverwaltung erhielt das Düsseldorfer Institut für Rechtsmedizin für die komplizierten Untersuchungen an diesem Leichenmaterial eigens den eingangs erwähnten Gaschromatographen mit Massenspektrometer (GC/MS), an dem ich später meine Forschungsarbeiten durchführen konnte.

Der Nachweis einer Tötung mit Kaliumchlorid war durch analytische Verfahren nicht zu erbringen, da – wie schon erwähnt – postmortal ein dramatischer Anstieg der Kaliumkonzentration im Blut erfolgt. Anders verhielt es sich mit dem Clonidin. Dabei handelt es sich um eine körperfremde Substanz, sodass alleine der rein qualitative Nachweis schon ausreichte, um zumindest eine Verabreichung zu belegen. Lag laut Krankenunterlagen keine Therapie mit Clonidin vor und war ein Bluthochdruck nicht bekannt, konnte deshalb bei einem Nachweis des Mittels in den Leichengeweben immer von einem vermeintlichen Tötungsdelikt ausgegangen werden.

Laut Anklage wurde Michaela R. beschuldigt, »17 zumeist betagten, teilweise schwerkranken und frischoperierten Patienten kurz nach der Verlegung auf die Intensivstation ohne ärztliche Verordnung und heimlich intravenös das stark blutdrucksenkende Mittel Catapresan und in mindestens fünf ihr geeignet erscheinenden Fällen zusätzlich das die Herztätigkeit lähmende Mittel Kaliumchlorid« gespritzt zu haben. Sie habe die Patienten sicher und schnell töten und ihr Ableben als akuten Herztod aussehen lassen wollen. Das habe sie bewusst unter Ausnutzung der Gutgläubigkeit ihrer Vorgesetzten und Kollegen getan. »Zur Darstellung und Befriedigung ihres Selbstwertgefühls, zur Demonstration ihrer Macht, aber auch, um sich lästiger Patienten zu entledigen, setzte sie sich in dem Bewusstsein, nur unter alten Menschen auswählen und nur diese nach ihrem Gutdünken opfern zu können, über jegliche ärztliche Kunst hinweg, um als Herrin über Leben und Tod von Fall zu Fall zu entscheiden, wer weiterleben durfte oder nicht. Die zumeist betagten Opfer, die alleine zur Einwilligung in eine Operation ihren Lebenswillen dokumentiert hatten, starben, soweit beobachtet, jeweils kurz nach Verabreichung der Medikamente und besonders arbeitsintensive Patienten teils sogar nach zusätzlicher Vorankündigung.«

Tatsächlich konnte Thomas Daldrup in zwölf dieser Fälle den Wirkstoff Clonidin, zum Teil in Spuren, zum Teil aber auch in sehr hohen Konzentrationen, in verschiedenen Körperflüssigkeiten und Geweben nachweisen. In einem weiteren Fall war es zu einer Feuerbestattung gekommen, nachdem der Tod aufgrund eines plötzlichen Blutdruckabfalls eingetreten war; Untersuchungsmaterial war natürlich nicht mehr zu gewinnen. In den anderen Fällen gab es zumindest Indizien für eine Medikamentengabe. Die Analysen wurden mit einem ganz erheblichen Aufwand vorgenommen. Immerhin galt es, eine per se niedrig dosierte Substanz in exhumierten, fäulnisveränderten Leichengeweben bis hinab zu Konzentrationen von 0,2 ng/g zu bestimmen. Die Analysen waren wasserdicht, sie wurden später von allen Beteiligten, insbesondere auch von Seiten der Verteidigung nach fachkundiger Beratung, nie angezweifelt. Insofern war dann auch im späteren Prozess die Beweisaufnahme in Sachen Giftbeibringung schnell abgeschlossen.

Der erste Hauptverhandlungstag war der 10. Januar 1989, und der Prozess sollte bis zum 11. September andauern. Was galt es zu erörtern, und weshalb wurden vom Gericht von 17 Mordvorwürfen letztendlich nur 8 Tötungen als tatsächlich nachgewiesen erachtet?

Zunächst einmal musste man sich ein Bild von der Persönlichkeitsstruktur der Michaela R. machen, um überhaupt einmal verstehen zu können, wie es zu solchen Vorfällen kommen konnte. Über mehrere Monate wurde sie in Haft von einem Psychiater und Psychologen untersucht, der ihr Überaktivität und Aktionismus, vorrangig zur Abwehr von Depressionen, attestierte. Die ständige Flucht in Aktivität und Betriebsamkeit basiere auf einer tiefen Angst davor, was im Zustand der Ruhe in ihr aufsteigen könne. Tief im Inneren fühle sie sich als Versagerin, lebe ständig in der Angst, etwas falsch zu machen, und habe wenig Vertrauen in sich selbst. Daher sei sie in hohem Maße auf Lob, Bestätigung und Anerkennung angewiesen. Sie habe eine Mauer um sich gebaut: keine Schwäche zeigen, eine unverbrüchliche Belastbarkeit an den Tag legen, immer für andere da sein, immer obenauf und guter Dinge sein, alles anpacken und bewältigen.

Vor diesem Hintergrund sollte auch ihre berufliche Karriere betrachtet werden. Nach einem mäßigen Hauptschulabschluss und einem berufspraktischen Wochenende in einem Krankenhaus fasste sie den Entschluss, Krankenschwester zu werden. Im Jahr 1973 begann sie als Schwesternschülerin genau in dem Krankenhaus, in dem es zwölf Jahre später zu den Taten kommen sollte. 1978 schloss sie die Pflegeschule mit ausreichenden Noten ab, sehr gut war sie in der Krankenpflege und mangelhaft in den theoretischen Fächern. Unabhängig von den Noten wurde sie durch die Chefärztin gefördert und so 1981 Fachschwester für Anästhesie und Intensivpflege. Sie galt als Liebling der Chefin und wurde wenig später zur Schichtleiterin und Vertreterin des Oberpflegers ernannt.

Bei der Erörterung der Organisation, Struktur und auch Dokumentation im besagten Krankenhaus stieß man auf gravierende Mängel. So arbeitete Michaela R. auf einer Intensivstation, auf der nicht gesichert war, dass ständig ein Arzt verfügbar ist. Im Gegensatz zu Richtlinien und Empfehlungen und auch zu anderen Abteilungen des Krankenhauses gab es nachts nur eine Rufbereitschaft. So konnte es durchaus 20 Minuten dauern, bis der diensthabende Stationsarzt zur Verfügung stand, und in absoluten Notfällen versuchte das Pflegepersonal, Ärzte anderer Fachdisziplinen zu erreichen, die nach zwei bis drei Minuten zur Stelle waren. Gerade als Vertreterin des Oberpflegers musste Michaela R. immer wieder entscheiden, wie notwendig es wirklich war, einen Arzt von zu Hause kommen zu lassen. Oft entschied sie sich dagegen. Und es gab weitere Probleme im Krankenhaus. Seit Mitte 1983 gab es erhebliche Konflikte zwischen dem Chefarzt der Chirurgie und der Chefärztin der operativen Intensivstation von Michaela R. Der Chirurg war mit den Behandlungsmaßnahmen der Intensivstation nicht einverstanden und wies daher Schwestern und Pfleger an, seine Patienten so zu behandeln, wie er es für richtig hielt. Häufig war das genau das Gegenteil von dem, was die Chefärztin vorgeschrieben hatte. Diese Meinungsverschiedenheiten belasteten das Arbeitsklima sehr, und nicht nur das Pflegepersonal, auch die Assistenzärzte hatten das Gefühl, zwischen zwei Stühlen zu sitzen.

Einem Internisten und einem Anästhesisten wurden beschlagnahmte Krankenunterlagen vorgelegt, um anhand der Aufzeichnungen zu prüfen, ob der Todeseintritt zu den jeweiligen Zeitpunkten aus medizinischer Sicht verständlich sei. Dabei wurden erhebliche Lücken in der Dokumentation der Befunde und der therapeutischen Maßnahmen festgestellt, was eine sachgemäße Auswertung erschwerte. Werte wurden nicht so regelmäßig eingetragen wie erwartet, und es blieb unklar, ob sie nicht erhoben oder nur nicht eingetragen worden waren. Der Anästhesist ging noch weiter in seiner Einschätzung. Er habe den Eindruck gewonnen, dass die Intensivstation zu einem großen Teil vom Pflegepersonal geführt worden sei, nur so ließen sich in verschiedenen Fällen festgestellte Versäumnisse in Überwachung aber auch Therapie der schwerkranken Patienten erklären. Offenkundig habe es keine klare organisatorische Führung der Station gegeben, insbesondere keine Vorschriften, was die Dokumentation und auch die Kommunikation zwischen Pflegepersonal und Ärzten bei Auftreten von Problemen betraf.

All dieses hatte das Gericht letztendlich zu berücksichtigen, und so kam es nach der Hauptverhandlung zu der Auffassung, dass aufgrund der mangelnden Dokumentation in den Krankengeschichten den darin enthaltenen Daten nur ein begrenzter Beweiswert beizumessen war. Daher wurde Michaela R. in allen Fällen freigesprochen, in denen in den Leichengeweben Clonidin nur in niedrigen Konzentrationen aufzufinden war beziehungsweise aufgrund der Obduktionsergebnisse und Krankengeschichte der plötzlich eingetretene Tod nicht ohne weiteres erklärbar war. Es könne ja auch sein, dass eine Clonidin-Gabe aus therapeutischen Zwecken einfach nicht festgehalten worden sei.

Somit blieben am Ende nur die Fälle übrig, in denen Clonidin in sehr hohen Konzentrationen nachgewiesen worden war. In all diesen Fällen handelte es sich um solche, bei denen der Tod im Herbst 1985 und im Winter 1985/1986 eingetreten war. Das zur Untersuchung gelangte Leichenmaterial dieser Fälle hatte sich in einem wesentlich besseren Zustand befunden als das von Verstorbenen, die vor den Sommermonaten beerdigt worden waren. In allen Leichen, die vor August 1985 begraben worden waren, fand sich Clonidin in deutlich niedrigeren Konzentrationen. Somit kann zwar als wahrscheinlich angenommen werden, dass die Clonidin-Konzentration bei einsetzender Fäulnis abnimmt, der eindeutige Beweis einer Überdosierung war aber nicht zu erbringen, da keine konkreten Erfahrungen über das Verhalten von Clonidin unter Fäulnisbedingungen vorlagen.

Das Gericht folgte dann weitestgehend einem Geständnis von Michaela R., die angab, dass ihr Ende 1984/Anfang 1985 immer mehr der Gedanke gekommen sei, Todgeweihten helfen zu wollen. Eingegriffen habe sie erstmals im August 1985 bei einem 47-jährigen Mann nach einer Krebsoperation. Der Patient und seine Ehefrau hätten gewusst, dass der Tod bevorstehe, und seien darauf vorbereitet gewesen. Als er dann über sehr starke Schmerzen geklagt habe, habe sie sich ohne weitere Überlegung entschlossen, den Mann von seinem Leiden zu erlösen. Sie habe ihm zwei oder drei Ampullen Kaliumchlorid verabreicht, was zu Herzrhythmusstörungen und einem baldigen Herzstillstand geführt hätte. Dieser Todesfall war ihr vor Gericht nicht zur Last gelegt worden, da im Leichengewebe kein Clonidin aufgefunden worden war und eine Kaliumchloridvergiftung ja analytisch nicht nachweisbar war.

In den Fällen, in denen es zu einer Verurteilung kam, ging das Gericht davon aus, dass Michaela R. zuerst Clonidin verabreicht hatte, wodurch es zu einem gleichmäßigen Abfall von Blutdruck und Puls kam, und dann durch Injektion von Kaliumchlorid den Tod herbeigeführt hatte. Es folgte dem Geständnis in der Weise, dass davon ausgegangen wurde, dass sie in einem Fall versehentlich bei einer Reanimation Kaliumchlorid mit Natriumbicarbonat verwechselt, in einem weiteren Fall erst bei Todeseintritt Clonidin gegeben und bei der letzten Tötung auf Verlangen der Patientin gehandelt habe.

Michaela R. wurde letztendlich zu 11 Jahren Freiheitsentzug wegen Totschlags in fünf Fällen und in je einem Fall wegen Tötung auf Verlangen, fahrlässiger Tötung und versuchten Totschlags verurteilt. Die Empörung unter den Zuschauern bei der Urteilsverkündung war groß. »Skandalös« sei das und eine »Schweinerei«. »Hört doch mal die Opfer an, was die zu so einem Urteil sagen!« Man konnte es nicht fassen, dass das Gericht Michaela R. nicht für eine Mörderin hielt.

Nach deutscher Gesetzgebung bedarf es zur Verurteilung wegen Mordes zuvor der Feststellung von sogenannten Mordmerkmalen, ansonsten wird von einer Tötung ausgegangen. Laut deutschem Strafgesetzbuch § 211 Abs. 2 ist ein Mörder, »wer aus Mordlust, zur Befriedigung des Geschlechtstriebs, aus Habgier oder sonst aus niedrigen Beweggründen, heimtückisch oder grausam oder mit gemeingefährlichen Mitteln oder um eine andere Straftat zu ermöglichen oder zu verdecken, einen Menschen tötet«. Im Fall der Michaela R. wurden weder Mordlust noch Habgier erkannt, es stellte sich aber die Frage nach der Heimtücke. Hier stützte letztendlich auch der Bundesgerichtshof (BGH) das Urteil des Wuppertaler Landgerichts, wonach das Mordmerkmal der Heimtücke entfallen kann, wenn der Täter aus Mitleid gehandelt habe, um dem Todkranken schwerstes Leid zu ersparen. Zugleich wurde aber auch in einem weiteren Leitsatz vorangestellt, dass auch bei aussichtsloser Prognose Sterbehilfe nicht durch gezieltes Töten geleistet werden darf, sondern nur entsprechend dem erklärten oder mutmaßlichen Patientenwillen durch die Nichteinleitung oder den Abbruch lebensverlängernder Maßnahmen.

Wie seinerzeit schon Thomas Daldrup feststellte, wird wohl nie zu erfahren sein, ob Michaela R. auf der Wuppertaler Intensivstation nicht doch mehr Menschen getötet hatte als die, für die sie verurteilt wurde. Vieles spricht dafür, dass ein Clonidin-Nachweis zumindest in den weiteren Fällen, in denen es ohne bekannte Indikation festgestellt worden war, auf ein Tötungsdelikt hingewiesen hat. Nur war das durch die mangelhafte Dokumentation der Krankheitsverläufe und Therapiemaßnahmen nicht beweisbar. Somit war es durchaus folgerichtig, dass nur in 8 der 17 angeklagten Fälle ein Tötungsdelikt als bewiesen erachtet werden konnte. Natürlich sahen das viele Wuppertaler Bürger, insbesondere die, deren Angehörige unter der Obhut von Michaela R. verstorben waren, anders.

Kritisch muss man natürlich auch hinterfragen, ob es zu diesen Taten gekommen wäre, hätte es nicht solche Organisationsmängel, fehlende Kontrollmechanismen und dafür zusätzlich vielleicht auch eine Betreuung von Pflegekräften in ihrem anstrengenden Alltag gegeben. War Michaela R. in dieser Umgebung und konfrontiert mit viel Leid von Schwerkranken nicht vielleicht auch überfordert? Wie geht es heute anderen in vergleichbaren Situationen? Im WDR-Film »Der Todesengel von Wuppertal« äußerte sich der psychiatrische Gutachter im Prozess gegen Michaela R.: »Das Verrückte ist nur, dass die gesamten Erkenntnisse, die man über die Belastungen hat, irgendwo in den Bibliotheken verschwinden. Es müssen erst irgendwelche Katastrophen entstehen wie hier im Fall der R., um in der Öffentlichkeit ein Bewusstsein dafür zu schaffen, was versäumt wird.«

Sowohl vor als auch nach dem Fall Michaela R. waren und sind solche Vorkommnisse kein Einzelfall:

Wuppertal 1976: Ein 46-jähriger Krankenpfleger wird wegen Mordes in zwei und wegen versuchten Mordes in vier Fällen (sowie wegen gefährlicher Körperverletzung in einem Falle) zu lebenslanger Freiheitsstrafe verurteilt. Auch soll er sich an ihm anvertrauten alten Menschen vergangen haben. Der Hintergrund der Taten wurde wenig beleuchtet.

Freiburg 1982: Ein 32-jähriger Krankenpfleger wird wegen Körperverletzung mit Todesfolge zu einer siebenjährigen Gefängnisstrafe verurteilt. Ihm wurde nachgewiesen, dass er im Krankenhaus Rheinfelden im Dezember 1975 sieben Patienten tödliche Dosen von Herzglykosiden verabreicht hatte.

Wien 1991: Die Krankenpflegehelferinnen Waltraud W. (15 Morde und 16 Mordversuche), Irene L. (drei Morde, zwei Beihilfen zum Mord), Maria G. (zweifacher Mordversuch) und Stephanie M. (siebenfacher Mordversuch) werden verurteilt. Die Straftaten wurden zwischen 1983 und 1989 verübt. Waltraud W. und Irene L. erhielten eine lebenslange Freiheitsstrafe. Maria G. musste für 15 Jahre und Stefanie M. für 20 Jahre ins Gefängnis.

Bielefeld 1993: Ein 36-jähriger Krankenpfleger wird wegen Totschlags in zehn Fällen zu einer Freiheitsstrafe von 15 Jahren verurteilt. Er hatte im Verlauf des Jahres 1990 zehn Patienten auf der Intensivstation einer Klinik in Gütersloh getötet.

Luzern 2006: Ein 37-jähriger Krankenpfleger wird wegen siebenfachen Mordes und 15-fachen Totschlags und wegen drei vollendeter und zwei unvollendeter Tötungsversuche verurteilt. Das Gericht bestätigte die erstinstanzlich verhängte lebenslange Zuchthausstrafe. Zwischen 1995 und 2001 hatte er demenzkranke Menschen im Alter von 66 bis 95 Jahren mit Beruhigungsmitteln vergiftet und wenn nötig mit einem Plastiksack erstickt. Im Schlusswort des Prozesses sagte er aus, er habe »Gott gespielt«, und entschuldigte sich bei den Angehörigen.

Bonn 2006, ein Fall, in dem ich selbst Analysen durchzuführen hatte: Die 27-jährige Altenpflegerin Michaela G. brachte zwischen 2003 und 2005 in einem Alten- und Pflegeheim in Wachtberg acht Heimbewohner um. Diese wurden nicht vergiftet, sondern erstickt. Sie wurde dafür vom Landgericht Bonn zu einer lebenslänglichen Gefängnisstrafe verurteilt.

Berlin 2007: »Eine Klinikverwaltung, die duldet, dass eine Krankenschwester Patienten einer Intensivstation regelrecht anschnauzt, unsanft behandelt, ja umbringt, macht sich mitschuldig und mitstrafbar«, sagte der Vorsitzende Richter in der Urteilsbegründung gegen eine Krankenschwester der kardiologischen Intensivstation an der Berliner Charité. Sie wurde wegen fünffachen Mordes zwischen Juni 2005 und Oktober 2006 verurteilt, in drei Fällen wurde sie freigesprochen. Während des Prozesses äußerte sie sich, niemand habe auf ihrer Station leiden müssen. Der Vorsitzende Richter hatte einen Pfleger, der einen der Morde zwar nicht gesehen, aber ihn aus entsprechenden Geräuschen im Grunde wahrgenommen hatte, gefragt, ob keiner der »Schlaumeier« unter den Kollegen daran gedacht habe, bei Mordverdacht die Polizei einzuschalten.

Hildesheim 2011: Eine wegen Totschlags angeklagte 61-jährige Internistin wird tot aufgefunden, sie hatte sich das Leben genommen. In den Jahren 2001 bis 2003 soll sie als Belegärztin in einer Klinik in Hannover insgesamt 13 ihrer Patienten durch überhöhte Dosen an Morphin und Diazepam getötet haben. In zwei der verhandelten Todesfälle sollte auch das Mordmerkmal der Heimtücke geprüft werden.

Auf einen der umfangreichsten Fälle der deutschen Kriminalgeschichte möchte ich noch ausführlicher eingehen, da die entsprechenden Analysen durch meine Kollegen Detlef Thieme, heute Leiter am Institut für Dopinganalytik und Sportbiochemie in Kreischa bei Dresden, und Hans Sachs hier im FTC München durchgeführt wurden.

Der Todespfleger von Sonthofen

Der 25-jährige Stephan L. arbeitete seit Januar 2003 auf der Station Innere 1 in der Klinik Sonthofen, einer gemischten Station mit 31 Betten in zwölf Zimmern. In zwei Zimmern gab es für fünf Patienten Überwachungsplätze. Auf dieser Wachstation war eine kontinuierliche Überwachung der Vitalparameter möglich, die Kontrollmonitore befanden sich im Stationszimmer. Dort lagerten auch die Medikamente für den täglichen Gebrauch, frei zugänglich für alle Mitarbeiter, wie auch die aus dem Notfallkoffer auf der Wachstation. Die Betäubungsmittel wurden in einem verschlossenen Schrank aufbewahrt. Der Schlüssel dafür wurde von Schicht zu Schicht jeweils an die Pflegekraft der Wachstation weitergegeben. Tagsüber waren noch zwei weitere Pflegekräfte auf der Station tätig.

Stephan L. galt zunächst als hilfsbereiter und netter Kollege. Sein Wissen über Medikamente und insbesondere sein technisches Verständnis wurden geschätzt, kannte er sich doch besonders gut mit Computern aus. Aber neben seiner ruhigen und zurückhaltenden Art konnte er auch sehr leicht aufbrausend und barsch reagieren. So entstand im Kollegenkreis der Eindruck, dass er gut gemeinte Hinweise und Ratschläge sofort als Kritik an seiner Person auffasste. Er selbst gab der Leitung zu verstehen, er fühle sich gemobbt. Die Kollegen sahen es anders, und der Unmut wuchs, denn Stephan L. machte Fehler, auf die er nicht anzusprechen war. So richtete er Medikamente nicht in den verordneten Dosen her, schloss Patienten nicht an einen Monitor an, obwohl sie überwacht werden sollten, dokumentierte Blutdruckwerte, ohne überhaupt eine Messung vorgenommen zu haben, und ließ des Öfteren viel Arbeit für die jeweils nächste Schicht liegen. Häufig war er einfach für längere Zeit verschwunden und erklärte dies mit Durchfall. Hinzu kamen viele kurzfristige Krankheitszeiten, sodass Kollegen immer wieder für ihn einspringen mussten. Als Termin für eine Mandeloperation wählte er die Zeit über Weihnachten. Auch das kam natürlich nicht gut bei den Kollegen an, die nun mehr Dienste an den Feiertagen schieben mussten. Die Stationsschwester hatte nicht durchsetzen können, Stephan L. nach der Probezeit zu kündigen oder zumindest die Probezeit zu verlängern. Nun entstand immer mehr der Eindruck, dass er von der Pflegedienstleitung gedeckt würde, und man sah keinen Sinn mehr darin, weitere Vorfälle oder Probleme anzusprechen. Und davon gab es genug. Besonders unangenehm war es, wenn er beim Tod eines Patienten »blöd daherrede«, wie es ein Kollege berichtete. »Der Patient ist abgekackt«, war sein Standardspruch. Beim Blick auf den religiösen Schmuck am Hals einer verstorbenen Nonne sagte er: »Jetzt hat ihr diese Werkzeugkiste auch nicht mehr geholfen.«

Im März 2004 gab es ein Mitarbeitergespräch mit Stephan L. Viele Patienten hatten mittlerweile Angst vor ihm. Er sollte Medikamente falsch bereitgestellt haben, und seine Dokumentation war weiterhin unvollständig und schlampig. Doch nichts wurde gegen ihn unternommen, vielmehr wurden einige Mitarbeiter wegen ihrer Anschuldigungen gerügt, weil diese nicht bewiesen werden konnten.

Dann, am 26. Mai 2004, wurde der Stationsschwester gemeldet, dass Medikamente fehlten. Vier Schachteln mit je fünf Ampullen des Benzodiazepins Dormicum mit dem Wirkstoff Midazolam waren nicht mehr aufzutreiben. Keinem Patienten auf der Station war in der letzten Zeit dieses Mittel verordnet worden. Und auch andere Medikamente wurden vermisst, insbesondere Etomidat, Diazepam, aber auch Lysthenon. Umgehend wurden der Oberarzt, der Chefarzt und die Leiterin des Pflegedienstes informiert. Diese sagte später, man habe es nicht als so gravierend angesehen, denn es käme ja immer mal wieder vor, dass Medikamente fehlen würden. Sie habe aber ausdrücklich angeordnet, dass die Medikamentenschränke nun zu verschließen seien und der Schlüssel in einer bestimmten Schublade im Dienstzimmer aufbewahrt werden solle. Sie habe dann nichts mehr von dieser Angelegenheit gehört, sodass sie als erledigt gegolten habe.

Seit dem 26. Mai war Stephan L. krankgeschrieben. Und dann war da noch seine Freundin Beatrix D. Sie wurde am nächsten Tag zum wiederholten Male auf die Station 1 Innere aufgenommen und von Stephan L. begleitet. Auch an den folgenden Tagen besuchte er sie. Eines Morgens war er schon recht früh bei ihr, und als er nach kurzer Zeit wieder ging, wirkte sie sehr müde und schlief fest ein. Auch nachdem sie nach einer Stunde wieder aufgewacht sei, habe sie noch sehr benommen gewirkt. Kurz darauf wurde Beatrix D. in eine andere Klinik verlegt.

Als Stephan L. wieder seinen Dienst antrat, sprach ihn niemand auf die verschwundenen Medikamente an. Er selbst fragte nicht nach, weshalb die Medikamentenschränke plötzlich verschlossen seien.

Mitte Juni 2004 forderte die leitende Stationsschwester die Versetzung von Stephan L. Er betreibe eine »gefährliche Pflege«, und sie habe den Eindruck, er genieße Sonderrechte. Die Schwester musste sich anhören, sie reagiere zu emotional und sei nicht in der Lage, eine Beurteilung abzugeben.

Dann verstarb am 10. Juli 2004 auf der Station eine Patientin, die eigentlich auf dem Wege der Besserung gewesen war und mit deren Tod man gar nicht gerechnet hatte. Auch war es erstaunlich, dass eine sofort eingeleitete Reanimation erfolglos blieb.

Am nächsten Morgen fehlte ein Packung mit fünf Ampullen Dormicum, am Vorabend war der Bestand noch in Ordnung gewesen. In dieser Nacht hatte Stephan L. mit einem Kollegen Dienst. Ab sofort galten auch für die alltäglichen Medikamente dieselben Regelungen wie für die Betäubungsmittel. Schriftlich wurde festgehalten, wer wann im Besitz des Schlüssels war, und außerdem kontrollierte jede Schicht den Bestand an Dormicum, Diazepam und Etomidat. Am Folgetag erkundigte sich die mittlerweile informierte Leiterin des Pflegedienstes bei den beteiligten Mitarbeitern und telefonisch auch bei Stephan L. nach dem Verschwinden der Ampullen. Niemand hatte eine Erklärung dafür.

Am 13. Juli kam es zu einer Sitzung der Betriebsleitung, in der es auch um das Verschwinden von Medikamenten ging. Eine zwischenzeitliche Überprüfung hatte ergeben, dass deutlich mehr Medikamente bestellt als regulär verbraucht worden waren. Lystenon war überhaupt nicht angeordnet, aber mehrfach nachbestellt worden. Auf der Sitzung wurde beschlossen, Strafanzeige zu erstatten.

Am nächsten Tag entdeckten Mitarbeiter im hintersten Teil einer Schublade neben dem Medikamentenschrank eine Schachtel Dormicum mit fünf Ampullen. Ganz sicher hatte sie am Vortag noch nicht in dieser Schublade gelegen. Offensichtlich sollte der Eindruck erweckt werden, die Packung sei irgendwann versehentlich dorthin gelegt und zuvor übersehen worden.

Am 15. Juli – Stephan L. war krankgeschrieben – ging bei der Sonthofener Polizei eine Strafanzeige gegen Unbekannt ein, und sofort begann man mit den Ermittlungen. Schnell fiel auf, dass Stephan L. öfter als alle anderen Kollegen die Medikamente Dormicum, Etomidat und Lysthenon nachbestellt hatte. Außerdem hatte er auch in der Nacht vom 26. auf den 27. Februar 2004 Nachtdienst gehabt. In dieser Nacht war in der Klinik ein Faxgerät gestohlen worden.

Umgehend kam es zur Durchsuchung der Wohnung von Stephan L. – und siehe da. Man fand nicht nur ein Faxgerät mit entfernter Seriennummer, sondern auch leere Ampullen der Medikamente Haldol und Etomidat. Vergeblich hatte Stephan L. versucht, diese Ampullen während der Durchsuchung noch verschwinden zu lassen. Den Polizisten erklärte er, sie versehentlich mit nach Hause genommen zu haben. Das Faxgerät stamme von einem Bekannten, dessen Name ihm nicht einfiele.

Bei einer neuerlichen Durchsuchung am nächsten Tag gestand er, das Faxgerät gestohlen zu haben, bestritt aber Medikamentendiebstähle. Und das sagte er auch einem Rechtsanwalt, den er nun aufsuchte.

Am 27. Juli verfasste Stephan L. dann ein schriftliches Geständnis und beschrieb sehr ausführlich die problematische Situation mit seiner Freundin Beatrix. Ihr Gesundheitszustand sei immer schlechter geworden, und so habe er zur Behandlung ihrer psychischen Probleme seit Januar 2003 Medikamente, Infusionssysteme und Nadeln gestohlen. Auch während ihres Krankenhausaufenthaltes habe er ihr etliche Male Dormicum gespritzt. Die durch eine Schwester beobachtete Symptomatik nach seinem Besuch frühmorgens passt ohne weiteres dazu. Eine einzelne Ampulle habe dann kaum noch Wirkung gezeigt. Deshalb habe er auch Rohypnol-Tabletten gestohlen und Etomidat, Diazepam, Haldol und Psyquil mitgenommen. »Den letzten Medikamentendiebstahl beging ich in meiner Nachtschicht vom 10. auf den 11. Juli, wo ich eine Schachtel Midazolam und eine Ampulle Etomidat entwendete. Die Schachtel Midazolam habe ich aus Angst in meinem Frühdienst am 14. Juli wieder auf die Station zurückgebracht.« Er habe nun alle Dinge gestanden und mit den restlichen Dingen nichts zu tun.

Doch die Ermittlungen gingen weiter, und so wurde langsam nicht nur das ganze Ausmaß der Fehlbestände deutlich, die Polizei wurde sich nun auch bewusst, um welche Substanzen es sich handelte. So kam es zu dem Anfangsverdacht, dass vielleicht auch Menschen getötet worden seien. Daneben hielt die Polizei aber auch einen Handel mit diesen Mitteln für möglich.

Am frühen Morgen des 29. Juli nahm die Polizei Stephan L. vorläufig fest. Beim Antreffen in seiner Wohnung zeigte er sich wenig überrascht und überreichte das oben erwähnte Geständnis, wonach er die Medikamente gestohlen habe, um seine Freundin zu behandeln. Das Medikament Lysthenon tauchte nicht in seiner Liste auf, und darauf angesprochen, bestritt er dessen Diebstahl. Die Polizei konfrontierte ihn mit den von ihm selbst durchgeführten Nachbestellungen und fragte direkt, ob er mit diesem Mittel Menschen getötet habe. Stephan L. nickte. Die letzte Patientin sei Frau P. gewesen, die am 10. Juli 2004 kurz nach Mitternacht verstorben war. Auf der Fahrt ins Polizeirevier sprach er von etwa 30 Opfern.

Im Verlauf der weiteren Vernehmungen gestand Stephan L. 15 Tötungen, die immer nach der gleichen Methode durchgeführt worden seien. Zunächst habe er seine Opfer mit Medikamenten zur Beruhigung eingeschläfert und dazu Etomidat, Dormicum oder Diazepam eingesetzt. Anschließend habe er mit einem Muskelrelaxans (Lysthenon oder Esmeron) eine tödliche Lähmung der Atemmuskulatur herbeigeführt. Alle diese Medikamente habe er aus den Beständen gestohlen. Später sagte Stephan L., er habe diese Taten gestanden, um den Angehörigen eine Exhumierung der Leichen zu ersparen.

Die Polizei ermittelte weiter. Und natürlich fand man Auffälliges. Von Januar 2003 bis Ende Juli 2004 waren in der Dienstzeit von Stephan L. auf der Station 1 Innere 83 Patienten verstorben und damit weitaus mehr als während der Dienstzeiten anderer Mitarbeiter. Bei 38 dieser Verstorbenen war es zu einer Feuerbestattung gekommen, und in drei Fällen war ein Fremdverschulden sicher auszuschließen.

Die verbliebenen 42 Leichen wurde in einer unvergleichlich aufwändigen Aktion in den Folgewochen exhumiert und rechtsmedizinisch untersucht, wobei insbesondere Probenmaterial für forensisch-toxikologische Untersuchungen gewonnen wurde. Wie schon erwähnt, finden solche Exhumierungen ja in aller Regel in den frühen Morgenstunden vor Öffnung der Friedhöfe statt, um die sonstigen Friedhofsbesucher nicht zu erschrecken oder zu verstören. Nach den ersten vier Fällen, die zur Obduktion noch in die

Rechtsmedizin München gebracht wurden, ging man dann quasi in einen Massenbetrieb über. Ganze Teile des Friedhofes wurden gesperrt, und an einem einzigen Tag fanden teilweise bis zu acht Exhumierungen statt. Vor Ort war häufig ein ganzes Team an Münchener Rechtsmedizinern. Die Obduktionen fanden in Räumlichkeiten direkt auf dem Friedhof in Sonthofen statt, und während die eine Leiche exhumiert wurde, wurde die andere bereits wieder beigesetzt. Auch die Toxikologen Detlef Thieme und Hans Sachs waren vor Ort. Bei Exhumierungen kann man nicht immer so vorgehen wie bei frisch Verstorbenen. In Abhängigkeit des Fäulnis- beziehungsweise Verwesungszustandes ist mit den Toxikologen gemeinsam zu entscheiden, welche Materialien am günstigsten für nachfolgende forensisch-toxikologische Untersuchungen zu sammeln sind.

Man entnahm nicht nur Material von den Leichen selbst, sondern auch Erd- und Sargmaterial, Teile des Sargkissens oder der Bekleidung der Verstorbenen. Blut war natürlich nur bei relativ frisch Verstorbenen zu gewinnen, ansonsten waren Brust- oder Bauchhöhlenflüssigkeit die Materialien, die vornehmlich analysiert wurden. Dabei handelt es sich um Flüssigkeiten undefinierten Ursprungs, die sich bei einer Zersetzung der Leiche in Brust- beziehungsweise Bauchhöhle ansammeln und schon mehr oder weniger stark von Fäulnis befallen sind. »Die Aufarbeitungen und Analysen waren auch in gut belüfteten Laboren nicht gerade vergnügungssteuerpflichtig«, erinnerte sich Detlef Thieme, als er mir von dem Fall berichtete. Vornehm ausgedrückt war es wohl eine ziemliche olfaktorische Belastung.

Blut, Brust- oder Bauchhöhlenflüssigkeit wurden in der Regel bei Anwendung von zwei Extraktionsverfahren untersucht. Die Aufarbeitungen fanden in den Laboren der Rechtsmedizin München statt, die Analysen an den modernen Geräten im FTC München. Kam es zu diskrepanten oder nicht ganz eindeutigen Ergebnissen, insbesondere wenn es um geringere Konzentrationen ging, dann wurden im Rahmen einer Plausibilitätskontrolle weitere Matrices analysiert. Asserviert wurden neben Proben von Lunge, Leber, Niere, Galle, Mageninhalt, Hirn, Fett, Muskel, Knochen eben auch Teile von Windeln, Unterhosen oder mit im Sarg befindlicher Kathederinhalt.

Und siehe da, tatsächlich fand man in beinahe allen Fällen auch die Medikamente, die laut Krankenblatt offiziell verabreicht worden waren. »Das war unglaublich stimmig«, meinte Detlef Thieme dazu und sagte weiter: »Eine solch gute Qualitätskontrolle gab es vorher und nachher bei Leichenuntersuchungen wohl kaum.« Wieder war zu beobachten, was schon Thomas Daldrup bei seinen Exhumierungsfällen festgestellt hatte. Die ermittelten Substanzkonzentrationen korrelierten umgekehrt mit der Leichenliegezeit, das heißt, je länger sich die Leiche schon im Erdgrab befunden hatte, umso geringer waren die ermittelten Konzentrationen, hinzu kamen dann natürlich auch stärkere Störungen durch Fäulnis.

Ähnlich wie im Fall der Michaela R. waren weniger ermittelte Substanzkonzentrationen an sich von Bedeutung, vielmehr war der alleinige Nachweis eines nicht laut Krankenunterlagen verabreichten Mittels alleine schon bedeutsam genug, um ein Fremdverschulden annehmen zu können.

Am 7. Februar 2006 begann vor dem Landgericht Kempten der Prozess. Stephan L. wurde des 16-fachen Mordes, des 12-fachen Totschlags, des versuchten Totschlags und der Tötung auf Verlangen angeklagt und zudem beschuldigt, bereits 2002 aus einem anderen Klinikum einen Computer und aus einem weiteren Krankenhaus einen Laptop gestohlen zu haben. Des Weiteren habe er aus der Klinik Sonthofen einen Überwachungsmonitor, eine Printbox und das besagte Faxgerät entwendet.

Kommen wir zu einigen exemplarischen Fällen, die das Ausmaß von Stephan L.s Taten vor Augen führen: Das erste Opfer war der 81-jährige Herr W., der einige Wochen zuvor nach einem Schlaganfall aufgenommen worden war. Am 2. Februar 2003 erkannte er seinen Sohn nicht mehr und war nicht mehr ansprechbar; mit seinem baldigen Tod war zu rechnen. Stephan L. verabreichte ihm gegen 19:30 Uhr Diazepam, gefolgt von Esmeron. Beide Wirkstoffe wies unser Labor in den nach Exhumierung gewonnenen Leichenteilen nach.

Bereits am 3. Mai 2003 war der 95-jährige Herr M. nach einem Schlaganfall aufgenommen worden. Er war komatös, wurde durch eine Nasensonde ernährt und sollte bis zu seinem Tod das Bewusstsein nicht wiedererlangen. Stephan L. hatte laut eigener Aussage Mitleid mit ihm und habe die Anlage einer dauerhaften Magensonde per Operation als unnötige Quälerei empfunden. »Wohin wird das mit Herrn M. führen?«, habe er sich gefragt. Nach eigenen Angaben habe er ihm schon einige Tage zuvor ein Muskelrelaxans über die Sonde verabreicht, ohne dass eine Wirkung eingetreten sei. Am frühen Morgen des 3. Juni habe er ihm über einen Venenkatheder zuerst Dormicum und anschließend Esmeron verabreicht, und wenige Minuten darauf sei Herr M. verstorben. Das Gericht fand das Mitleidsmotiv nachvollziehbar und wertete die Tat als versuchten Totschlag.

Wegen einer Gallenblasenerkrankung war die 79-jährige Frau X. operiert worden, erholte sich aber nur schlecht und war kaum noch ansprechbar. Gegenüber Stephan L. soll sie den Wunsch geäußert haben, zu sterben. Er verabreichte ihr laut Geständnis am 14. Februar 2004 wiederum ein Narkosemittel und dann ein Muskelrelaxans, woraufhin sie abends verstorben sei. Sie wurde feuerbestattet, jedoch wurde die Tötung zugegeben. Stephan L. sagte aus, dass sie die einzige Patientin gewesen sei, die ihn gebeten habe, sie von ihrem Leiden zu erlösen. Das war nicht zu widerlegen, und es wurde auf Tötung auf Verlangen befunden.

Aber nicht immer war zwingend ein baldiger Tod seiner Opfer zu erwarten. Am 9. März 2003 verstarb zum Beispiel der 92-jährige Herr S., den Stephan L. bereits von einem früheren Aufenthalt kannte. Er war aufgrund einer akuten Lungenentzündung aufgenommen worden. Sein Gesundheitszustand hatte sich in den letzten Tagen deutlich verbessert, und er hatte sich sehr gefreut, dass seine Ehefrau mit ihm in einem Pflegeheim leben wollte; man hatte also durchaus gemeinsame Pläne. Gegen 2:45 Uhr verstarb Herr S. vermutlich nach Gabe eines Narkosemittels und eines Muskelrelaxans. Unser Labor wies den Wirkstoff von Esmeron nach.

Der 82-jährige Herr K. hatte vier Tage zuvor einen erneuten Schlaganfall erlitten, war aber auf dem Wege der Besserung. Er scherzte bereits wieder, spielte mit seinen Enkeln, machte erste Gehversuche und sollte in der kommenden Woche entlassen werden. Nachts war er zum Teil sehr unruhig und ängstlich und fragte die Nachtschwester, die ihn duschte, ob er nun »abgeschlachtet« werden solle. Am 28. August 2003 soll Stephan L. ihm Dormicum und Lysthenon verabreicht haben, gegen 9 Uhr morgens war er tot. Toxikologisch wurde Midazolam nachgewiesen, und das Gericht wertete die Tat als Mord.

Auch die Tötung des 68 Jahre alt gewordenen Herrn V. am 28. Februar 2004 gestand Stephan L. Der Mann war am Vortag bewusstlos auf die Station gebracht worden, nachdem er bereits kurz zuvor zwei Wochen dort verbracht hatte. Er war alkoholkrank, und bei bestehender Leberzirrhose war es zu einer Oesophagusvarizenblutung gekommen. Nun war er aber bereits wieder ansprechbar, voll orientiert und sollte mobilisiert werden. Stephan L. holte ihn gemeinsam mit einer Kollegin aus dem Bett und brachte ihn zur Toilette. Die Kollegin verließ für fünf Minuten das Zimmer, und in dieser Zeit spritzte er dem Patienten noch auf der Toilette ein Narkosemittel, gefolgt von einem Muskelrelaxans. Als die Kollegin zurückkehrte, wurde direkt mit der Reanimation begonnen, sie blieb aber erfolglos. Das Gericht sah in der Tat einen Mord.

Erschreckend auch der Fall der 76-jährigen Frau Y. Da sie an Speiseröhrenkrebs litt, würgte sie beim Essen und musste sich häufig laut räuspern. Sie lag zusammen mit der Freundin von Stephan L., Beatrix D., in einem Zimmer, die zur selben Zeit dort behandelt wurde. Beatrix D. verlangte von Stephan L., dass ihre Bettnachbarin auf ein anderes Zimmer verlegt werde. Daraufhin spritzte er der älteren Dame Lysthenon. Unmittelbar darauf kam es zu einem Atemstillstand, und Stephan L. löste Alarm aus. Frau Y. wurde künstlich beatmet und gerettet. Stephan L. erklärte in seinem Geständnis, er habe im Sinne seiner Freundin eine Verlegung der Patientin bewirken wollen. Für diese Tat wurde er wegen gefährlicher Körperverletzung verurteilt.

Sehr dreist auch der Fall der 82-jährigen dementen Frau H., die einen Schlaganfall erlitten hatte. Nun litt sie zudem unter starken Bauchschmerzen und erhielt deshalb ein Schmerzmittel. Am Abend der Aufnahme, am 24. Juni 2004, waren Angehörige zu Besuch. Stephan L. spritzte das verordnete Schmerzmittel in eine angehängte Infusionsflasche und bat die Besucher dann, kurz das Zimmer zu verlassen, um sie umbetten zu können. In dieser Zeit verabreichte er über den Venenzugang Diazepam und Esmeron. Als die Angehörigen zurückkamen, dachten sie, dass Frau H. schlafen würde, und wollten nach Hause. Nur ihre Schwester blieb da. Unmittelbar darauf wurde Alarm aufgrund eines Herzstillstandes ausgelöst, eine Reanimation verlief erfolglos. Beide von Stephan L. zusätzlich verabreichten Mittel wurden bei den Analysen im FTC München nachgewiesen, und er wurde des Mordes für schuldig befunden.

Für die 74-jährige Frau P., sein letztes Opfer, war Stephan L. gar nicht verantwortlich, lag sie doch in einem anderen Bereich. Am 8. Juli 2004 war sie mit einem fiebrigen Infekt und Atemnot aufgenommen worden. Ihr Zustand hatte sich deutlich verbessert. Sie war fieberfrei, machte einen guten und stabilen Eindruck und hatte beim Besuch ihres Sohnes Urlaubspläne geschmiedet. Völlig überraschend verstarb sie am 10. Juli kurz nach Mitternacht. Stephan L. gestand, ihr Diazepam und Esmeron verabreicht zu haben, und beide Wirkstoffe wurden bei den späteren Analysen auch aufgefunden. Bei seinem Geständnis sagte Stephan L., er habe geglaubt, dass sie schwer krank gewesen sei, und sich dann wohl geirrt.

Stephan L. wurde 19 Tage nach dieser letzten Tat vorläufig festgenommen, erst 14 Tage zuvor hatte die Polizei die Ermittlungen aufgenommen.

»Ich wollte niemals einen Menschen quälen. Ich habe unter dieser Situation, unter diesen Zuständen gelitten und Mitleid mit den Patienten und wollte sie eigentlich von ihrem Leid erlösen«, so äußerte sich Stephan L. während der Hauptverhandlung. Immer wieder sei er zuvor als Rettungssanitäter in Altenheime gekommen. Die Verhältnisse dort hätten ihn betroffen gemacht und seien ihm unerträglich erschienen. In Sonthofen habe er sich dann »verantwortlich« gefühlt. Sein Handeln sei moralisch gerechtfertigt gewesen, denn er habe Menschen von ihrem Leid erlöst. Niemals habe er daran gedacht, etwas Unrechtes zu tun. Es sei ihm nicht um Arbeitserleichterung gegangen, auch nicht um ein Machtgefühl oder Selbstbestätigung. Ein psychiatrischer Gutachter befand, dass Mitleid nicht das Tatmotiv gewesen sei. Bei Stephan L. habe vielmehr die Unfähigkeit vorgelegen, »leidende, schwerkranke und möglicherweise sterbende Menschen ertragen und begleiten zu können«. Er habe eigene Gefühle und insbesondere Ängste durch die Tötungen zu beseitigen versucht. Echtes Mitleid dagegen heißt, das Leiden eines anderen Menschen Anteil nehmend zu begleiten. Es wurde zwar eine Persönlichkeitsstörung festgestellt, diese aber als nicht so stark angesehen, dass dadurch die Schuldfähigkeit beeinträchtigt war.

Stephan L. habe in der Regel keine emotionale Bindung zu den Opfern gehabt, die er kaum oder gar nicht kannte, und er habe den Leidensdruck der Patienten gar nicht beurteilen können. Mitleid sei als Motiv demnach nicht anzunehmen, befand das Gericht; er sei vielmehr unfähig gewesen, mit den schwerkranken Patienten umzugehen.

Somit hätten zumindest 28 Taten als Mord bewertet werden müssen, wenn er denn heimtückisch gehandelt habe. Dazu hätte er die Arg- und Wehrlosigkeit ausnutzen müssen, was aber ausscheide, wenn ein Opfer zum Tötungszeitpunkt nicht mehr bei vollem Bewusstsein und handlungsfähig ist. Dies traf auf zwölf Personen zu, daher die Unterscheidung zwischen Mord und Totschlag.

So kam es schließlich zu einer Verurteilung wegen Mordes in diesen zwölf Fällen, Totschlags in fünfzehn Fällen, des versuchten Totschlags, der Tötung auf Verlangen, der gefährlichen Körperverletzung und des Diebstahls in fünf Fällen zu einer lebenslangen Freiheitsstrafe, wobei die besondere Schwere der Schuld festgestellt wurde. Dadurch kann Stephan L. nicht mit einer vorzeitigen Entlassung nach fünfzehn Jahren rechnen. Zudem wurde ihm für immer untersagt, wieder als Krankenpfleger arbeiten zu dürfen. Das Urteil wurde später durch den Bundesgerichtshof bestätigt.

*

Was haben all diese Fälle, bei denen Patienten zu Opfern wurden, gemeinsam? Es handelt sich in der Regel um unauffällige Tötungen durch hochdosierte Medikamente oder in wenigen Fällen andere Gifte, die intravenös verabreicht wurden. Verwendung fanden Schmerz-, Schlaf- und Beruhigungs- sowie Betäubungsmittel, spezifische Herzmedikamente (Digitalisglykoside), blutdrucksenkende Medikamente, Insulin sowie Kaliumchlorid (KCl) und Curacit (enthält Curare), aber auch Gifte wie Zyankali oder Arsen. Zum Teil wurden auch andere Methoden verwendet, wie das Abschalten der künstlichen Beatmung, Luftinjektion, oder auch sehr perfide das Einflößen von normalem Leitungswasser während der Mundpflege mit Hilfe eines Bechers bei tief bewusstlosen Patienten mit Herzschwäche, die keine Abwehrbewegungen mehr vollziehen konnten.

Der Gerichtsgutachter Herbert Maisch beschreibt in seinem Buch *Patiententötungen* sogenannte Warn- und Frühwarnsignale, die die jeweiligen Kollegen hätten nachdenklich machen können. Durch die unterschiedlichen Fälle von Serientötungen weltweit ziehen sich, wie Maisch beschreibt, bestimmte Warnsignale wie ein roter Faden:

1. Oft Jahre vor der Aufdeckung entsteht im Kollegenumfeld der Eindruck, dass in der Dienstzeit einer bestimmten Pflegekraft ungewöhnlich viele Patienten versterben. Man redet untereinander und witzelt, aber ernst genommen wird es nicht. Obwohl neue

Sterbefälle dazukommen, macht sich niemand die Mühe, exakte Zahlen zu ermitteln. Im Nachhinein kann der Eindruck entstehen, dass man es gar nicht habe wissen wollen: Auf der Intensivstation von Michaela R. starben zwischen 1985 bis zur Entdeckung im Februar 1986 fast drei Viertel aller Patienten während der Dienstzeit dieser einen Schwester. Auf der Inneren Station des Krankenhauses Wien-Lainz starben 1987 in der Dienstzeit von Rotraud P. 73 Patienten und somit vier- bis siebenmal so viele wie in den Dienstzeiten zweier vergleichbarer Schwestern derselben Station.

2. Da Kollegen offensichtlich mitbekamen, dass bestimmte Pflegekräfte eine höhere Sterberate in ihren Schichten hatten, gaben sie ihnen charakteristische »Spitznamen«. Ein amerikanischer Pfleger in Cincinnati wurde mit seinem Spitznamen »Kiss of Death«, Todeskuss, angesprochen. Unsere Michaela R. aus Wuppertal wurde von ihren Kollegen als »Todesengel« bezeichnet. Die Wiener Krankenschwester Rotraud R. wurde mit »Hexe« angesprochen.

3. Es kommt zu einem raschen und hohen Verbrauch bestimmter Medikamente, die nicht angeordnet waren, und zum Auffinden leerer Ampullen. Wieder sei auf den Fall der Michaela R. verwiesen. In einem Wiener Krankenhaus, wo vier Pflegekräfte zwischen 1983 und 1987 nach eigenen Angaben bis zu 50 Patienten umgebracht haben, schaffte es eine Krankenschwester, in diesem Zeitraum 2495 Ampullen eines Schlaf- und Beruhigungsmittels beiseitezuschaffen, obwohl der Verbrauch desselben Medikamentes auf einer vergleichbaren Station nur 285 Ampullen betrug. Ein niederländischer Krankenpfleger hortete 1875 Fläschchen Insulin.

Verleugnungs- und Beschwichtigungsrituale verhindern nach Meinung von Herbert Maisch die Aufdeckung der Taten. In späteren Gerichtsprozessen versichern die Kollegen, dass die Spitznamen nur scherzhaft oder humorvoll gemeint waren. Nie ernsthaft oder als Zeichen eines Verdachts. Die Kollegen leugnen die Tatsache der Tötung und verharmlosen diese. Wenn der amerikanische Intensivpfleger mit seinem Spitznamen »Todeskuss« angesprochen wurde, erwiderte er seinen Kollegen: »Ja, heute schnapp' ich mir den Nächsten!« Und alle lachten. Wenn Schwester R. in Wien bei einem Schichtwechsel mit »Hexe« begrüßt wurde, scherzte sie mit dem lieben Gott. Wenn jemand sie auf einen todgeweihten Patienten ansprach und sagte: »Traudl, den haben wir für dich aufgehoben«, erwiderte sie: »Ja, ja, ich hab beim Pepi (gemeint war der Herrgott) schon ein Zimmer b'stellt!« Auch sonst trieb sie Scherze mit ihrem Spitznamen »Hexe« und sagte: »Ja, ich muss mich halt mal auspendeln lassen. Ich brauch ja nur danebenzustehen und einen anschauen, schon stirbt er. Ich fürchte mich allmählich ja schon, in Dienst zu gehen.« Wenn der Pfleger in Gütersloh, der Patienten durch Luftinjektionen getötet hatte, von einer Kollegin direkt darauf angesprochen wurde, dass es bei ihm ja schon wieder Sterbefälle gegeben habe, antwortete er: »Das sind die besten Abgänge, die kommen nie wieder.« Das erscheint natürlich makaber und zynisch. Allerdings schienen die Kollegen gedacht zu haben, es sei ein Zeichen reinen Gewissens, wenn man so direkt und locker antwortet. Auch trauten Kollegen ihren Gefühlen nicht; wieder sei an den Fall der Michaela R. aus Wuppertal erinnert. Verdächtige Personen galten als besonders tüchtig, einsatz- und aufopferungsbereit, hatten das Vertrauen der Ärzte und waren als Pflegekräfte anerkannt und zum Teil hochqualifiziert. Das mögliche Verbrechen schien unvorstellbar für Kollegen, löste die Angst vor dem Ruin der eigenen Karriere bei Ärzten und Vorgesetzten sowie vor einem Skandal in der Öffentlichkeit und vor einem Schaden für die betreffenden Einrichtungen aus. Alle diese Faktoren wirken in den meisten Fällen zusammen und verhindern eine frühzeitige Aufdeckung der Taten.

Die Motivangaben der Täter/innen sind interessanterweise sehr übereinstimmend: Sie hätten die Patienten von ihrem Leiden erlösen wollen und dies moralisch für gerechtfertigt, menschlich, richtig und für das Beste gehalten.

Doch was sind die wahren Gründe für diese Taten? Mit Sicherheit die alltägliche Arbeitsbelastung. Zum einen nimmt die Zahl der alten, chronisch kranken und als unheilbar eingestuften Patienten in unseren Kliniken und Altenheimen stetig zu. Zum anderen ist die Personalausstattung bekannterweise unzureichend. Hinzu kommen an Kliniken die häufig immer noch strengen und hierarchisch geprägten Organisations- und Leitungsstrukturen. Die Kommunikation ist dürftig und nicht selten von Angst geprägt. Die Folgen sind Spannungen im Team. Hinzu kommen persönliche Faktoren wie ein Mangel an Strategien zur Stressbewältigung, und das bei unzureichender Betreuung, aber auch Kontrolle.

Der Psychologe Roberto Rotondo schreibt: »Die Taten geschehen unerwartet und unauffällig. Unauffälligkeit, Unerwartetheit und die mangelnde Beweissituation begründen die Wahrscheinlichkeit, dass Serientötungen von Patienten durch Pflegende ein großes Dunkelfeld aufweisen. Vieles spricht dafür, dass die öffentlich gewordenen Patiententötungen nur die ›Spitze eines Eisbergs‹ darstellen. Bei einem Eisberg ragt lediglich ein Siebtel des Eisbergs aus dem Meer heraus. Die große Masse liegt darunter. Im Fall von Patiententötungen könnten die Größenverhältnisse ähnliche Dimensionen haben.«

Succinylcholin – das perfekte Gift?

Durch schwierige und zunächst nicht einfach zu bearbeitende Fälle werde ich immer in meinem Ehrgeiz angestachelt, mich mit bestimmten Problemen weiter auseinanderzusetzen und doch noch Lösungsmöglichkeiten zu finden. Und so fasziniert mich an meiner Arbeit, dass man immer sehr angewandte Forschung betreibt. Ein Beispiel dafür ist die Analytik bei Verdacht auf Verabreichung einer zuvor als nicht nachweisbar geltenden Substanz, zum Beispiel von Succinylcholin.

Damit in Berührung kam ich erstmals bei einem Fall mit Verdacht auf einen vorgetäuschten Treppensturz mit tödlichem Ausgang. Die junge Frau war nach Angaben ihres Ehemannes morgens am Fuß einer Kellertreppe leblos aufgefunden worden. Er selbst, von Beruf Anästhesist, habe unverzüglich Reanimationsmaßnahmen eingeleitet und den Notarzt verständigt. Doch es half alles nichts. Bei einer gerichtlichen Obduktion in unserem Bonner Institut fanden sich dann aber keine bei tödlichen Treppenstürzen üblichen schweren Schädel-Hirn-Verletzungen. Und auch sonst blieb die Todesursache unklar. Auch die routinemäßig durchgeführte chemisch-toxikologische Analyse führte zu keinen weiteren auffälligen Befunden.

Wichtig aber wurden zwei Beobachtungen, die die Polizei in der Ermittlungsakte festhielt: »Bei der Sicherstellung der EKG-Streifen-Ausdrucke, welche teilweise auf, neben oder auch unter dem EKG-Gerät liegen, wird von dem Unterzeichner bemerkt, dass Dr. G. etwas vom Boden aufgehoben hat und in seiner linken Hand versteckte. Die Faust wird durch den Unterzeichner geöffnet, in der Hand hält Dr. G. einen zusammengeknüllten EKG-Streifen. Es hat den Anschein, dass er ein Beweismittel vorenthalten bzw. vernichten will. Auf diesen Umstand angesprochen erklärt er, dieser Streifen sei für die Sache nicht von Bedeutung. Der EKG-Streifen wird gesondert asserviert.« Zum anderen fiel auf Fotos von der Auffindungssituation auf, dass im Notarztkoffer des Ehemannes eine Ampulle Succinylcholin fehlte.

Bei Succinylcholin handelt es sich um ein in der Anästhesie zur Narkoseeinleitung gebräuchliches Medikament, das zu einer Lähmung der Muskulatur führt. Succinylcholin zeichnet sich durch einen raschen Wirkungseinsatz und eine kurze Wirkdauer aus, weshalb es besonders geeignet ist, um bei der Einleitung von Intubationen zu Narkosebeginn eingesetzt zu werden. Die zur Intubation eingesetzte Dosis beträgt circa ein Milligramm pro Kilogramm Körpergewicht. Die muskelrelaxierende Wirkung tritt bereits nach einer Minute ein und klingt nach wenigen Minuten wieder ab. Würde dieses Medikament nicht anästhesierten, bewusstseinsklaren Personen verabreicht, wären diese wach, könnten sich jedoch nicht mehr bewegen und atmen, ein Zustand, der als Wachlähmung bezeichnet wird. Oder noch schrecklicher ausgedrückt: Bei vollem Bewusstsein schaut man sein Gegenüber an, bekommt Panik, da man sich nicht mehr bewegen, artikulieren und atmen kann, und erstickt schließlich auf diese Weise. Erschwerend kommt hinzu, dass Succinylcholin sehr schnell abgebaut wird und zudem so instabil ist, dass es noch im Falle eines möglicherweise bereits eingetretenen Todes weiter aufgrund vorhandener Enzymaktivitäten gespalten werden kann. Und zwar nicht zu charakteristischen Bruchstücken, vielmehr entsteht aus Succinylcholin, oder richtiger Succinylbischolin, sehr rasch Succinylmonocholin und Cholin. In einem zweiten Schritt wird Succinylmonocholin zu Cholin und Bernsteinsäure abgebaut. Der Leser mag sich an seinen früheren Biologie-Unterricht erinnern; Cholin und Bernsteinsäure sind auch körpereigene Substanzen, die im sogenannten Zitronensäurezyklus eine Rolle spielen. Dies bedeutet, dass ein Nachweis der Endprodukte des Succinylcholin-Stoffwechsels keinen Beweis für eine Succinylcholin-Gabe darstellt. Aufgrund großer interindividueller Unterschiede in den physiologischen Konzentrationen ist jedenfalls keine signifikant höhere Konzentration dieser Substanzen nach einer Einmaldosis zu erwarten, die mit der nötigen Sicherheit eine Medikamentenaufnahme eindeutig beweisen würde. Daher gilt – oder sagen wir jetzt einmal galt – Succinylcholin als ein »ideales« Mordsgift mit entsprechenden Fallbeschreibungen in der Literatur, wo allenfalls Indizien zu einer Verurteilung möglicher Täter herangezogen werden konnten. So wurde zum Beispiel bei einem Serienmord mittels intramuskulärer Gabe von Succinylcholin diese Substanz in keiner Leiche nachgewiesen, sondern nur in einer bei der Tat benutzten und zusätzlich sichergestellten Spritze.

Zurück zum Fall. Der Ehemann der Verstorbenen hatte gegenüber der Polizei Aussagen gemacht, wie er seine Ehefrau vorgefunden und in welcher Weise er Reanimationsmaßnahmen durchgeführt hatte. Wir hatten mittlerweile die Einbeziehung eines sachverständigen Anästhesisten empfohlen, und dieser kam zu dem Schluss, dass die Verstorbene mit an Sicherheit grenzender

Wahrscheinlichkeit von ihrem Ehemann weder mechanisch noch medikamentös wiederbelebt worden sei. Ganz im Gegenteil. Der Gutachter stellte die Hypothese auf, dass die Verstorbene durch eine intramuskuläre Succinylcholingabe getötet worden sei: »Mit an Sicherheit grenzender Wahrscheinlichkeit ist Frau G. nicht die Kellertreppe heruntergestürzt, mit an Sicherheit grenzender Wahrscheinlichkeit hat Dr. G. seine Frau weder mechanisch, geschweige denn medikamentös wiederbelebt. Folglich liegt die Todesursache von Frau G. in einer bewusst herbeigeführten Sauerstoffunterversorgung. Nur dadurch kann der Tod dieser gesunden jungen Frau geklärt werden.«

Unsere chemisch-toxikologischen Untersuchungen führten zu unauffälligen Befunden, wie fast zu erwarten auch für Succinylcholin. Doch obwohl auch weiterhin die Todesursache nicht eindeutig geklärt werden konnte, wurde der Ehemann, der mittlerweile schon eine neue Beziehung eingegangen war, dann doch mehrere Monate nach dem Vorfall wegen Mordverdachts verhaftet, und es wurde Anklage erhoben. Selbstverständlich wurde auch die »Succinylcholin-Hypothese« weiter verfolgt, und wir beschäftigten uns intensiv mit neuen Analysetechniken, um möglicherweise doch einen Nachweis führen zu können. Damals verfügten wir noch nicht über eine heute eigentlich gängige Analysetechnik, die Hochleistungsflüssigkeitschromatographie/Massenspektrometrie. Die Hauptverhandlung lief bereits, da kamen noch einmal die sichergestellten EKG-Streifen ins Spiel, bei denen einmal eine Sinusbradykardie (langsame Herzschlagfolge), einmal ein Nulllinien-EKG (Herzstillstand) sowie einmal ein Kammerflimmern dargestellt wurden. Der erste anästhesiologische Gutachter war mittlerweile wegen Befangenheit abgelehnt und durch einen anderen Anästhesisten ersetzt worden. Der abgelehnte Anästhesist hatte jedoch noch ein weiteres Gutachten erstellt, mit dem Ergebnis, dass es sich bei dem auf dem asservierten EKG-Streifen abgebildeten Kammerflimmern nicht um ein EKG von der Verstorbenen handeln könne, sondern dass es sich bei dem Kammerflimmer-EKG zweifelsfrei um identische Signale wie aus einem Simulator im Modus »Kammerflimmern« handele: »Es ist zwanglos möglich, unter Verwendung des EKG-Gerätes Visiprint der Firma Hugo Sachs und eines Simulators, insbesondere demjenigen der Firma Laerdal mit dem Programm Heartsim 2000, EKG-Streifen abzuleiten, die mit den im vorliegenden Verfahren sichergestellten übereinstimmen. Teile der asservierten EKG-Streifen stammen zweifellos aus einem EKG-Simulator und nicht von der Verstorbenen. Bei einem ungeordneten, chaotischen Herzrhythmus wie dem Kammerflimmern ist eine zufällige Übereinstimmung zweifelsfrei auszuschließen.«

Dies schlug ein wie ein Blitz. Damit hätte der Ehemann also gar kein Kammerflimmern von seiner Frau aufgezeichnet, sondern dem von ihm hinzugezogenen Notarzt ein EKG aus einem Simulator vorgewiesen, das vor mehreren Jahrzehnten von einer Person mit Kammerflimmern gemacht worden war. Diese Einschätzung wurde während der Hauptverhandlung durch einen weiteren Anästhesisten und einen Kardiologen bestätigt. Dies war natürlich ein außerordentlich belastendes Indiz für die Täterschaft des Ehemannes. Die Todesursache war allerdings immer noch nicht geklärt. Ein tödlicher Treppensturz war aufgrund des Obduktionsbefundes auszuschließen. Bei umfangreichen Untersuchungen fanden sich keine Anhaltspunkte für einen Tod aus innerer krankhafter Ursache, und zu diskutieren war weiterhin, ob eine Intoxikation vorlag oder auszuschließen war.

Die Hauptverhandlung erstreckte sich bereits über ein dreiviertel Jahr, da gestand der Ehemann, seine Ehefrau getötet zu haben, machte jedoch keine Angaben zum Tathergang. Succinylcholin hatten wir in den Leichenasservaten ja nicht auffinden können, und da ihm nicht nachgewiesen werden konnte, dass er spezifisches medizinisches Wissen bei der Begehung der Tat genutzt habe, wurde er wegen Totschlags zu einer mehrjährigen Freiheitsstrafe verurteilt und nicht wegen Mordes zu einer lebenslänglichen.

Aber wie schon gesagt, solche Fälle wecken den Ehrgeiz in mir. Sollte es nicht doch einen Weg geben, eine Succinylcholin-Gabe analytisch nachweisen zu können und somit die Verwendung eines weiteren »idealen« Mordsgiftes doch offenzulegen? Ich setzte eine Doktorandin auf das Thema an – und siehe da. Auch wenn Succinylcholin selbst nur sehr kurz aufzufinden ist, so kann zumindest der Nachweis von Succinylmonocholin eine Aufnahme über einen gewissen Zeitraum hinweg beweisen.

Darüber hatte ich auf einem Symposium gerade berichtet, als mich wenige Tage später ein Oberarzt aus einem Kreiskrankenhaus im südlichen Baden-Württemberg anrief. Er hatte zunächst mit der Rechtsmedizin Freiburg telefoniert, ein dortiger Kollege hatte ihn direkt an mich verwiesen, da er den Vortrag noch frisch in Erinnerung hatte.

Dieser Oberarzt der Intensivstation berichtete von einem akuten Zwischenfall auf seiner Station und schilderte quasi lehrbuchreif alle Symptome einer »Wachlähmung« eines Patienten, der plötzlich nicht mehr habe atmen können. Was war geschehen?

Der 78-jährige Herr D. war an diesem Vormittag wegen Herzrhythmusstörungen und des Verdachts auf einen Herzbeutelerguss aufgenommen und zur Überwachung auf die Intensivstation verlegt worden. Er war zunächst untersucht worden, alles war okay. Nun, mittags gegen 12:45 Uhr, befand er sich alleine in einem Patientenzimmer zusammen mit der Krankenschwester Cornelia V. und redete mit ihr in seinem einheimischen Dialekt über sein Leben und seine Herkunft aus Posen. Alles Weitere schilderte er später in einer Hauptverhandlung so, dass das Publikum das Grausen bekam. Ganz plötzlich sei ein Ruck durch seinen Körper gegangen, er habe einen Summton gehört und sich dann nicht mehr bewegen können. Dann habe er keine Luft mehr bekommen, und sein Kopf sei angeschwollen. Er habe sich nicht bemerkbar machen können, habe aber alles um ihn herum, auch was gesprochen wurde, vollständig mitbekommen. Jemand habe gerufen: »Mein Gott, was ist denn hier los?« Und Cornelia V. habe gesagt: »Ich habe doch gerade noch mit ihm gesprochen.« Ein Arzt rief nach Sauerstoff, während eine weitere Ärztin seinen Puls nahm. Bei dem Ausruf »mein Gott«

habe er nur gedacht: »Der hilft mir jetzt auch nicht mehr.« Und dann dachte er noch: »Da kommst du morgens gesund in die Klinik, und mittags nippelst du ab.« Ganz plötzlich habe er dann doch wieder atmen können und gesehen, dass »ein Haufen Pfleger« um ihn standen. Er sei überzeugt gewesen, nun sterben zu müssen.

Besonders suspekt war dem Oberarzt, mit dem ich dann telefonierte, dass es bereits mehrere vergleichbare Fälle in der Zeit davor gegeben hatte. Dabei sei ihm aufgefallen, dass immer dieselbe Krankenschwester mit diesen Vorfällen befasst oder zumindest anwesend war, Cornelia V. Ohne entsprechende Beweise war er jedoch machtlos, und so hatte er sich entschlossen, zumindest in diesem Fall der Sache sofort weiter nachzugehen. Obwohl ich ihm riet, direkt die Polizei einzuschalten, die dann weitere Maßnahmen ergreifen könnte, wollte er vor einer Anzeigenerstattung lieber zunächst seinen Verdacht erhärtet wissen, informierte aber die Klinikleitung. Die unmittelbar abgenommenen Proben des Patienten erhielten wir am nächsten Tag per Kurier zur Untersuchung.

In drei sichergestellten Urinproben waren jeweils Succinylcholin und Succinylmonocholin nachweisbar. In einer untersuchten Serumprobe war ebenfalls Succinylmonocholin im Spurenbereich aufzufinden, allerdings kein Succinylcholin selbst. Wie bereits im Treppensturzfall angedeutet, führt der Wirkstoff Succinylcholin etwa 30 Sekunden nach seiner intravenösen Injektion zur Lähmung der Skelettmuskulatur. Weiterhin kommt es zu einer Verlangsamung des Herzschlages und zu einem verstärkten Speichelfluss. Die lähmende Wirkung hält bis zu fünf Minuten an. Bei intramuskulärer Injektion beginnt die Wirkung etwas später, circa nach zwei Minuten, und kann auch länger anhalten. Succinylcholin ist – wie ebenfalls schon beschrieben – im Körper sehr instabil, es wird durch Enzyme zunächst zu Succinylmonocholin und Cholin abgebaut. Die Eliminationshalbwertszeit beträgt circa 30 Sekunden, mit einer Eliminationshalbwertszeit von etwa acht Minuten wird Succinylmonocholin dann zu Cholin und Bernsteinsäure abgebaut.

Herr D. befand sich zum Vorfallszeitpunkt mit Cornelia V. alleine in seinem Zimmer, an seinem Arm war ein Multiadapter mit einer Infusion angelegt. Nach späterer Auffassung des Gerichtes injizierte Cornelia V. über den gelegten Zugang mittels einer Spritze Succinylcholin, »während sie sich bewusst war, dass der Patient nicht im Geringsten mit einem Angriff auf Leben oder Gesundheit rechnete und scheinbar pflegerische Verrichtungen ohne jegliches Misstrauen und Hinterfragen an sich geschehen ließ«. Nach der Injektion begab sie sich an das Waschbecken im Zimmer, während es bei dem Patienten erwartungsgemäß zu einer vollständigen Lähmung der gesamten Muskulatur und damit auch der Atmung bei vollkommen wachem Bewusstsein kam. Cornelia V. übernahm sofort die Beatmung des Patienten mittels eines Beatmungsbeutels und rief um Hilfe. Und wie schon beschrieben, fühlte eine herbeigeeilte Ärztin den Puls des Patienten und war mehr als erstaunt, dass die Kreislauffunktion fortbestand. Als der Oberarzt hinzukam, hatte die Spontanatmung des Patienten bereits wieder eingesetzt, und man entschied sich, auf eine Intubation zu verzichten. Eine schlüssige Erklärung für den Vorfall gab es nicht.

Aber seltsamerweise gab es ähnlich gelagerte Fälle, und so wurden nach Erhalt unserer Ergebnisse die Krankenunterlagen nochmals durchgesehen. So hatte ein 72 Jahre alter Patient, der wegen einer ausgedehnten eitrigen Entzündung des Bindegewebes und einer Blutvergiftung intensivmedizinisch behandelt wurde, ebenso plötzlich und unerwartet einen Atemstillstand erlitten. Der für ihn zuständige Krankenpfleger fand ihn plötzlich ohne Atmung schlaff im Bett liegend vor, er beatmete ihn sofort über eine Atemmaske und rief nach Hilfe. Die Akutsituation konnte zwar behoben werden, der Patient verstarb jedoch später an der schweren Blutvergiftung. Der für den Patienten zuständige Pfleger habe gesehen, wie Cornelia V. aus dem Zimmer »seines« Patienten herausgekommen sei. Kurze Zeit später habe er den Atemstillstand bemerkt.

Auch bei einem anderen, 42 Jahre alten Patienten trat plötzlich ein Atemstillstand auf, der möglicherweise durch Succinylcholin verursacht wurde. Der Patient war während der Arbeit in ein

Güllesilo gefallen und hatte dabei Gülle eingeatmet. Danach war es zu einer Lungenentzündung gekommen, wegen der er behandelt wurde. Eigentlich war sein Zustand stabil, aber plötzlich habe er einen Atemstillstand erlitten, konnte durch eine hinzugerufene Ärztin jedoch schnell intubiert werden, worauf sich sein Zustand wieder verbesserte. Alarm ausgelöst und ihn mittels eines Beatmungsbeutels beatmet hatte wiederum Cornelia V. Noch in vier weiteren, ähnlich gelagerten Fällen hatte man sich mit der Möglichkeit einer Succinylcholin-Gabe durch diese Krankenschwester auseinanderzusetzen.

Das Gerichtsverfahren gestaltete sich als aufwändig mit insgesamt 16 Verhandlungstagen, 5 medizinisch-naturwissenschaftlichen Sachverständigen und mehr als 50 Zeugen. Die angeklagte Krankenschwester wurde hervorragend verteidigt, und zwar so, dass für alle Zwischenfälle konkurrierende Ursachen zur Diskussion gestellt wurden. An den eindeutigen Analysebefunden zumindest im Fall des Patienten Herrn D. kam man aber nicht vorbei.

Nach dem Treppensturzfall hatten wir uns intensivst mit dem »idealen« Gift Succinylcholin beschäftigt und eine sehr sensitive Analysemethode mittels eines ganz modernen, neu angeschafften Gerätes entwickelt. Zudem untersuchten wir in Kooperation mit klinischen Einrichtungen anhand von Patientenproben nach Succinylcholingabe bei Operationen die Eliminationskinetik, das heißt den zeitlichen Verlauf der Konzentrationsabnahme in Blut/Serum und Urin. Wir fanden im Fall des Herrn D. in einer Blut- beziehungsweise Plasmaprobe, die circa fünf Stunden nach der vermeintlichen Verabreichung abgenommen worden war, kein Succinylcholin und lediglich eine Spur von Succinylmonocholin. Wann tatsächlich Urin gewonnen wurde, war nicht vollkommen eindeutig dokumentiert. Entweder handelte es sich um eine frisch abgenommene Probe gut fünf Stunden nach dem Vorfall, oder es war der Urin aus einem Sammelbehälter, der in der Zeit gut drei Stunden bis gut fünf Stunden nach dem Vorfall angefallen war. Das war plausibel in Bezug auf unsere Erfahrungen mit den Nachweisfenstern bei Patienten, bei denen wir den Konzentrationsverlauf nach Succinylcholingabe verfolgt hatten. Demnach ist Succinylcholin in Blut/Plasma ohne Zugabe von Stabilisatoren praktisch gar nicht nachweisbar und selbst nach Stabilisation nur über Minuten nach Gabe. Succinylmonocholin kann bei Einsatz neu entwickelter und entsprechend sensitiver Methoden aber wohl über sechs Stunden im Blut/Plasma detektiert werden. Urin scheint frei von Esterasen zu sein, Enzyme, die einmal in der Blase befindliches Succinylcholin weiter abbauen. Succinylcholin wird über maximal zwei Stunden in die Blase abgeleitet, Succinylmonocholin über circa sechs Stunden. Allerdings fungiert die Blase quasi als ein Reservoir, das heißt in Abhängigkeit von der letzten Blasenentleerung kann trotz Verdünnung auch noch ein längerer Nachweis möglich sein.

Warum hat Cornelia V. von ihr abhängige Patienten durch die Gabe eines Medikamentes in eine lebensgefährliche und als qualvoll erlebte Situation gebracht? Die Krankenschwester genoss hohes fachliches Ansehen, galt als sehr motiviert und übernahm gerne die Betreuung schwerkranker Patienten. Auch in Notsituationen galt sie als besonnen. Andererseits wurde ihr eine narzisstische Persönlichkeitsstruktur bescheinigt, das heißt, sie hatte einen übersteigerten Drang nach Anerkennung ihrer Leistungen und einer ständigen Suche nach Bestätigung, um ihr Selbstwertgefühl weiter zu stärken. In der Klinik war zudem noch eine Stelle mit günstigeren Arbeitszeiten und Aussicht auf mehr Geld zu vergeben. Bei der Stellenvergabe befand sich Cornelia V. in Konkurrenz zu anderen qualifizierten Pflegekräften. Nach Auffassung des Gerichtes wollte sie sich gerade in schweren Notfallsituationen besonders bewähren, um ihre Qualifikation herauszustellen. Unabhängig von dieser Konkurrenz um eine besser vergütete Stelle habe sich die Krankenschwester immer gerne in den Mittelpunkt gerückt und sich aufgespielt. Sie habe es gemocht, wenn auf der Intensivstation viel los gewesen sei. Man spricht auch vom Helden- oder Feuerwehrmann-Syndrom. Gemeint ist der Feuerwehrmann, der im Geheimen absichtlich einen Brand herbeiführt, den er dann als Erstes bemerkt und bekämpft, um sich in seinem Ruhm zu sonnen.

Nach einem sehr späten Geständnis wurde Cornelia V. wegen gefährlicher Körperverletzung zu einer Freiheitsstrafe von zwei Jahren verurteilt, die allerdings noch zur Bewährung ausgesetzt wurde. Zusätzlich erklärte sie sich in einem Prozessvergleich (Täter-Opfer-Ausgleich) zur Zahlung von 7500 Euro an den Patienten bereit, bei dem wir den Nachweis einer Succinylcholin-Gabe führen konnten, sowie von 2500 Euro an einen weiteren Patienten. Auch wenn ihr Geständnis relativ spät kam, so half es den Patienten doch, mit dem Erlebten fertigzuwerden. So hatte Herr D. dem Gericht gesagt, dass er den Vorfall als sehr belastend empfunden und eine Wiederholung befürchtet habe. Sein Vertrauen in eine ordnungsgemäße medizinische Versorgung sei tief erschüttert worden, und er hätte Angst, sich überhaupt wieder in ärztliche Behandlung zu begeben. Erst die Aufdeckung der Tat und die Klärung in der Hauptverhandlung führten zu einer deutlichen und nachhaltigen psychischen Entlastung. Auch im Klinikum konnte nach langer Zeit der Ungewissheit und Verhärtung von zwei Fronten – einige hielten es für möglich, andere fanden den Verdacht gegen die Kollegin unglaublich – endlich Frieden einziehen. Ohne den Nachweis einer Succinylcholin-Gabe wäre es wohl nie zu einem Prozess und einer Aufklärung gekommen.

Und auch zu Cornelia V. gab es im Nachgang noch Erwähnenswertes. Waren doch in der besagten Klinik vor den rätselhaften Atemstillständen nach vermeintlicher Arzneimittelgabe innerhalb weniger Wochen ein 78-jähriger und ein 90-jähriger Patient nach Operationen an unerklärlich starken Blutungen ums Leben gekommen. Wie festgestellt wurde, hatte jemand den Patienten eine solche Menge des Blutverdünnungsmittels Heparin verabreicht, dass die Blutgerinnung komplett ausgeschaltet war. Das führt nach großen Operationen natürlich zum Tode durch Verbluten. Als Einzige aus dem Anästhesie-Team war Cornelia V. an beiden Operationen beteiligt, doch sie beteuerte ihre Unschuld. Es kam zu einem weiteren siebenmonatigen Indizienprozess gegen sie. Am Ende erfolgte ein Freispruch. In der Urteilsbegründung wurde zwar geäußert: »Die Beweisaufnahme hat etliche, auch gewichtige Hinweise auf die Täterschaft der Angeklagten ergeben.« Aber letztlich seien es nur Hinweise und Vermutungen, keine Beweise.

Gütige Hilfe im Seniorenheim?

In der Regel bleibt man als forensischer Toxikologe, der viel gesehen und mitbekommen hat und als Sachverständiger vor Gericht mit dem Unmöglichsten konfrontiert wurde, relativ ruhig und gelassen. Man baut keine emotionale Bindung zu den Beteiligten auf und sollte wirklich nur den Fall an sich vor Augen haben. Das ist fast schon Voraussetzung dafür, ein unabhängiges Gutachten erstellen zu können.

Obwohl im folgenden Fall niemand zu Tode gekommen war, bekam ich vor Gericht doch Gänsehaut – und die Geschichte möchte ich erzählen. Gänsehaut machte mir die Aussage der Hauptzeugin in diesem Prozess, einer unheimlich netten und aufgeweckten 94-jährigen Dame. Auf der Anklagebank saß die 53-jährige Tochter einer verstorbenen Freundin, die nun wegen Verstoßes gegen das Betäubungsmittelgesetz vor Gericht stand.

Sie hatte Kontakt zu der alten Dame aufgenommen, sie mehrmals in ihrem Seniorenheim besucht und war mit ihr unter anderem zum Essen aus gewesen. Dabei soll die Seniorin den Wunsch geäußert haben, aus dem Leben zu scheiden. Schnell wurde die neue Bekannte aktiv und meldete die Seniorin bei der Schweizer Sterbehilfeorganisation Dignitas an.

Aber auch andere Dinge gingen vor sich, und dies machte zum Glück einige Menschen im Umfeld der alten Dame aufmerksam. Zum Beispiel ihren Kundenberater bei der Bank, der schließlich Strafanzeige erstattete. Er hatte sich gerne mit der freundlichen Frau unterhalten, deren Vermögensstand er als sehr solvent bezeichnete.

Einmal habe sie erzählt, dass sie »da jemanden habe«, der sie zur Sterbeorganisation Dignitas in die Schweiz begleiten wolle. Nun sei sie offensichtlich in Begleitung dieses »Jemand« in der Bank erschienen. Und diese Person habe auch nicht vor seinem Büro auf die Dame warten wollen, sondern habe sehr aggressiv darauf bestanden, bei dem geplanten Gespräch dabei zu sein. Auf dem Weg ins Büro hätte ihm seine vertraute Kundin aber noch zugeraunt, dass sie jetzt nicht reden könne. Während des Gespräches habe sich die Begleiterin dann sehr genau über die Vermögensverhältnisse der Dame informieren wollen. Bei zu direkten Fragen sei er unter dem Tisch von dieser getreten worden, sodass er sich insbesondere zu Testamentsfragen nicht geäußert habe. Noch am selben Abend habe er um 21:45 Uhr bei ihr angerufen. Am Telefon habe er gesagt, wenn sie jetzt nicht reden könne, weil ihre Begleiterin noch immer da sei, solle sie antworten: »Falsch verbunden.« Und das sagte sie auch.

Tags darauf sei er dann von seiner Kundin angerufen worden, die ihm mitteilte, dass ihr am Abend zuvor ein neues Testament diktiert worden sei. Ursprünglich sollte ihr Geld an karitative Einrichtungen gehen, nun war die ominöse Begleiterin als neue Alleinerbin eingesetzt worden. Sie sollte das Original behalten, und ihre »Freundin« habe eine Kopie mitgenommen. Später stellte sich heraus, dass sie selbst nur die Kopie mit der handschriftlichen Aufschrift »Original« in den Händen hielt. Diese Begleiterin war es auch, der bereits zwei Wochen zuvor 20 000 Euro mit dem Verwendungszweck »Geschenk« überwiesen worden waren. Die alte Dame hatte ihren Kundenberater gebeten, entsprechend Wertpapiere zu verkaufen und das Geld anzuweisen.

Einige Tage später suchte er seine Kundin zusammen mit einem Kollegen in ihrem Seniorenheim auf. Gemütlich saßen sie in der Cafeteria zusammen und unterhielten sich. Die alte Dame zeigte ihm ein Fläschchen, das ihr ihre Bekannte für 7000 Euro besorgt habe. Großzügig habe sie daraufhin 20 000 Euro angewiesen. Diese Flüssigkeit solle sie nun trinken, um aus dem Leben zu scheiden.

Immer wieder habe ihre Bekannte angerufen, um zu fragen, wann sie es denn nun tun würde. Schließlich gab sie zu, dass sie nicht wolle, dass ihre Bekannte als Alleinerbin eingesetzt würde. Die beiden Männer versuchten ihr klarzumachen, dass es dieser wohl nur um einen schnellen Tod und um das Geld gehe und man die Polizei einschalten sollte. Das wollte die Dame zuerst nicht, doch stimmte sie zu, als die beiden ihr eindringlich vor Augen führten, dass ihre Bekannte diese Masche eventuell auch bei anderen älteren Leuten durchziehe, die es zu schützen gelte.

So wurden also polizeiliche Ermittlungen eingeleitet, und wir erhielten das Fläschchen mit einer Flüssigkeit zur Analyse. Wie beinahe schon erwartet, handelte es sich um flüssiges Natrium-Pentobarbital, insgesamt 15 g, was einer tödlichen Dosis entspricht. Erinnert sei an die Barbiturate und die Geschichte von Violette Nozière.

Pentobarbital wurde in der Humanmedizin früher unter anderem als Beruhigungs- und Schlafmittel verwendet. Da eine Überdosis lebensgefährlich ist und zu einem Atem- und Herzstillstand führen kann, ist es heute nicht mehr im Handel. Als Tierarzneimittel wird es noch zum Einschläfern von Tieren wie Katzen, Hunden, Pferden und Rindern verwendet.

Das bekannteste Opfer einer Pentobarbital-Überdosis ist wahrscheinlich Marilyn Monroe, die im Alter von 36 Jahren an einer Vergiftung mit Nembutal-Kapseln und Chloralhydrat starb. Es ist allgemein bekannt, dass Sterbehilfeorganisationen wie Dignitas oder Exit eine wässrige Lösung von Natrium-Pentobarbital zur Sterbehilfe verwenden. In der Regel wird es erst nach der Einnahme eines Mittels gegen Übelkeit verabreicht, zum Beispiel Metoclopramid.

Ein halbes Jahr nach den Vorfällen wurde der 53-Jährigen die Anklageschrift zugesandt, die nette alte Dame hatte mittlerweile einen gerichtlich bestellten Vormund, einen Rechtsanwalt. Dieser meldete sich wieder einen Monat später, ein Gerichtsverfahren wurde gerade terminiert, bei der zuständigen Staatsanwaltschaft und dem Vormundschaftsgericht, da dringender Handlungsbedarf bestehe. Sein Mündel war durch die Bekannte abgeholt und mit zu ihr nach Hause nach Norddeutschland genommen worden. Außerdem habe ihn die alte Dame gebeten, alles für ihre Beerdigung zu erledigen. Er möge sich beeilen, es bliebe nicht mehr viel Zeit. Dabei habe sie sich eigentlich in Gesprächen immer wieder von ihrer Bekannten distanziert und keinen Kontakt mehr gewünscht, sei anscheinend aber immer wieder beeinflusst und manipuliert worden. Er konnte bei ihr auch keinen Sterbewunsch erkennen, habe sie doch gerade erst die Unterlagen für eine Reise mit dem Deutschen Roten Kreuz nach Andalusien erhalten. Hut ab vor diesem Vormund, der sich selbst auf den Weg machte, die Dame mit einer richterlichen Entscheidung aus dem fremden Haus holte und zurück ins Rheinland brachte.

Alle sagten vor Gericht aus: die Bankangestellten, der Vormund, Nachbarn und Freunde der alten Dame, und alle waren der Meinung, sie werde heftig manipuliert. Dann kam ihr eigener Auftritt: gesund, munter, frisch und durchaus witzig. Da sie schlecht hörte, setzte sich der verständnisvolle Richter zu ihr an den Zeugentisch, und so kam es zu dem vertrauten Gespräch, das mir Gänsehaut machte. Sie habe zwar mal gesagt, dass sie sterben wolle, denn im Alter sei alles nicht mehr so einfach. Aber doch nicht jetzt und sofort! Dazu sei das Leben doch viel zu schön! Und dann so ein Tod durch Pentobarbital. Sie habe gehört, man würde dabei ersticken, und das sei doch wirklich kein schöner Tod. Nein, sie sei durch Anrufe nahezu genötigt worden, »das widerliche Zeug« endlich zu trinken, habe es aber gar nicht gewollt.

Dieses ganze Hintergrundgeschehen war nun nicht eigentlicher Gegenstand der Anklage, denn es war ja (noch) nichts passiert. Es kam aber zur einer Verurteilung wegen unerlaubter Abgabe von Betäubungsmitteln und damit zu einer Freiheitsstrafe von sechs Monaten mit Bewährung. Fälle wie dieser zeigen, dass gerade in Kliniken und Seniorenheimen erwünschte und unerwünschte Sterbehilfe sowie Mord vereinzelt nah beieinanderliegen können.

K.-o.-Mittel und ihre Folgen

In den letzten Jahren haben wir im Bereich der forensischen Toxikologie mit einem Thema immer mehr zu tun: mit der Verabreichung von sogenannten K.-o.(Knock-out)-Mitteln. Es vergeht kaum ein Tag, an dem nicht in der Presse von irgendeinem Vorfall zu lesen ist, und tatsächlich gehen wöchentlich mehrere Fälle bei uns ein. Zumeist handelt es sich um Sexualdelikte, auch das Ausrauben von betäubten Menschen kommt durchaus häufig vor. Wir sprechen dann von Anschlussstraftaten nach der Verabreichung von K.-o.-Mitteln.

Weitläufig scheint der Gedanke verbreitet zu sein, dass es sich immer nur um ein bestimmtes Mittel handelt, das man verabreicht bekommt. Das ist absolut falsch, kommen doch weit mehr als 100 Substanzen potentiell in Betracht, als K.-o.-Mittel verwendet zu werden. Der Täter möchte in der Regel eine sedierende Wirkung erzielen, bei der das Opfer wehrlos wird und vielleicht auch noch einen Erinnerungsverlust erleidet. Es soll in eine hilflose Lage gebracht werden, die vom Täter gezielt ausgenutzt werden kann.

Obwohl relativ viele Fälle bekannt werden, ist die Dunkelziffer wahrscheinlich sehr hoch. Gerade auch weil man sich nicht mehr an alles erinnert, werden Vorfälle gar nicht oder erst sehr spät zur Anzeige gebracht. Die Betroffenen schämen sich oder haben Angst, sich anderen zu offenbaren. Und auch die Zumutung einer Gerichtsverhandlung schreckt viele ab. Ringen sie sich dann zu einer Anzeige durch, sind oft schon Stunden oder gar Tage verstrichen.

Und genau hierin liegt das Problem, wenn es um den Nachweis einer K.-o.-Mittel-Gabe geht. Nach dieser Zeit sind viele Mittel nicht mehr im Blut oder Urin von Betroffenen nachweisbar. Erschwerend kommt hinzu, dass Täter K.-o.-Mittel in möglichst kleiner Dosierung beibringen und bei entsprechender Kenntnis Substanzen auswählen, die relativ rasch aus dem Körper ausgeschieden werden. Damit beim Opfer kein Argwohn erweckt wird, sollen die verwendeten Substanzen möglichst geruch-, farb- und geschmacklos sein, um sie unbemerkt zum Beispiel in einem Getränk verabreichen zu können.

Viele als K.-o.-Mittel eingesetzte Substanzen sind im Blut mehrere Stunden aufzufinden; im Urin können sie inklusive ihrer Stoffwechselprodukte wenige Tage nachweisbar sein. Eine Ausnahme bildet die »Partydroge« γ-Hydroxybuttersäure (GHB), die auch unter Bezeichnungen wie Liquid Ecstasy, Liquid X, Liquid E, Fantasy, Soap oder G-Juice illegal gehandelt wird. Liquid Ecstasy hat nichts mit dem »normalen« Ecstasy zu tun. Darunter versteht man amphetaminähnliche Verbindungen, die über stimulierende und zum Teil auch halluzinogene Wirkungsweisen verfügen und zumeist in Tablettenform eingenommen werden. GHB liegt dagegen in flüssiger Form vor. In hoher Dosierung wirkt es als K.-o.-Mittel. Ein Nachweis ist dadurch erschwert, dass diese Substanz nur in einem äußerst engen Zeitfenster – circa acht Stunden im Blut und circa zwölf Stunden im Urin – zu erfassen ist. Dazu später mehr.

Beischlafdiebstähle auf St. Pauli

Wo anders als auf St. Pauli sollte sich eine besondere Art, einfach an fremdes Geld zu kommen, besonders gut durchsetzen?

Die Stoffgruppe der Barbiturate haben wir ja schon kennengelernt. Die schlaffördernde Wirkung dieser Stoffe kann selbstverständlich auch hilfreich beim Einsatz als K.-o.-Mittel sein. Und so kam es in den Jahren 1965/1966 vermehrt zu Raubdelikten gerade im Hamburger Hafenviertel St. Pauli. Nach den Tatumständen war anzunehmen, dass wahrscheinlich den meist mehr oder weniger alkoholisierten Opfern unbeobachtet ein schnell wirkendes Schlaf- oder Betäubungsmittel beigebracht wurde. St.-Pauli-Besucher wurden entweder von Animier-Damen oder von sich anbietenden lokalkundigen Führern auf einen Magenbitter eingeladen, nach dessen Genuss sie sanft entschlummerten. Nach mehreren Stunden und um ihre Wertsachen erleichtert wachten die Beraubten verwirrt auf.

Mehrere Täter wurden verdächtigt, auf diese Weise zu arbeiten. Ein zweifelsfreier Nachweis, dass die Opfer betäubt worden waren, konnte zunächst nicht erbracht werden. So ließ sich beispielsweise in dem Strafverfahren gegen einen als Dieb und Räuber vorbestraften beinamputierten Mann kein Nachweis führen. Wegen seiner Gehbehinderung trug der Mann den Spitznamen »Schwungachse« und soll in seiner Beinprothese Schlaftabletten versteckt gehabt haben. Trotz gründlicher Ermittlung konnte ihm dies nicht nachgewiesen werden.

Laut Ermittlungen haben sich seit 1964 mehrere St.-Pauli-Gangster sogenannter Noludar-Tropfen mit Erfolg bedient. Der Wirkstoff Methyprylon war ein strukturell abgewandeltes Barbiturat. Die charakteristischen Merkmale des Noludar waren sein anisähnlicher Geruch und leicht bitterer Geschmack. Diese Merkmale ließen sich durch Kombination mit Kräuterlikören (Underberg, Jägermeister, Stonsdorfer, Blue Curacao aufgrund der Farbe) umgehen. Das Raubmittel wurde in den einschlägigen Kreisen »Noli«, »Augentropfen«, »K.-o.-Tropfen«, »Purzelwasser«, »Waidmanns Heil« oder »Granate« genannt. Mit dem Inhalt einer damals preisgünstigen Flasche (circa 3 DM) konnte man zwei bis drei Opfer betäuben. Die Täter entfernten die im Flaschenhals befindliche Tropfröhre oder erweiterten das Röhrchen. Dadurch hatten die meist selbst alkoholisierten Täter kaum noch Kontrolle, wie viel Noludar genau ins Getränk des Opfers gemischt wurde. Für eine therapeutische Einnahme von Noludar bei Einschlafstörungen wurden damals 6 bis 32 Tropfen empfohlen.

Der berüchtigtste Gangster dieser Zeit war Heinz R. Er wurde später zunächst zu sechs Jahren, nach Revision zu dreieinhalb Jahren Haft verurteilt. Der 24-Jährige behauptete gegenüber Freunden, innerhalb von drei Monaten 30 000 DM erbeutet zu haben. Seine Frau Karin war an den Verbrechen beteiligt, denn meist waren zwei Akteure nötig. In anderen Fällen kooperierten zumeist Zuhälter und Prostituierte. Unmittelbar nach der Verabreichung hatten sich in den bei Heinz R. nachgewiesenen neun Verbrechen bei den Opfern folgende Symptome gezeigt: Übelkeit; sofortiges Erbrechen; Trunkenheitssymptome; Lähmungserscheinungen an Zunge, Augen und Gliedern; nach zehn Minuten Tiefschlaf. Diese Symptome waren typisch für den Wirkstoff von Noludar. Die Wirkung setzt nach maximal dreißig Minuten ein und hält circa sechs Stunden an. Ein 24-jähriger Seemann sei kurz nach der Einnahme »herzschlagartig« umgefallen. Von anderen Opfern seien auch Blutungen aus Mund und Nase oder Halluzinationen bekannt. Dem weiblichen Part des Gangsterduos fiel dabei die Rolle des Lockvogels zu. Dieser sorgte dafür, dass das Opfer ein geeignetes Getränk vor sich stehen hatte, in das sein Partner dann das Noludar schüttete. Ließ sich das Opfer nicht zum Genuss des Kräuterlikörs überreden, musste die Dame noch etwas nachhelfen. Häufig war es ein Leichtes, dem Opfer durch einen »Brüderschaftstrunk« mit der attraktiven Begleiterin das Getränk dann doch noch freiwillig einzuflößen.

Karin R. ging dabei sehr dreist vor. Als sie sich mit einem angetrunkenen Freier in einem Lokal befand, hatte sie gerade einmal kein Noludar zur Hand. Kurz entschlossen beauftragte sie zwei jugendliche Gäste, ihr aus der Apotheke eine Flasche – damals frei verkäuflich (!) – zu besorgen. Den Inhalt der Flasche schüttete sie dann in das Getränk des Freiers. Als der Mann einschlief, entnahm sie vor den Augen der anderen Anwesenden dessen Brieftasche und entleerte sie auf der Toilette. Die leere Brieftasche steckte sie dem Freier wieder zurück. Sie bezahlte die gesamte Rechnung inklusive einer Lokalrunde und ließ den »Besoffenen« von den Jugendlichen auch noch auf den Hinterhof schaffen.

In Hamburg wurde 34 Tätern während jener Zeit diese Vorgehensweise nachgewiesen. Aber erst nach einer Razzia, die die ersten Hinweise gab. Es waren kleine Arzneitropffläschchen gefunden worden, deren Etiketten weitgehend entfernt waren und die eine viskose, nach Anis riechende Flüssigkeit beinhalteten. Später wurden diese als Noludar-Tropfen identifiziert.

Den endgültigen Beweis lieferte schließlich ein St.-Pauli-Besucher. Er berichtete der Polizei, nach dem Genuss eines vermutlich mit einem Schlafmittel versetzten Magenbitters der Marke »Flensburger Dokator« nachts in einer Bar sein Bewusstsein und seine Barschaft in Höhe von 250 Mark verloren zu haben.

Urinproben wurden genommen, da in derartigen Fällen über den Urin eher die Möglichkeit eines Nachweises besteht als im Blut. Oft werden wir Toxikologen gefragt, wie lange ein bestimmter Stoff denn im Blut oder im Urin nachweisbar ist. Diese Frage ist natürlich nicht einfach zu beantworten. Viele Faktoren beeinflussen das Nachweisbarkeitsfenster eines Stoffs. Die Art des Arzneistoffs und dessen Dosis spielen natürlich die größte Rolle. Im Urin besteht allerdings das Problem, dass viele Arzneistoffe im Körper derart verändert werden, dass sie kaum oder gar nicht mehr als Muttersubstanz im Urin auftauchen. Das macht der Körper zum Zwecke der »Entgiftung«, er will den Arzneistoff aus dem Körper ausschleusen. Dazu macht er die Stoffe wasserlöslicher, um sie über den Harn ausscheiden zu können. Dabei werden die Stoffe allerdings verändert, indem Molekülgruppen entfernt oder hinzugefügt werden. Diese Stoffwechselprodukte, sogenannte Metaboliten, müssen ermittelt werden können, vor allem wenn sie länger als die Muttersubstanz nachweisbar sind. Der bekannte Hamburger Toxikologe Wolfgang Arnold konnte mit seinen Mitarbeitern aus der Rechtsmedizin schließlich im Urin einen Metaboliten des Methyprylon, des Wirkstoffs von Noludar, identifizieren und die Beweiskette schließen. Noludar selbst war nicht mehr nachweisbar gewesen. Der Arzneistoff, ein Barbiturat, war 1954 von Hoffmann-La Roche patentiert und 1955 auf den Markt gebracht worden. Nach einer Pressemeldung vom 21.2.1967 nahm die Herstellerfirma das Noludar aufgrund der »Gefährlichkeit in Kombination mit Alkohol« vom Markt. Nichtsdestoweniger hat die Idee, ein mögliches Opfer durch Verabreichung eines K.-o.-Mittels wehrlos zu machen, nicht darunter gelitten.

Doch bevor wir zu weiteren Fällen kommen, noch eine kleine Anekdote. So erhielt unser Labor vor einigen Jahren einmal Blutproben von mehreren Löwen aus einem Zoo. Die Tiere seien augenscheinlich häufig sehr müde und würden insbesondere nach der Fütterung am Mittag doch tatsächlich ein Schläfchen einlegen, obwohl doch gerade da so viele Besucher unterwegs seien. Würden sie etwa vergiftet? Wir untersuchten die Blutproben und wiesen tatsächlich ein Barbiturat, nämlich das in Deutschland schon seit Jahren nicht mehr gebräuchliche Secobarbital, nach. Seine Wirkung hält nur circa ein bis zwei Stunden an, insofern passte der Mittagsschlaf der Löwen durchaus zur Aufnahme von Secobarbital bei der Fütterung um die Mittagszeit. Doch woher kam dieses Barbiturat? Wir erhielten eine der getöteten Ratten, mit denen die Löwen gefüttert wurden. Lebende Tiere können schwerlich angeboten werden, denn Jagdszenen möchte man den Besucherkindern natürlich ersparen. Und siehe da, tatsächlich fanden wir Secobarbital in der toten und als Mahlzeit vorgesehenen Ratte. Dann wurde recherchiert, und schnell wurde offenbar, dass die Nagetiere mit Secobarbital getötet und dann wohl den Löwen zum Fraß vorgeworfen wurden. Kein Wunder, dass nach der Mahlzeit der Mittagsschlaf anstand. Auch ein Beispiel für eine K.-o.-Mittel-Gabe.

Flunitrazepam als Date-Rape-Drug

Das hatten sich zwei junge Damen gut ausgedacht. Ob es tatsächlich der erste Versuch war? Eine 26-Jährige und ihre 28 Jahre alte Freundin wollen auf jeden Fall schon einige Tage zuvor die Wirkung eines möglichen K.-o.-Mittels an sich selbst ausgetestet haben. Es handelte sich dabei um Rohypnol, ein starkes Benzodiazepin mit dem Wirkstoff Flunitrazepam, das als Schlaf- und Beruhigungsmittel, aber auch in der Drogenszene als Ersatzstoff oder zusätzlich zu illegalen Drogen konsumiert wird. Zudem ist gerade dieses Mittel schon seit den 1990er Jahren als die »Vergewaltigungsdroge« bekannt. Vielleicht kennen Sie das Schlafmittel Valium. Der Wirkstoff von Valium ist Diazepam, ebenfalls ein Benzodiazepin wie auch das Flunitrazepam. Allerdings ist der sedative Effekt von Flunitrazepam circa sieben- bis zehnmal stärker als der von Diazepam. Insbesondere in Kombination mit Alkohol kann es nach einer Flunitrazepam-Aufnahme zu einer Amnesie, einer Gedächtnislücke, kommen, sodass sich Personen später oft nicht mehr an einen genauen Handlungsablauf erinnern können. Wie alle Benzodiazepine unterliegt auch der Wirkstoff Flunitrazepam der Betäubungsmittelgesetzgebung. Nur »ausgenommene Zubereitungen« sind auf einem normalen Rezept verschreibungsfähig. Ende der 1990er Jahre wurde das Betäubungsmittelgesetz dahingehend geändert, dass zunächst die Menge pro Packung nicht mehr als 20 mg betragen durfte, aus einer 20er-Schachtel mit Tabletten zu 2 mg wurde eine 10er-Schachtel. Seit 1998 darf die Höchstmenge pro abgeteilter Form (also Tablette oder Ampulle) nicht mehr als 1 mg Flunitrazepam enthalten.

Wie die beiden Frauen in unserem Fall später im Rahmen eines Gerichtsprozesses zugaben, hatten sie gleich fünf von diesen Tabletten am Abend ihres Raubzuges in einem kleinen 10-ml-Glasfläschchen in 36-Vol.-%igem Doppelkorn aufgelöst und mit auf den Weg in die Stadt genommen.

In einer Gaststätte nicht unweit des Bonner Institutes für Rechtsmedizin bandelten die beiden mit dem 46-jährigen Wirt an. Dabei »vergaßen« sie die Zeit. Bei Ladenschluss fuhr kein Bus mehr. Was nun? »Kannst du uns nicht noch schnell nach Hause bringen, du kannst doch noch fahren?«, fragten sie den Wirt. Aber eine Fahrstrecke von mehr als 30 km pro Weg und das um diese Zeit? Er lehnte dankend ab. Andererseits waren es schon zwei nette Mädels. Ging da vielleicht noch was? Kurz entschlossen lud er sie ein, doch bei ihm zu übernachten. Am nächsten Morgen könnten sie ja dann den Bus nehmen. Dieses generöse Angebot konnten die beiden natürlich nicht ablehnen. Und wo man sich doch so toll verstand, sollte man doch auch noch einen Gute-Nacht-Trunk nehmen. Also kauften sie auf dem Heimweg an einer Tankstelle noch Sekt. Zu Hause beim freundlichen Gastgeber angekommen, machten die drei es sich dann im Wohnzimmer gemütlich und tranken den Sekt.

Genau bis dahin konnte sich der Gastgeber erinnern. Dann aber war alles weg. Am nächsten Morgen wachte er nackt in seinem Bett auf. Die beiden Frauen waren verschwunden. Aber nicht nur sie. Aus der Wohnung waren sämtliche Wertgegenstände entfernt. Das war nicht nur erschreckend und ärgerlich, sondern auch noch peinlich. »Soll ich mich wirklich melden? Werde ich nicht nur ausgelacht?«, überlegte der Mann. Am Abend rang er sich dann doch durch und meldete den Vorfall bei der Polizei. Und bei dieser Story war es natürlich naheliegend, ihm eine Urin- und Blutprobe abzunehmen, die ich mit dem Auftrag zugesandt bekam, sie auf K.-o.-Mittel zu untersuchen.

Und tatsächlich. Im Urin war ein typisches Abbauprodukt von Flunitrazepam, das 7-Aminoflunitrazepam, nachweisbar. Und selbst im Blutserum war es noch in einer Konzentration von 50 ng/ml auffindbar.

Damit war die Geschichte des Wirtes plausibel, aber wie sollte man den unbekannten Täterinnen auf die Spur kommen? Wäre nicht die Tankstelle gewesen, der Fall wäre wohl nicht aufgeklärt worden. Aber über die Videoaufzeichnungen aus dem Verkaufsraum konnten die beiden tatsächlich ermittelt werden.

Nun kam es zum Prozess. Die beiden räumten die Tat sofort ein. Man habe den Sekt des Gastgebers mit dem mitgebrachten, aufgelösten Rohypnol versetzt und ihn mehrmals mit Anprosten zum Trinken aufgefordert. Dann sei eine von ihnen mit ihm ins Schlafzimmer gegangen. Dort sei es auch tatsächlich noch zum Geschlechtsverkehr gekommen. Währenddessen habe die andere schon die Wohnung untersucht. Als der Liebhaber erschöpft in einen Tiefschlaf gefallen sei, hätten sie dann zusammen die Wohnung ausgeräumt und seien verschwunden. Der Wirt war sichtlich irritiert. Er könne sich wirklich nicht an sexuelle Betätigungen erinnern, und so fragte er mich als den Sachverständigen, ob es sich wirklich so ereignet haben könnte. Als ich dieses bejahte, musste er über sich selbst lachen: »Dann ist es ja fast schade, dass ich nichts mehr davon weiß.«

Wie schon angesprochen, können bei Anwendung einer ganzen Reihe von sogenannten K.-o.-Mitteln Gedächtnislücken entstehen beziehungsweise ganze Stunden der Erinnerung fehlen. Und nicht alle nehmen es so humorvoll wie unser Wirt. Zwar wird ein solches Phänomen teilweise wirklich als positiv gewertet, soll es doch gut für eine Verdrängung des Vorfallgeschehens sein. Die häufigere Beschäftigung mit solchen Fällen zeigt aber eher, dass gerade auch solche Erinnerungsverluste nicht immer so gut verkraftet werden. Für die Opfer ist es häufig überhaupt nicht einfach, sich vor Augen zu führen, was jemand mit ihnen angestellt haben könnte, und die Ungewissheit wird als sehr quälend und psychisch belastend empfunden.

Im Übrigen wurde 1999 die Zusammensetzung von Rohypnol-Tabletten so verändert, dass sie nun eine bläuliche Farbe aufweisen und Flüssigkeiten verfärben. Das hilft aber nichts, kippt man es zum Beispiel in Cocktails mit Blue Curacao. Es soll allerdings beim Lösen auch zu Verklumpungen kommen und einen leicht bitteren Geschmack haben, um Fremdgaben zu erschweren. In einigen Ländern sind die alten Tabletten jedoch noch immer erhältlich und werden außerdem von einigen Generikaherstellern und anderen Firmen immer noch in der alten Form in den Handel gebracht. Auch in unserem Fall stammten die Tabletten aus dem Ausland.

Liquid Ecstasy – Partydroge und K.-o.-Mittel

Bei einem zur Tatzeit 19-jährigen Mann kam zumindest während der Gerichtsverhandlung heraus, dass er selbst ein erfahrener Konsument von γ-Butyrolacton (GBL) war. Dabei handelt es sich um eine Vorläufersubstanz von GHB, also Liquid Ecstasy, die allerdings im Gegensatz zu diesem nicht dem Betäubungsmittelgesetz unterliegt. Der Besitz ist nicht strafbar. Nach dem Arzneimittelgesetz können jedoch die Abgabe zu Konsumzwecken sowie die Synthese von GBL zu GHB als Ordnungswidrigkeit oder Straftat geahndet werden. GBL wird hauptsächlich als Lösungsmittel in der chemischen Industrie und zur Herstellung von Chemikalien und Pharmazeutika benötigt und ist verhältnismäßig einfach und vor allem billig zu haben. Zwar wird in Europa und den USA die Abgabe durch ein sogenanntes Monitoring, eine freiwillige Selbstkontrolle der Händler und Hersteller, überwacht, dennoch ist ein Vertrieb gerade über das Internet rege, wobei nicht selten gleich Fünf- oder Zehn-Liter-Kanister erworben werden. Daraus erfolgt die Portionierung in kleinere Fläschchen im Liter- bis Milliliter-Bereich zum Beispiel in kleine Apothekenfläschchen, die dann weitervertrieben werden. GBL wird nach Aufnahme im Körper innerhalb kürzester Zeit in GHB umgewandelt. Bioverfügbar ist immer der Anteil eines Wirkstoffs, der letztendlich im Blutkreislauf zur Verfügung steht. Die Bioverfügbarkeit gibt also an, wie schnell und in welchem Umfang eine Wirksubstanz aufgenommen wird und dann am Wirkort zur Verfügung steht. Für Substanzen, die mittels Spritze intravenös verabreicht werden, liegt die Bioverfügbarkeit natürlich bei 100 Prozent. Bei oraler Aufnahme liegt sie in der Regel darunter, da nicht alles an Substanz aufgenommen wird. Bei GBL ist die Bioverfügbarkeit im Vergleich zu GHB (Liquid Ecstasy) deutlich erhöht, und die Umwandlung erfolgt zudem noch sehr rasch. Daher reicht zur Erzielung gleicher Wirkungen die Aufnahme von geringeren Mengen an GBL im Vergleich zu GHB; es muss nur zwei Drittel bis zur Hälfte einer von GHB benötigten Menge getrunken werden.

Der 19-jährige Beschuldigte schilderte eindrucksvoll seine Erfahrungen. Seine »persönliche Dosis« auf einer Party liege bei 0,8 ml GBL. Dann verspüre er einen moderaten, euphorischen Rausch, vergleichbar einer moderaten Alkoholisierung, ohne jedoch motorische oder kognitive Störungen aufzuweisen. Man bekäme einen »Lachkeks«, das heißt man lache quasi ununterbrochen und das eher grundlos oder aufgrund von Kleinigkeiten. Wir kennen das sonst auch vom Cannabisrausch. Es folge eine angenehme Müdigkeit. Höhere Dosen bis zu 1,5 ml nehme er nur, um einschlafen zu können. Alkohol wäre nicht sein Ding, insbesondere konsumiere er nie Alkohol gemeinsam mit GBL aufgrund nicht absehbarer Wechselwirkungen.

Das aber hielt ihn nicht davon ab, einem jungen, 16-jährigen Mädchen GBL in ihr Bier zu geben. An diesem frühen Abend trafen sich die beiden, um gemeinsam mit Freunden zu einem nahe gelegenen Oktoberfest zu gehen; vorher wollten sie bei ihr zu Hause noch ein paar Bier trinken. Als sie die Toilette aufsuchte und ihre Bierflasche unbeaufsichtigt war, gab der junge Mann etwas GBL in ihr Getränk. Ein Freund, der selbst ab und zu GBL konsumierte, dazu aber vorsichtig 0,8 ml mit einer Spritze dosierte, sprach von einem Spaß und Interesse, was wohl mit der jungen Frau bei einer solchen Dosis passiere. Nachdem sie die Flasche getrunken hatte, wurde ihr übel und schwindelig. Auf dem Weg zum Oktoberfest musste sie sich mehrfach übergeben. Doch dann erholte sie sich wieder, sodass sie tatsächlich zum Fest gehen und mitfeiern konnte. Auch dieses Phänomen ist häufig nach Aufnahme von GBL und GHB zu beobachten. Selbst bei akuten Intoxikationsfällen von Personen, die über die Notaufnahme in eine Klinik gelangen, werden immer wieder Fälle beschrieben, bei denen Patienten nach GHB-Intoxikationen bedingt durch die kurze Halbwertszeit der Substanz sich relativ rasch und schnell erholen und drei Stunden später wieder auf einer Party oder in einer Diskothek anzutreffen sind.

An einem anderen Abend trafen sich der Beschuldigte und eine weitere Person mit einer guten Bekannten, mit der er selbst schon einige Male gemeinsam GBL konsumiert hatte. Im Laufe des Abends mischte er der jungen Frau unbemerkt GBL in ihr Bier. Einige Zeit nach dem Konsum verlor sie die Besinnung und fiel in tiefe Bewusstlosigkeit. Diesen Zustand nutzten die beiden Besucher aus, um Späße mit ihr zu treiben. Ihr wurden Zigaretten in die Ohren gesteckt, ihre Brüste wurden zumindest teilweise entblößt, und der Beschuldigte zog seine Hose herunter und blähte ihr ins Gesicht. Dies alles wurde mit einer Handy-Kamera gefilmt, und das Opfer hatte größte Sorge, dass die Bilder und Filmchen herumgezeigt oder gar ins Internet gestellt wurden. Auch wenn die Brüste für Fotos entblößt worden waren, kam es aber wohl zu keinen weiteren sexuellen Handlungen.

Ein ganz erheblicher Fall ereignete sich dann an einem Rosenmontag. Der junge Mann lernte eine 16-Jährige kennen und unterhielt sich angeregt mit ihr. Was passierte dann, wie war die Stimmung? Genau war dieses im Nachgang nicht mehr zu ermitteln. Bekam er vielleicht eine Abfuhr und wollte sich rächen? Wollte er sein geliebtes GBL tatsächlich als K.-o.-Mittel einsetzen, um später Annäherungsversuche unternehmen zu können, oder ging es »nur um einen Gag«?

Jedenfalls gab er dem Mädchen unbemerkt eine wohl größere Dosis in eine halbgefüllte Bierflasche und forderte sie mehrfach auf, die Flasche doch zu leeren. Dann wollte er ihr an einem Imbiss ein Essen ausgeben. Gesagt, getan. Das Mädchen meinte zwar, dass das Bier merkwürdig schmecke, doch er tat es mit der Bemerkung ab, dass sich noch etwas Bacardi Rum in der Flasche befände. Ungefähr eine Viertelstunde später bemerkte sie ein Kribbeln am gesamten Körper. Ihr wurde zunehmend übel, und sie verfiel in einen Zustand tiefer Bewusstlosigkeit und war nicht mehr ansprechbar. In diesem Zustand musste sie sich mehrfach übergeben. Der Täter war längst verschwunden, umstehende Bekannte und Freunde konnten sich ihren Zustand zunächst nicht erklären und wollten sie wohl noch in eine nahe gelegene Wohnung zum »Ausschlafen« bringen. Gut, dass dies nicht gelang. Ein zufällig vorbeikommender und nicht im Einsatz befindlicher Rettungssanitäter nahm sich ihrer an und bestellte einen Rettungswagen. Noch vor Ort musste sie intubiert werden und kam dann in eine Klinik, wo ihr mehrfach Erbrochenes aus den Bronchien abgesaugt werden musste, das sie in ihrem Zustand eingeatmet hatte. Der Rettungssanitäter sowie die behandelnden Ärzte bejahten neben uns Sachverständigen im Gerichtsverfahren einen absolut lebensbedrohlichen Zustand des jungen Mädchens. Sie hatte nach eigenen Angaben den Vorfall zwar schon weitestgehend verarbeitet, brach dann aber nochmals heftig in Tränen aus.

Bei diesen drei Fällen desselben Täters war nur im letzten Fall Untersuchungsmaterial in der Klinik abgenommen worden, in dem wir in vergleichsweise hoher Konzentration GHB im Urin der Geschädigten nachweisen konnten. Wie schon oben angedeutet, ist aufgrund der kurzen Verweilzeit im Körper der Nachweis einer Fremdgabe von GHB oder GBL nur über wenige Stunden in Blut und Urin zu erbringen. GHB tritt nämlich auch als körpereigene Substanz auf, wobei es große interindividuelle Unterschiede in den physiologischen Konzentrationen gibt. Folglich belegt ein Nachweis selbst noch keine externe Aufnahme, es muss schon eine Konzentration aufgefunden werden, die sich von den körpereigenen Basalkonzentrationen abzeichnet. Auch das ist ein Grund für das kleine Nachweisfenster. Als physiologisch auftretende Substanz kommt GHB natürlich auch in Haaren vor, und auch hier sind große interindividuelle Konzentrationsunterschiede zu beobachten. Dies erschwert den Nachweis einer Aufnahme, weshalb auch die Haaranalytik bei einer möglichen einmaligen Beibringung von GHB an ihre Grenzen stößt. Sollte aber ein Täter jemandem zu bestimmten Anlässen immer wieder einmal GHB verabreichen, so werden in Haaren doch auch Konzentrationen erreicht, die eine sichere externe Aufnahme beweisen.

Auch solche Fälle hatten wir im FTC München schon des Öfteren zu bearbeiten. Einmal handelte es sich um eine Ehefrau, der anscheinend über einen längeren Zeitraum immer wieder einmal der eigene Ehemann GHB oder GBL verabreicht hatte, um an der betäubten Frau ungehemmt seine sexuellen Fantasien ausleben zu können. Ein sehr schrecklicher Fall betraf ein kleines Mädchen, das regelmäßig bei ihrem Onkel übernachtete. Dieser verabreichte ihr GHB beziehungsweise GBL und verging sich an ihr. Das Mädchen selbst wusste von nichts und besuchte den Onkel immer gerne, und auch die Mutter ahnte nichts von den Vorfällen. Bis eines schrecklichen Morgens der Onkel den Notarzt alarmierte, der nur noch den Tod des Mädchens feststellen konnte. Als zumindest mitursächlich war eine akute GHB-Intoxikation anzusehen. Neben der Vergiftung, die durch die Analyse von Blut und anderem belegt wurde, konnten wir dann auch bei einer abschnittweisen Untersuchung einer Haarsträhne belegen, dass GHB über einen längeren Zeitraum immer wieder einmal in hohen Dosen extern aufgenommen worden sein muss. Das passte zu seinem späteren Geständnis.

An den hier geschilderten Fällen wird der fließende Übergang von Partydroge zu K.-o.-Mittel und durchaus auch Mordsgift deutlich. Ein und dieselbe Droge wirkt in moderater Dosierung euphorisierend, beruhigend, mitunter sexuell anregend und führt später zu einer angenehmen Müdigkeit. In höherer Dosierung kommt es zu Übelkeit, Erbrechen, Krämpfen und Herzrhythmusstörungen. Bei noch höheren Dosen kann es schließlich zur Bewusstlosigkeit mit nachfolgenden Erinnerungsverlusten oder gar zu einer Atemdepression und zum Koma kommen – mit lebensbedrohlichen Auswirkungen.

Im Übrigen ist nicht immer bei einer Fremdgabe zwingend eine Anschlussstraftat, wie ein Sexualdelikt oder ein Raub, geplant. Immer häufiger werden wir mit Fällen konfrontiert, in denen »aus Spaß« unbedarften Personen Mittel unbemerkt verabreicht werden und man sich dann über die Auswirkungen amüsiert. Vergleichbares kennt man auch vom sogenannten »Komasaufen«, wenn von den völlig Betrunkenen Bilder oder Filme gemacht und diese auf Schulhöfen oder im Internet verbreitet werden.

Vom Justizministerium NRW ist zu dieser Thematik eine gute

Broschüre mit dem Titel »Lass Dich nicht K.-o.-Tropfen!« erschienen, die auch über das Internet einzusehen ist. Informiert wird über K.-o.-Mittel und Verhaltensregeln. Die darin vor allem an junge Mädchen gerichteten Verhaltensregeln propagieren auch wir für Party- oder Diskobesuche:

1. keine Getränke offen beziehungsweise unbeaufsichtigt stehen lassen,
2. Getränke bei der Bedienung selbst bestellen und entgegennehmen,
3. von Unbekannten Getränke allenfalls in ungeöffneten Originalflaschen annehmen,
4. Freundinnen sollten sich gegenseitig unterstützen, aufeinander achten und ihre Getränke nicht aus den Augen lassen,
5. Vorsicht und Hilfe sind insbesondere nötig, wenn der Freundin plötzlich übel wird und Unbekannte sich um sie kümmern oder sie hinaus führen wollen.

Cocain und Ecstasy als K.-o.-Mittel?

Am Ende bleibt noch zu erwähnen, dass nicht nur müde machende Substanzen unbemerkt verabreicht werden. Kürzlich wiesen wir bei einer 16-jährigen Schülerin, die nach einem Diskobesuch per Notarzt in eine Klinik kam, Amphetamin nach, was sie sicherlich nicht selbst konsumiert hatte. Freundinnen hatten sie noch gewarnt, ein unbeaufsichtigt gelassenes Glas auszutrinken. Ein möglicher Täter stand dann zwar vor Gericht, konnte aber nicht mit der nötigen Sicherheit verurteilt werden und kam straffrei davon. Interessant war, dass erst im Gerichtsverfahren offensichtlich wurde, dass am selben Abend dreimal ein Rettungswagen zu dieser Disko kommen musste.

In Erinnerung geblieben ist mir auch der Fall einer 54-jährigen Staubsaugervertreterin, der ein 44-Jähriger morgens bei einem Hausbesuch Ecstasy (nicht Liquid Ecstasy) verabreichte und sexuelle Anspielungen machte. Sie flüchtete aus dem Haus in ihr Auto, wo sie Herzrasen bekam und ihr fürchterlich heiß wurde. Daraufhin fuhr sie direkt zu einem Hausarzt, wo sie mehrere Stunden auf einer Liege verbrachte, abends begab sie sich aus eigenem Willen in eine psychiatrische Klinik, wo eine Folgebehandlung stattfand. Dort wurde dann auch die Polizei eingeschaltet, und man nahm Blut und Urin ab, in denen wir jeweils den typischen Ecstasy-Wirkstoff 3,4-Methylendioxymethamphetamin (MDMA) nachweisen konnten. Einige Monate später in der Hauptverhandlung machte sie immer noch einen ziemlich ängstlichen Eindruck. Ihren Beruf hatte sie aufgeben müssen, da sie nicht mehr im Stande gewesen sei, fremde Wohnungen zu betreten.

Ein weiterer Fall mit stimulierenden anstelle von sedierenden Substanzen betraf eine 26-jährige Frau, die einige Tage zuvor einen 28-jährigen Mann kennengelernt hatte. Nach einem gemeinsamen Saunabesuch gingen sie in ihre Wohnung und tranken etwas, danach sei es aus für sie im Nachhinein nicht nachvollziehbaren Gründen zum Geschlechtsverkehr gekommen, wobei sie unerklärlicherweise Dinge mitgemacht habe, die sie nie tun würde. Am nächsten Morgen war der junge Mann verschwunden, die Flaschen waren freundlicherweise entsorgt. Sie begab sich mit ihren Zweifeln zur Polizei, und in einer abgenommenen Urinprobe führten wir ebenfalls den Nachweis von MDMA. Selbstverständlich ist in solchen Fällen schwerlich ein Beweis zu führen, ob die Drogen nicht doch freiwillig und bewusst konsumiert worden sind. Aufgrund weiterer Indizien kam es aber doch erstinstanzlich zu einer Verurteilung des Beschuldigten, in zweiter Instanz erklärten sich beide Seiten damit einverstanden, dass das Verfahren gegen Zahlung eines Schmerzensgeldes eingestellt wurde.

Neben klassischen, zentral dämpfenden K.-o.-Mitteln können also auch Stimulanzien (Amphetamin, Ecstasy, Cocain) Anwendung finden, um Personen zu enthemmen und zu Dingen zu animieren, zu denen sie sonst nicht bereit wären.

Haaranalysen bei K.-o.-Mittel-Fällen

Wie wir an den Fällen zuvor gesehen haben, können sehr viele Substanzen als sogenannte K.-o.-Mittel verwendet werden, und man findet in entsprechenden Fällen – sofern zeitnah Blut oder Urin von den Opfern gewonnen wurde – bei weitem nicht nur GHB. Aber nochmal das große Problem bei solchen Fällen: Opfer bringen häufig erst sehr verspätet einen Vorfall zur Anzeige, sodass ein Beweis einer K.-o.-Mittel-Gabe durch Analyse von Körperflüssigkeiten aufgrund der kurzen Nachweisfenster nicht mehr erfolgen kann.

Schon an verschiedenen Stellen habe ich auf die Möglichkeiten hingewiesen, die sich bei Analyse einer Haarprobe ergeben. Erinnern wir uns nochmal an die Haaranalysen bei Verstorbenen wie der Schwarzen Witwe Dena Thompson oder den Opfern von Dr. Shipman, alias Dr. Death. Bei diesen Berichten hatte ich schon darauf hingewiesen, dass in Haaren nicht nur, wie aus den viel beachteten Fällen Konstantin Wecker, Christoph Daum oder Michel Friedmann bekannt, Drogen nach entsprechendem Konsum nachweisbar sind, sondern auch alle möglichen Medikamentenwirkstoffe oder ein typisches Abbauprodukt von Alkohol, das Ethylglucuronid.

Die meisten Haaranalysen in Deutschland werden wohl bei sogenannten Eignungsuntersuchungen durchgeführt, bei denen Personen ihre Drogen- oder Alkoholfreiheit über eine gewisse Zeit zu belegen haben, zum Beispiel um nach einem Vorfall die Fahrerlaubnis zurückzuerhalten. Auch hatte ich schon erwähnt, dass Kopfhaare circa einen Zentimeter pro Monat wachsen und man so je nach vorhandener Haarlänge zum Teil über Monate hinweg eine Drogen-, Alkohol- oder Arzneimittelaufnahme überprüfen kann.

Das Forensisch Toxikologische Centrum (FTC) in München ist wohl dasjenige Labor, das über die umfangreichsten Untersuchungsverfahren in der Haaranalytik verfügt. Noch dazu arbeiten wir mit den jeweils modernsten Analysegeräten, die so empfindlich sind, dass wir mittlerweile sogar bei vielen Substanzen eine einmalige Aufnahme über eine Haaranalyse nachweisen können.

Und das ist das Interessante und Wichtige bei K.-o.-Mittel-Fällen: Betroffenen, die nicht zeitig genug Körperflüssigkeiten abgegeben haben, wird empfohlen, vier bis sechs Wochen nach dem Vorfall eine Haarprobe, eine circa einen halben Bleistift dicke Strähne abnehmen zu lassen, die direkt an der Kopfhaut abgeschnitten wird. Die Haaranteile, die sich zum Vorfallszeitpunkt in der Wachstumsphase befanden und über Blutkapillare versorgt wurden, sind dann aus der Kopfhaut ausgewachsen. Über das Blut wurden Fremdstoffe wie zum Beispiel Wirkstoffe von K.-o.-Mitteln in das Haar eingetragen. Wird nun das kopfhautnahe Segment untersucht, so finden sich vor circa vier Wochen bei einem Vorfall eingelagerte Fremdstoffe dann in den Haaren. Vergleichend wird in der Regel immer noch ein weiteres kopfhautferneres Segment untersucht, um zu belegen, dass die Person dieses Mittel nicht schon früher vielleicht selbst eingenommen hat. Unter Umständen gab es aber auch schon zuvor entsprechende Vorfälle!

Einen besonders interessanten Fall bearbeiteten meine Kollegen Hans Sachs und Detlef Thieme im FTC München gemeinsam mit den Kollegen aus dem Institut für Rechtsmedizin in Hannover. Es ging um Kindesmissbrauch, und in diesem Fall führte die Haaranalyse zu äußerst interessanten, aber auch sehr erschreckenden Befunden.

Bei Papa war ich immer müde

Einem Vater wurde vorgeworfen, sexuelle Handlungen an seiner leiblichen Tochter und an den Töchtern seiner geschiedenen Frau vorgenommen zu haben. Seine 13-jährige Tochter habe sich immer wieder an den Wochenenden bei ihm aufgehalten. Bei diesen Besuchen habe er ihr mehrfach unter verschiedenen Vorwänden Tabletten verabreicht. Er habe zum Beispiel immer wieder gefragt, warum sie so viel huste, und ihr dann, egal ob es stimmte oder nicht, mindestens drei bis vier Tabletten gegeben. Auch habe sie Getränke erhalten, in denen meist ein bitterer Bodensatz gewesen sei. Auch Tee habe sie bekommen, der so ausgesehen habe, als befänden sich nicht ganz gelöste Tablettenanteile darin.

»Er hat mir die halt gegeben, dann war das so 'ne halbe Stunde Zeit, und dann wurde mir plötzlich schwindelig …, wenn ich aufstehe, wird mir immer schwarz vor Augen, … dann muss ich mich hinsetzen; wenn ich dann in 'n Spiegel guck, dann seh ich ganz anders aus, … meine Augen sind so anders; … dann wurde ich müde und dann schlafe ich ein, … ich wache morgens auf, und … kann mich nicht erinnern, wie ich eingeschlafen bin.«

Bei einer Durchsuchung der Wohnung des Beschuldigten wurde unter anderem das Medikament Hoggar Night gefunden. Dabei handelt es sich um ein zwar apotheken-, aber nicht rezeptpflichtiges Medikament, das als Antihistaminikum gegen Allergien oder aber auch zur Kurzzeitbehandlung von Ein- und Durchschlafstörungen eingesetzt wird. Der Wirkstoff in diesem Medikament heißt Doxylamin. Und tatsächlich weisen die Tabletten selbst beim Auflösen in wässrigen Medien wie Mineralwasser, Saft oder Tee einen bitteren Geschmack auf. Außerdem bleiben beim Lösen weiße Rückstände unlöslicher Tablettenbestandteile zurück.

Nach der Einnahme kommt es nach 30 bis 60 Minuten zum Wirkungseintritt. Die empfohlene Dosis liegt bei einer Tablette, als Höchstdosis bei schweren Schlafstörungen bei zwei. Es ist mit einer sedierenden, hypnotischen Wirkung zu rechnen. Unter anderem wird vor folgenden Nebenwirkungen gewarnt: allgemeine Müdigkeit; Benommenheit und verlängerte Reaktionszeit; paradoxe Reaktionen wie Unruhe und Erregung; kardiale Nebenwirkungen mit Tachykardie (beschleunigter Puls, »Herzrasen«) und Herzrhythmusstörungen. Bei Kindern können bereits nach Aufnahme von drei bis vier Tabletten toxische Wirkungen entstehen. Dann treten die oben genannten Nebenwirkungen verstärkt in Erscheinung, und bei Vergiftungen kommt es zu Schläfrigkeit mit

Bewusstseinsstörungen, Verwirrtheit bis hin zu einem Koma. Auch können Krampfanfälle und Atembeschwerden auftreten. Generell ist das toxische Potential allerdings nicht als sehr hoch einzuschätzen, und schwere Vergiftungen oder solche mit tödlichem Ausgang treten zumeist nur bei extremen Überdosierungen oder in Kombination mit anderen Mitteln auf.

In unserem Fall passten die von dem Mädchen geschilderten Symptome wie auch ihre Beschreibungen zum Aussehen und Geschmack der Getränke sehr gut zu dem Arzneimittel, das beim Vater gefunden wurde. Allerdings sind dies für ein Gericht alles nur Indizien, also Hinweise. Es fehlte aber an einem eindeutigen Beweis für eine Aufnahme von Doxylamin.

Und hier kam dann die Haaranalyse ins Spiel, waren doch nie zeitnah zu den Besuchen beim Vater Blut oder Urin abgenommen worden. Ungefähr einen Monat nach dem letzten Vorfall wurden der 13-Jährigen sowie deren Schwester Haarsträhnen abgenommen und hier im FTC München analysiert. Bei diesen Untersuchungen wurde nicht nur gezielt auf Doxylamin getestet, unsere Münchener Routinemethode auf mögliche K.-o.-Mittel schließt mittlerweile weit mehr als 100 Substanzen ein. Und tatsächlich gelang bei der 13-Jährigen, die auch die Symptomatik so gut beschrieben hatte, der Nachweis von Doxylamin. Weitere Substanzen wurden nicht gefunden. In den Haaren des zweiten Mädchens wurden keine Fremdstoffe detektiert, auch kein Doxylamin.

Nun interessierte das Gericht, wann und wie oft die 13-Jährige Doxylamin aufgenommen habe, waren doch mehrere Fälle angezeigt worden. Dem Mädchen wurde nun nochmals eine Haarsträhne mit einer Länge von 36 cm abgenommen. Nun wurden mehrere Einzelhaare untersucht. Warum nun Einzelhaare, wo man doch sonst eine Strähne aus mehreren Haaren untersucht?

Normalerweise wird alleine schon wegen der Empfindlichkeit der Analysegeräte doch lieber eine Strähne untersucht. Gerade um bei einer eventuell nur einmaligen Verabreichung eines Mittels sensitiv genug messen zu können, muss in der Regel schon genügend Untersuchungsmaterial eingesetzt werden, sonst hat man keine Chance. Und es gibt noch einen weiteren sehr wichtigen Grund für die Analyse einer ganzen Strähne, wenn es dann um die Interpretation von Befunden geht. Haare wachsen in Zyklen, das heißt ein Haarfollikel in der Kopfhaut durchläuft mehrere Phasen, die als Haarzyklus bezeichnet werden. In der eigentlichen Wachstumsphase, auch Anagenphase genannt, bildet sich eine neue Haarwurzel, und es beginnt die Produktion eines Haares mit fortlaufendem Wuchs. Diese Anagenphase dauert beim menschlichen Kopfhaar bis zu sechs Jahren an. Etwa 85 bis 90 Prozent der Haare auf der Kopfhaut befinden sich in dieser Phase. An die anagene Phase schließt sich die Katagenphase an. Darunter versteht man eine etwa zwei bis drei Wochen dauernde Übergangsphase, in der die Zellproduktion eingestellt wird und sich der Haarfollikel im unteren Bereich verengt. Das Haar wird dann nicht mehr mit Nährstoffen versorgt und verkümmert. Circa ein bis drei Prozent aller Haare auf unserem Kopf befinden sich in dieser Phase. Schließlich gibt es noch die Endphase, die als Telogenphase bezeichnet wird. Circa 10 bis 15 Prozent der Kopfbehaarung befindet sich in dieser Phase, in der abgestorbene Haare noch bis zu sechs Monate stehen bleiben können, ehe sie dann ausfallen. Die Haarpapille und der Haarfollikel regenerieren sich, es entsteht ein neues Haar, und der Zyklus beginnt von vorne. Kopfhaare wachsen zwischen 0,8 und 1,2 cm pro Monat, im Durchschnitt rechnen wir, wie schon gesagt, mit einem Zentimeter.

Was ergibt sich für uns Analytiker daraus für die Interpretation? Untersuchen wir nur ein einzelnes Haar, wissen wir selbstverständlich nicht, in welcher Wachstumsphase es sich befunden hat und welcher Zeitraum bei Analyse dieses Einzelhaares überblickt wird. Befand es sich tatsächlich in der Wachstumsphase, dann überschauen wir die aktuelle Fremdstoffaufnahme. Würde es sich aber um ein Haar aus der katagenen oder telogenen Phase handeln, würde man nicht mit einer Wachstumsgeschwindigkeit von einem Zentimeter irgendeine Aussage zum überblickten Zeitraum treffen können. Schließlich kann das Haar unter Umständen schon vor sechs Monaten das Wachstum eingestellt haben. Daher untersuchen wir in der Regel einen Haarstrang und können dann davon ausgehen, zumindest zu 85 bis 90 Prozent »frische« Haare aus der Wachstumsphase analysiert zu haben.

Wollen wir sehr genaue Aussagen zu möglichen Zeitpunkten einer Substanzaufnahme treffen, kommt bei Analyse eines Haarstranges allerdings eine gewisse Unschärfe zustande, da wir ja Haare aus verschiedenen Wachstumsphasen analysieren. In der Regel ist dann auch keine scharfe Zuordnung auf wenige Tage möglich, Abschnitte mit positivem Befund sind immer relativ breit.

Daher empfiehlt sich dann doch die Analyse von Einzelhaaren, wobei selbstverständlich mehrere analysiert werden müssen, um wiederum statistisch belegen zu können, dass man eine letztendliche Aussage auf der Basis von anagenen Haaren getroffen hat. Kommen in wenigen Einzelhaaren andere Befunde zustande, spricht das dafür, dass es sich um solche aus der Katagen- beziehungsweise Telogenphase handelt.

Nachdem also zunächst bei einer Übersichtsanalyse an einer Haarsträhne des Mädchens, bei der über 100 Substanzen erfasst werden, positive Befunde für Doxylamin erhalten wurden, analysierte man nun mehrere Einzelhaare gezielt nur auf diesen Wirkstoff. Dadurch, dass man andere Substanzen quasi ausblendet, erhöht sich nochmal die Empfindlichkeit des Verfahrens, sodass man dann sogar ein Einzelhaar noch in kurzen Abschnitten (Segmenten) untersuchen kann. Da mehrere Vorfälle im Raum standen, wurde das kopfhautnahe Segment von 12 cm Länge analysiert, und zwar in 0,5-cm-Abschnitten, sodass insgesamt 24 Analysen pro Haar vorgenommen wurden. Tatsächlich wurde auch bei den Einzelhaaruntersuchungen Doxylamin nachgewiesen. Und tatsächlich konnte ein richtiggehendes Profil erhalten werden, wonach dieses Mittel in den dreieinhalb bis acht Monaten vor der Probennahme zumindest zu drei Episoden aufgenommen worden sein muss. Nicht auszuschließen sind mehrmalige Aufnahmen kurz hinter-

einander, eine tageweise Auflösung bekommen wir mit der Haaranalyse nicht hin. Die Angaben des Mädchens zu den Vorfallsda-
ten deckten sich exakt mit den Analysebefunden. Damit lag dem
Gericht nun ein eindeutiger Beweis gleich für die mehrmalige Aufnahme von Doxylamin vor. Selbstverständlich kam es zu einer Verurteilung.

Auf Folgendes sei noch hingewiesen. Nicht nur Kopfhaare,
auch Körperhaare wie Achsel-, Scham-, Brust- oder Barthaare können ersatzweise untersucht werden. So manch einer schaute uns
schon entgeistert an, wenn wir nach Schamhaaren fragten, hatte er
sich doch kurz vor einer möglichen Haarabnahme eine Glatze ra-
sieren lassen. In Zeiten der Ganzkörperrasur laufen wir aber mittlerweile bei dieser Nachfrage doch auch immer häufiger ins Leere.

Körperhaare weisen im Vergleich zu Kopfhaaren eine kürzere
Anagenphase von circa 44 bis 77 Wochen (40–60 % der Haare) und
eine lange Telogenphase von circa 48 bis 73 Wochen auf. Theore-
tisch können sich in einer Scham- oder Achselhaarprobe Haare befinden, deren Wachstum mehr als zwei Jahre zuvor begonnen hat.
Andere Körperhaare (Brust-, Bein- oder Armhaare) zeigen per se
kürzere Gesamtzykluszeiten (unter Umständen nur sechs Monate).
Grundsätzlich eignet sich solche Körperbehaarung nur zu einer
Ja/Nein-Aussage, nicht aber um nach einer segmentalen Analyse
auch noch Aussagen zu bestimmten Konsumzeitpunkten zu treffen. Auch für K.-o.-Mittel-Fälle sind solche Haare wegen der be-
grenzten zeitlichen Eingrenzung einer Substanzaufnahme in der
Regel nicht geeignet, zumal eine Einmalgabe meist nicht zu positiven Körperhaarbefunden führt.

Achtung bei der Interpretation!

Eine überraschende Wende gab es in einem K.-o.-Mittel-Fall, bei
dem wir Diphenhydramin in den Haaren des vermeintlichen Opfers nachweisen konnten.

Was war geschehen? Eine 23 Jahre alte Frau zog mit ihrer Freundin durch Kneipen und Bars in unserem schönen Bonn. Wie sie später erzählte, habe sie sechs Gläser Bier und einen kleinen Jägermeister getrunken. Nach dem letzten Bier sei ihr sehr schlecht geworden. Und dann habe sie Dinge getan, die sie sich nicht erklären könne: Einen jungen Mann, den sie gerade erst kennengelernt habe, habe sie geküsst, obwohl er gar nicht »ihr Typ« gewesen sei. »Ich habe mich gefühlt, als ob ein Schalter bei mir umgelegt worden sei.«

Nach ihren Angaben habe sie einen Kontrollverlust und völlige Willenlosigkeit erlebt. Der junge Mann, der später auf der Angeklagtenbank im Bonner Gericht landen sollte, habe sich dann mit ihr auf der Toilette der Bar eingeschlossen. Er habe sich auf die Toilette gesetzt und ein Kondom ausgepackt, dann habe sie nur die Erinnerung, dass sie sich auf ihn gesetzt habe. Sie wisse noch, dass er ihr das Shirt und den BH hochgeschoben habe, ansonsten könne sie sich nur daran erinnern, dass sie sich später noch mit jemandem in der Bar unterhalten habe.

Laut ihrer Freundin habe die 23-Jährige schon einen ganz glasigen Blick gehabt, als sie sie beim Küssen beobachtet habe. Sie habe sich durchaus über ihre Freundin gewundert, aber schließlich sei sie ja erwachsen. Sie habe sie dann aus den Augen verloren und erst eineinhalb Stunden später sehr niedergeschlagen, müde, kaputt und schlapp wiedergesehen.

Als die junge Frau nach Hause kam, habe sie sich noch erbrochen, bevor sie schlafen gegangen sei. Auch am nächsten Tag habe sie noch über Übelkeit, Herzklopfen und Herzrasen geklagt, sei aber erst sehr viel später zur Polizei gegangen, um Anzeige zu erstatten.

Bei der Untersuchung von Urin und Blut, allerdings erst 39 Stunden nach dem Vorfall abgenommen, fand ich keine Hinweise auf irgendwelche Fremdstoffe. Die aus ihren eigenen Trinkangaben errechnete Blutalkoholkonzentration in der Nacht lag in einem Bereich von 1 bis 1,5 Promille.

Auch in diesem Fall wurde der jungen Frau später selbstverständlich eine Kopfhaarprobe abgenommen. Und in dieser fanden wir Diphenhydramin in einer Konzentration, die durchaus für eine einmalige Aufnahme sprach. Diphenhydramin zählt zu den Antihistaminika, die gegen Allergien eingesetzt werden können, heutzutage aber eher als leichteres Beruhigungsmittel dienen und frei verkäuflich, also auch sehr leicht erhältlich sind. Diphenhydramin plus Alkohol? Eine gegenseitige Wirkungsverstärkung ist nicht auszuschließen, sodass sich die Symptomatik auch durch diese Kombinationswirkung erklären ließe. Da die junge Frau keine Medikation angeben konnte, die diesen positiven Diphenhydramin-Befund erklärte, nahm die Staatsanwaltschaft eine K.-o.-Mittel-Gabe an, auch wenn bei einer Durchsuchung beim mutmaßlichen Täter kein entsprechendes Mittel zu finden war.

Zu unser aller Überraschung kam es dann im Prozess selbst zu einer Wende. Erst da konnte nach eingehender Befragung in Erfahrung gebracht werden, dass die junge Frau am Tag nach dem Vorfall ein Klinikum aufgesucht hatte. Dies ist natürlich absolut empfehlenswert, geht es doch darum, sich fachmännisch untersuchen und beraten zu lassen und auch Befunde sorgfältig zu dokumentieren. Was erst im Gerichtssaal zur Sprache kam: Sie hatte sich dort zur Sicherheit auch die »Pille danach« verabreichen lassen. Da diese nicht sehr gut verträglich ist, erhielt sie auch eine Einmaldosis Vomex gegen Übelkeit und Erbrechen. Vomex enthält den Wirkstoff Dimenhydrinat, der direkt auf das Brechzentrum im Gehirn wirkt und zudem Magen- und Darm-Bewegungen beruhigt. Daher wird dieses Präparat auch gerne gegen die Reisekrankheit verwendet. Aus Dimenhydrinat entsteht im Körper aber Diphenhydramin, das vermeintliche K.-o.-Mittel, das in den Haaren der Betroffenen nachgewiesen worden war. Damit war der Nachweis einer K.-o.-Mittel-Gabe nicht mehr zu erbringen, und auch aufgrund weiterer Zweifel des Gerichtes kam es in diesem Fall letztendlich zu einem Freispruch für den jungen Mann. Der hatte die sexuellen Kontakte gar nicht abgestritten, sah sich aber eher selbst als Opfer einer angetrunkenen jungen Frau. Und es gibt nicht wenige Studien, wonach doch der Alkohol das K.-o.-Mittel Nummer eins ist.

Dieser Fall zeigt auf, dass es nicht nur darauf ankommt, dass irgendwelche Analysebefunde erhoben werden. Vielmehr müssen sie auch von erfahrenen Sachverständigen, die spätestens in einem Gerichtsverfahren alle nötigen Hintergrundinformationen zu erheben haben, entsprechend interpretiert werden. Dabei haben wir Sachverständige selbstverständlich nicht nur belastende Dinge festzustellen, sondern können auch völlig unparteiisch erheblich zu einer Entlastung Beschuldigter beitragen.

Politisch motivierte Giftanschläge

Gift war schon immer ein beliebtes Mittel, um Staatsoberhäupter, Geistliche und Berühmtheiten zu ermorden. Viele Verschwörungstheorien ranken sich um Vergiftungen.

Der Vatikan sah sich einige Male in der Geschichte mit derartigen Theorien konfrontiert. So wurde zuletzt bei Johannes Paul I. im Jahr 1978 eine Vergiftung vermutet. Offizielle Todesursache: Herzinfarkt. Johannes Paul I. hatte vorher noch nie Herzbeschwerden gehabt. Eine Obduktion wurde nie durchgeführt. Auch vor Hunderten von Jahren gab es schon ähnliche Fälle. So soll Alexander VI. 1503 an einer Vergiftung verstorben sein. In den Abendstunden des 18. August sei sein Körper laut Überlieferung »unnatürlich aufgequollen, habe sich schwarz verfärbt und übelriechende Flüssigkeiten abgesondert«. Wahrscheinlicher ist aber ein Tod nach Malariainfektion.

Auch im alten Ägypten schien Gift als erfolgreiche (Selbst-) Mordmethode eingesetzt worden zu sein. Kleopatra soll sich mit ihren Zofen Iras und Charmion selbst umgebracht haben, durch den Biss einer Kobra. Ein Bauer hatte ihr vorher einen Korb mit Feigen in ihre Zelle gebracht. Auch ein Schlangenbeschwörer, der ihr das Gift aussaugen sollte, habe sie nicht mehr erwecken können. Oder war es doch der Schierling, wie heute vermutet wird?

Eine Theorie besagt, dass Napoleon Bonaparte sukzessive durch Arsen vergiftet worden sei. Eine weitere, dass arsenhaltige Ausdünstungen der mit Schweinfurter Grün bedruckten Tapete in seinem Zimmer auf St. Helena sein Ableben herbeigeführt hätten.

Erinnert sei an den DDR-Dissidenten Wolfgang Welsch, der gleich drei Mordanschlägen durch die Stasi entging. Zuerst wurde eine Bombe in seinem Auto platziert, nach dem Fehlschlagen dieses Versuchs schoss ein Scharfschütze während einer Autobahnfahrt auf ihn. Welsch entging dem Attentat, da er sich genau in dem Moment, als sich der Schuss löste, nach seiner heruntergefallenen Pfeife bückte. Und schließlich folgte ein Giftanschlag auf die ganze Familie. Während eines Israel-Urlaubs wurden selbstgemachte Frikadellen beim Campen mit Thallium versetzt. Die Tochter aß kaum etwas, seine Frau übergab sich heftig und blieb deswegen wohl unversehrt. Welsch überlebte nur knapp und zeigte monatelang Vergiftungssymptome. Erst sehr verspätet wurde im Labor die Ursache festgestellt.

Und zuletzt die Polonium-Funde der Genfer Kollegen in den Asservaten Arafats. Bis auf den Fall Welsch gibt es in den anderen genannten Fällen nur Indizien. Anschuldigungen ohne sicheren Nachweis. Es gibt aber auch genug Fälle von Morden an Staatsoberhäuptern oder politisch Verfolgten, in denen ein klarer Giftnachweis erfolgt ist. Ich möchte mich auf drei sehr spektakuläre Fälle beschränken.

Georgi Markow – ein Kommunistenkrimi

London, 7. September 1978 um 13:30 Uhr: Ein Mann wartet an einer Bushaltestelle. Er hat es eilig, will zur Arbeit. Schon seit Monaten fühlt er sich verfolgt und beobachtet. Er fühlt es nicht nur, er weiß es. Sein ganzes Leben lang wird er beobachtet, für ihn ist das nichts Neues. Der Schriftsteller Georgi Iwanow Markow ist ein Systemkritiker, ein Andersdenkender. Als bulgarischer Staatsbürger hat er die Verhältnisse in seinem Heimatland satt. Er spricht offen aus, was sich in Bulgarien viele nicht trauen, und kritisiert die bulgarische Kommunistische Partei. Seit 1944 ist Bulgarien von der Roten Armee besetzt und strebt nach der Entwicklung einer klassenlosen, kommunistischen Gesellschaft nach sowjetischem Vorbild in kleinbäuerlichen Strukturen. Die muslimischen Bewohner des Landes werden vertrieben.

Immer wieder hat er in Zeitungsartikeln und Büchern auf die

Problematik in seiner Heimat hingewiesen. Vor allem Todor Schiwkow, dem bulgarischen Staatschef und Vorsitzenden der Kommunistischen Partei, ist Markow ein Dorn im Auge. Dessen Loyalität zur Sowjetunion hatte 1963 und 1973 sogar beinahe darin gegipfelt, dass Markows geliebtes Bulgarien in die Sowjetunion integriert wurde. Es wird gemunkelt, dass Schiwkow schon einmal während einer Parteisitzung Markow den Tod an den Hals gewünscht habe. Schon zweimal hat das kommunistische Regime Mordanschläge auf Markow versucht, einmal in München und einmal auf Sardinien. 1969 ist Markow zunächst ins Exil nach Italien zu seinem Bruder geflüchtet. Nun hat er seine neue Heimat in London gefunden. Doch auch hier kann er sich seines Lebens nicht sicher sein.

Und nun dieser Anruf. Vor drei Monaten klingelte sein Telefon, und ein Mann warnte ihn unmissverständlich, seine Arbeit als Journalist ruhen zu lassen. Ansonsten würden tödliche Konsequenzen folgen. Markow weiß, was das bedeutet. Er soll aufhören, in seinen Artikeln die kommunistische Führung seines Landes zu kritisieren.

Georgi Markow wartet ungeduldig an der Bushaltestelle. Seine Arbeit im Bush House, dem Sitz von BBC World Service, wartet. Neben ihm steht ein auffällig dicker Mann. Er trägt einen Regenschirm bei sich, obwohl der Himmel klar ist. Dann kommt der Bus. Markow will einsteigen, da spürt er einen stechenden Schmerz in der rechten Wade. Er dreht sich um und sieht den dicken Mann, wie er den auf den Boden gefallenen Regenschirm aufhebt. Scheinbar zufällig hat ihn der Mann mit seinem Regenschirm gepiekst. Entschuldigende Worte werden gemurmelt, der Mann spricht mit einem fremden Akzent und verschwindet schnell mit einem Taxi.

Schnell schöpft Markow Verdacht, denn er fühlt sich schon nach ein paar Stunden schlapp. Er informiert seine Frau Annabelle und einen BBC-Kollegen über den Regenschirm-Vorfall an der Bushaltestelle. Er hat einen großen roten Fleck von der Größe eines Pickels am Unterschenkel, und an seiner Jeans ist Blut zu sehen. Gegen Abend wird Markow mit hohem Fieber, Bauchschmerzen, Erbrechen und Durchfall ins St. James Hospital in Balham eingeliefert.

Er kann den Ärzten noch von dem Attentat erzählen. Die Ärzte stellen eine Entzündung mit sechs Zentimeter Durchmesser an der Wade fest. Schon am nächsten Tag verschlechtert sich die Situation verheerend. Markows Blutdruck fällt, das Fieber steigt, man vermutet eine Sepsis. Der Puls des Patienten beträgt bis zu 160 Schläge pro Minute, und die Zahl der weißen Blutkörperchen, Indiz für eine Entzündungsreaktion, schnellt in die Höhe. Er spuckt Blut und fällt einen Tag nach seiner Einlieferung ins Koma. Markow springt auf keine Behandlung an und stirbt am 11. September 1978 um 10:40 Uhr, vier Tage nach dem Vorfall an der Bushaltestelle, ohne vorher eine handfeste Diagnose zur Erkrankungsursache erhalten zu haben.

Aufgrund der seltsamen Geschichten, die Markow noch vor seinem Tod berichtete, wird der Leichnam im Leichenhaus Wandsworth obduziert. Die obduzierenden Ärzte finden sofort ein fremdes Objekt. Es handelt sich dabei um eine Kugel aus 90 Prozent Platin und 10 Prozent Iridium. Sie hat einen Durchmesser von 1,53 mm und wird im Unterschenkel gefunden. Zwei 0,34 mm große Öffnungen der Kugel waren mit Zucker verschlossen. Die Verantwortlichen schließen schnell daraus, dass sich der Zucker bei Körpertemperatur leicht im Körper aufgelöst hatte und eine kontinuierliche Freisetzung eines in der Kugel befindlichen Giftes ermöglichte. In dieser Kugel hätte nur sehr wenig Flüssigkeit Platz gehabt, was bedeutete, dass eine sehr toxische Substanz angewandt worden sein musste.

Der Rückstand in der Kugel war noch nicht ganz aufgelöst. Dies gab den Toxikologen die Möglichkeit, nicht nur Untersuchungen in den Körperflüssigkeiten von Markow durchzuführen, da auch die Flüssigkeit selbst noch zur Verfügung stand. Glücklicherweise, denn die Untersuchung der Leiche auf das im Kugelrückstand nachgewiesene Rizin gestaltete sich als äußerst schwierig.

Auch in den 1970er Jahren war es durchaus noch üblich, Gifte nicht nur auf direktem, sondern auch auf indirektem Wege nach-zuweisen. Man injizierte Tieren steigende Dosen des vermute-ten Giftes, beobachtete Symptome und ermittelte die notwendige Dosis zur Beibringung des Todes. So auch im Fall Markow. Ein Schwein erhielt intravenös in etwa dieselbe Dosis, wie sie bei Mar-kow vermutet wurde. Das Schwein zeigte dieselben Symptome, wie sie beim Schriftsteller aufgetreten waren, und verstarb 26 Stunden nach der Injektion. Auch heute noch gilt dieser sogenannte »Bioas-say« als Standarduntersuchungsmethode für den Nachweis von Rizin und von anderen hochgiftigen Substanzen. Unter Bioassay versteht man eine in vivo, also im lebendigen Organismus stattfin-dende Untersuchung der Wirkung, die bestimmte chemische Stoffe auf diese Organismen haben. So kann die Wirkung und Giftigkeit unbekannter Stoffe mit der einer bekannten Substanz verglichen werden.

Um Rizin nachzuweisen, werden in der Regel Mäuse einge-setzt. Dies ist natürlich sehr unpraktisch, wenn man bedenkt, dass für eine größere Anzahl von Proben jedes Mal eine große Anzahl von Mäusen sterben muss. Mit dieser Methode arbeitet allerdings die Pharmaindustrie und früher eben auch Toxikologen, um soge-nannte LD_{50}-Werte zu bestimmen. Die LD_{50}, die mittlere letale Do-sis, gibt diejenige Konzentration an, bei der 50 Prozent der ein-gesetzten Versuchstiere sterben, und ist ein Maß für die Toxizität eines Stoffs. Die Angabe der LD_{50} erfolgt über Gramm oder Milli-gramm Substanz je Kilogramm Körpergewicht.

Diese LD_{50} für Rizin nach Injektion oder Inhalation der Subs-tanz liegt bei circa 22 Mikrogramm pro Kilogramm Körpergewicht (µg/kg KG), einer unglaublich geringen Dosis. Damit ist Rizin die Substanz mit einem der niedrigsten LD_{50}-Werte und somit einer sehr hohen Toxizität. Es ist eine der giftigsten Substanzen, sogar weitaus giftiger als Kobragift. Bei einem Mann mit einem Gewicht von 80 kg können also 400 bis 800 µg Rizin intravenös schon eine tödliche Dosis sein. Eine orale Einnahme der Substanz ist hingegen sehr viel weniger toxisch, man benötigt dann 20 bis 30 mg/kg KG.

Neben den Bioassays existieren für Rizin auch andere Detektionsmethoden. Doch selbst die besten Methoden haben Probleme, die im Körper vorkommenden geringen Konzentrationen nachzuweisen. In diesem Fall muss eine Methode Konzentrationen erfassen können, die im Femtogramm/Milliliter-Bereich liegen. Ein Femtogramm entspricht dem billionsten Teil eines Gramms. Daher muss man sich vornehmlich der Bioassays bedienen.

Die Giftigkeit der Substanz liegt in ihrer Chemie begründet. Rizin ist ein Inhaltsstoff der Samenschale der Rizinusstaude *Ricinus communis*, dem sogenannten Wunderbaum. Die Pflanze blüht auch in Deutschland im Sommer und hat durchaus eine pharmazeutische Bedeutung. Das Samenöl ist eines der stärksten und schnellsten bekannten Abführmittel, dessen Wirkung nach circa zwei Stunden einsetzt. Zur medizinischen Anwendung muss allerdings bei der Herstellung mit erhöhter Vorsicht vorgegangen werden. Das Rizinusöl kann durch Kaltpressung aus dem Samen gewonnen werden, da Rizin nicht fettlöslich ist. Das Öl kann durch zehnminütiges Erhitzen bei 80 °C oder für eine Stunde bei 50 °C vom Rizin befreit werden.

In den meisten Fällen einer Rizin-Vergiftung wird der Samen gegessen. In diesen Fällen sind zwei bis vier Samenkörner die tödliche Dosis. Allerdings wurden auch Fälle beschrieben, die eine Dosis von 40 bis 60 Samen des Wunderbaumes noch überlebten; wahrscheinlich waren die Samen direkt verschluckt und nicht zerbissen worden. Die Voraussetzung für die Giftigkeit der Samen ist nämlich, dass sie vorher gekaut oder angedrückt werden, um das im Öl enthaltene Rizin freizusetzen.

Ein Trick gegen die Giftigkeit des Rizins wurde kürzlich vom Agricultural Research Service der USA untersucht. Wiederaufgelöstes Milchpulver verhindert die biologische Aktivität von Rizin, indem sich eine Komponente an Rizin bindet und dieses unschädlich macht. Weiterhin identifizierte eine österreichische Arbeitsgruppe 2011 einen Zellmechanismus, der einige menschliche Zellen immun gegen den Angriff des Rizins macht. Die Entwicklung eines Gegengiftes scheint möglich, ist zurzeit aber noch nicht absehbar.

Im Fall Markow wurde vier Monate nach der Obduktion dann das Ergebnis der toxikologischen Analyse mitgeteilt. Es befanden sich 40 µg Rizin in den Öffnungen der Kugel. Das Gift konnte nur gefunden werden, da sich das Rizin in der Kugel nicht wie gewünscht komplett aufgelöst hatte. Man war nun überzeugt davon, dass Markow durch eine 200-bis-500-µg-Dosis Rizin getötet worden war. Patienten mit einer Rizinvergiftung zeigen meist nach mehreren Stunden schon die von ihm gezeigten Symptome wie Übelkeit, Erbrechen, Durchfall, Schwäche, schneller Puls, Bauchschmerzen und eine Senkung des Blutdrucks. Nach der Aufnahme einer tödlichen Dosis tritt der Tod nach 36 bis 72 Stunden ein. Dass Markow wohl nur ein Schluck wiederaufgelöstes Trockenmilchpulver als Gegenmittel genügt hätte, konnte damals keiner der Ärzte ahnen. Doch wie hätten die Ärzte auf eine Vergiftung mit einer derartigen Substanz kommen sollen?

Um das Tatmotiv ranken sich die wildesten Agentengeschichten. Erst seit der Wende in Bulgarien im Jahre 1990 wird tatsächlich im Fall Markow ermittelt. Es fehlt an Akten und an Zeugenaussagen. Zudem arbeitet die Untersuchungskommission um General Kazamunski in der noch immer kommunistisch dominierten Staatsführung langsam. Sechs dicke Ordner des Falles Markow waren aus den Archiven verschwunden, der frühere Vizeinnenminister General Sawov und sein damaliger Geheimdienstchef General Todorov hatten sie bereits im Januar 1990 entwendet. Todorov flüchtete daraufhin »aus gesundheitlichen Gründen« nach Moskau und konnte erst nach einem Auslieferungsvertrag festgenommen und vernommen werden. Er gab an, die Markow-Unterlagen vernichtet zu haben, da sie weder operative noch historische Bedeutung gehabt hätten.

Weitere Hinweise auf die Staatsspitze als Drahtzieher enthüllte Kazamunski. Ein entdecktes Dekret des Politbüros vom Juli 1977 zitiert Staatschef Schiwkow, man solle den Einsatz »aller Mittel«

zur Neutralisierung von regimekritischen bulgarischen Emigranten genehmigen. Es trägt die Unterschrift von Ministerpräsident und Innenminister. Weitere Zeugen schweigen oder werden zum Schweigen gebracht. So wie Stojan Sawov. Zwei Tage bevor der General in Sofia beim Prozess aussagen sollte, wurde er erschossen auf einer Parkbank gefunden. Selbstmord durch einen Schuss in die rechte Schläfe, konstatierte die Polizei.

Nach langen Ermittlungen kamen dann die ersten Erfolge. Die Kommunistische Partei der Sowjetunion soll an dem Attentat beteiligt gewesen sein. Das behauptet zumindest Oleg Kalugin, Ex-Abteilungsleiter der Gegenspionage im Sowjetgeheimdienst KGB. Kalugin war 1990 dem KGB abtrünnig geworden. Mit der Bitte um »brüderliche Hilfe« habe sich der bulgarische Geheimdienst damals an den KGB gewandt. Nicht umsonst fiel der Tag des Attentats am 7. September mit dem Geburtstag des Diktators zusammen. Auf Befehl von Schiwkow will Kalugin 1978 zwei KGB-Agenten mit den Mordwerkzeugen nach Sofia geschickt haben. Der Codename des Geheimdienstes für Markow lautete »Der Wanderer«. Gift und Regenschirm stammten dann aus dem berüchtigten Labor Nummer 12 in Moskau, das sich ausschließlich mit heiklen KGB-Operationen befasste.

Auch Scotland Yard begann erst 1990 mit den Ermittlungen, da der Zerfall des Sowjetimperiums den Kriminalisten neue Ermittlungsmöglichkeiten bot. Im Keller von Sofias Innenministerium wurde eine ganze Anzahl präparierter Regenschirme gefunden. Sie enthielten einen Mechanismus, mit dem sich eine winzige Kapsel auf kurze Distanz abfeuern ließ. In einem Buch über den sowjetischen Geheimdienst enthüllte Oleg Gordijewski, ein ehemaliger KGB-Oberst, der 1985 in den Westen übergelaufen war, dass ein solcher todbringender Regenschirm nicht nur bei Markow zum Einsatz kam. Zwei Wochen vor dem tödlichen Anschlag wurde der Dissident und Mitarbeiter von Radio Free Europe in München, Wladimir Kostov, in der Pariser Metro von einem Regenschirm getroffen. Die Giftkapsel drang in seinen Rücken, doch er überlebte –

wahrscheinlich war die süße Umhüllung beschädigt und das Gift vor dem Abschuss herausgeflossen.

Fehlversuche gab es auch im Fall Markow. Schon Monate vor dem Schirm-Attentat strich man Markows Wohnung mit einer giftigen Substanz, berichtete Gordijewski. Markow erkrankte, erholte sich aber wieder.

3000 Seiten umfasst die Ermittlungsakte Markow heute, und es wurden insgesamt 200 Geheimdienstagenten verhört. Im Jahre 2008 sollten die Akten geschlossen werden, da in Bulgarien ein Limit von 30 Jahren für derartige Ermittlungen gilt. Scotland Yard in London allerdings ermittelt immer noch. Den Kriminalisten in Großbritannien fehlt es nicht an Erkenntnissen, Beweisen oder Tatverdächtigen. Was fehlt, ist eine wasserdichte Anklage, die einen Auslieferungsantrag und einen Prozess ermöglichen würde.

Als Täter wird 1993 ein Agent des bulgarischen Geheimdienstes namens Francesco Giullino verantwortlich gemacht. Der Tatverdacht kam auf, als Fotos von Giullino bei der Einreise am Tag von Markows Tod nach London entdeckt wurden, die vom englischen Geheimdienst stammten. Der bulgarische Diplomat flog als Antiquitätenhändler getarnt, Deckname »Picadilly«, am Tag nach dem Anschlag zurück. Giullino ist ein in Italien geborener Däne, der bestätigte, dass er für den bulgarischen Geheimdienst tätig war. Er sei zu Beginn der 70er Jahre an der bulgarischen Grenze als Drogenschmuggler aufgeflogen und von den Bulgaren zur Mitarbeit gezwungen worden.

Am Mord an Markow will er aber nicht beteiligt gewesen sein, sodass er sich auch im Jahr 2014 noch nicht in Gewahrsam befindet und sich frei in der EU bewegen kann. Es fehlen hieb- und stichfeste Beweise. 1993 verkaufte Giullino sein Haus in Kopenhagen und kehrte nach Italien zurück, wo sich seine Spur verliert.

Weitere obskure Geschichten kursieren. Markow soll eng mit dem bulgarischen Staatschef Schiwkow befreundet gewesen sein. Alexander Alexandrow, der 30 Jahre lang ein bulgarischer Top-Agent war, behauptet: »Markow war Mitglied des bulgarischen Geheimdienstes und seine regimekritische Haltung nur Tarnung!« Er hätte nur sterben müssen, da er das Tabu verletzt habe, sich nicht über Schiwkow lustig zu machen. Auch Alexandrow selbst habe einmal nach Verletzung dieser Regel enorm leiden müssen. Der Geheimdienst habe ihm einen Lungenflügel entfernen lassen.

In dem Buch *Who killed Markow* von Wladimir Bereanu und Kalin Todorow zitieren die beiden Fernsehjournalisten ein Schreiben, in dem sich Markow für einen gerade angeworbenen Agenten verbürgt. Sie entwarfen noch eine neue Theorie. Markow soll gleichzeitig auch für den britischen Geheimdienst gearbeitet haben. Als die Bulgaren davon erfuhren, ließen sie ihn umbringen. Der britische Geheimdienst sei über das geplante Attentat auf Markow andeutungsweise informiert gewesen. Kurz vor dem Anschlag hätte der stellvertretende Außenminister Bulgariens den britischen Botschafter gewarnt, dass Bulgarien zu schärferen Maßnahmen greifen werde, wenn London das Geschwür Markow nicht umgehend beseitige.

Wahrscheinlich wird der Niedergang des Kommunismus die Auflösung dieser Geschichte wohl mit ins Grab nehmen. Hier können auch alle Erkenntnisse von uns Toxikologen nicht zur Klärung beitragen.

Neben den Vergiftungen von Einzelpersonen steht Rizin auch auf der Liste der von Armeen zum Einsatz vorbereiteter Biowaffen ganz oben. Al-Qaida soll einen Versuch vorgenommen haben, Rizin im Jemen herzustellen, um es für Anschläge einzusetzen. In Kabul wurden Herstellungsanleitungen für Rizin gefunden. Im Irak wurden nach dem Golfkrieg zehn Liter konzentrierter Rizinlösung zum Abfüllen in Artilleriegeschosse gefunden. Und am 9. Januar 2003 meldete die dpa, dass in London kleinere Mengen Rizin sowie Geräte zu seiner Herstellung gefunden wurden. In diesem Zusammenhang wurden sechs Algerier festgenommen. Im April 2005 wurden alle Beteiligten bis auf einen freigesprochen.

Es handelt sich bei Rizin also um ein stark wirksames und vom Analytiker aufgrund der geringen tödlichen Konzentrationen gefürchtetes Gift, das man angesichts der weiter steigenden Terrorismusgefahr im Auge behalten sollte.

Viktor Juschtschenko: Rettung durch Erbrechen

Der Name Viktor Juschtschenko ist mit unglaublichen Fernsehbildern eines stark verunstalteten Mannes verbunden. Der Politiker wollte sich im Oktober 2004 zum ukrainischen Präsidenten wählen lassen. Doch offensichtlich war dies jemandem ein Dorn im Auge und sollte verhindert werden.

5. September 2004, Ukraine – mitten im Wahlkampf. Am Abend traf sich Juschtschenko zu einem Abendessen mit Ihor Smeschko, dem Chef des ukrainischen Inlandsgeheimdienstes, mit dabei dessen Stellvertreter Wolodymyr Sazjuk. Der Tatort ist Sazjuks Datscha nahe Kiew. Nach dem Essen ging Juschtschenko nach Hause, nichtsahnend, dass er gerade mit einer Substanz vergiftet wurde, die nun langsam in ihm zu wirken begann.

Das Glück für ihn war, dass er sich noch am Abend erbrach und somit vielleicht sein Leben rettete. Ich will hier kurz auf potentielle Maßnahmen nach einer Giftaufnahme eingehen. Nicht immer ist Erbrechen eine gute Art und Weise, bei Verdacht auf eine Intoxikation das Gift aus dem Körper zu bringen. Üblicherweise wird zwischen primärer und sekundärer Giftentfernung unterschieden.

Unter »primärer Giftentfernung« versteht man die Entfernung von Giftstoffen von inneren und äußeren Körperoberflächen, um eine weitere Aufnahme oder lokale toxische Wirkung von Giftstoffen zu verhindern. Die Möglichkeiten, die sich dabei ergeben, sind einerseits das Entleeren des Magens oder des Darms oder die Bindung des Giftes, meist durch große Mengen Aktivkohle, die man aus der Apotheke beziehen kann. Vor allem nach Aufnahme des Giftes über den Mund ist ein Erbrechen hilfreich. Dies gilt allerdings nicht in jedem Fall! Folgende Probleme müssen bedacht werden. Zum einen kann beim Erbrechen Mageninhalt in die Atemwege gelangen und zum Ersticken oder als Folgekomplikation zu einer schweren Lungenentzündung führen. Zum anderen sollten solche Substanzen, die auch die Speiseröhre direkt angreifen können, zum Beispiel weil sie ätzend sind, nicht nochmals die Speiseröhre passieren. Für kein Verfahren der primären Giftentfernung inklusive des Erbrechens bestehen hinreichende, durch klinische Studien gesicherte, wissenschaftliche Belege, dass durch ihren Einsatz die Prognose von vergifteten Patienten verbessert wird. Laut Empfehlungen von klinischen Toxikologen sollte daher die primäre Giftentfernung nur nach Einnahme einer hochwahrscheinlich toxischen Dosis eines Giftes innerhalb der letzten 60 Minuten durchgeführt werden. Unter »sekundärer Giftentfernung« versteht man dann alle die Elimination (Ausscheidung) fördernden Maßnahmen bei der Behandlung einer Vergiftung wie zum Beispiel die Gabe von Aktivkohle, welche Giftstoffe adsorbieren kann, bis hin zum Anschließen an ein Dialysegerät.

Viktor Juschtschenko entfernte also wohl durch Erbrechen einen großen Teil des aufgenommenen Giftes aus seinem Körper. Nichtsdestoweniger hatte er schon eine große Menge resorbiert. Am 6. September 2004 traten die ersten Symptome der Vergiftung auf. Juschtschenko litt unter Unterleibs- und Rückenschmerzen, seine Gesichtsmuskeln waren gelähmt, und er erbrach häufig.

Zunächst wurde er in ein Kiewer Krankenhaus eingeliefert. Nach vier Tagen wurde er dann nach Wien verlegt. Dort wurden Entzündungen des Magens, des Darms, der Bauchspeicheldrüse, des Ohrs und der Leber festgestellt. Zudem war ein Gesichtsnerv gelähmt.

Der Verdacht einer »Vergiftung mit einer unbekannten Substanz« lag nahe, doch die Tests auf anorganische Gifte wie Arsen, Thallium etc. verliefen negativ. Die Mediziner tappten im Dunkeln. Eine Vergiftung wurde also in Betracht gezogen, doch ob eine umfassende toxikologische Analyse außerhalb der Wiener Klinik durchgeführt wurde, ist nicht bekannt. Diese jedenfalls hätte die Ursache sofort ans Licht gebracht.

Und so musste die klinische Symptomatik und nicht eine toxikologische Analyse, die erst später durchgeführt wurde, den entscheidenden Hinweis geben. Zwei Wochen nach Beginn der Erkrankung verspürte Viktor Juschtschenko akneähnliche Hautveränderungen. Zunächst erschienen diese nur im Gesicht und an den Ohren. Mit 50 Jahren war Juschtschenko eigentlich schon längst aus der Pubertät heraus. Was also war das? Akne ist nicht nur eine der Nebenwirkungen anaboler Steroide, die von Athleten zur Leistungssteigerung in der Trainingsphase eingenommen werden und die typische Bodybuilder-Akne erzeugen. Diese Ursache lag bei Juschtschenko nicht unbedingt nahe. Doch erfahrenen Toxikologen waren die Hautveränderungen Hinweis genug, sie auf eine Substanzgruppe untersuchen zu lassen, die als »Dioxine« bekannt sind. Dioxin wird auch gemeinhin als »Sevesogift« bezeichnet, bezugnehmend auf den großen Chemieunfall 1976 in Italien in der Nähe von Mailand. Damals trat eine große Menge 2,3,7,8-Tetrachlordibenzodioxin (TCDD) aus, und über 200 Menschen erkrankten an schwerer Chlorakne.

Dioxine im Futtermittel! Dioxine in Eiern! Genau diese Substanzklasse hat in Deutschland auch schon einige Diskussionen ausgelöst. Bei Dioxinen handelt es sich eigentlich um polychlorierte Dibenzo-p-dioxine und Dibenzofurane. Diese haben eine wahnsinnig lange Halbwertszeit und werden kaum abgebaut. Sie verteilen sich hauptsächlich an Staubpartikel gebunden über die Luft. So reichern sie sich über die Nahrungskette in lebenden Organismen an. Hühner in Freilandhaltung nehmen diese Substanzen zum Beispiel hauptsächlich durch das Aufpicken von Bodenpartikeln auf. Da Dioxine fettlöslich sind, reichern sie sich im fettigen Eidotter an. Und Dioxine lösen eben diese sogenannte Chlorakne aus, die die Behandelnden von Juschtschenko auf diese Fährte brachten. Die Substanz ist in niedrigen Konzentrationen in einigen Lebensmitteln vorhanden. Blutkonzentrationen kleiner als 50 pg/g Fettgewebe sind zunächst einmal nicht gefährlich für den menschlichen Organismus (1 Pikogramm ist 1 Billionstel Gramm). Durch

Dioxin-Konzentrationen von mehr als 800 ng/kg Körpergewicht wird dann Chlorakne ausgelöst (1 Nanogramm ist 1 Milliardstel Gramm). Und so wurde das giftigste Dioxin, das aus Seveso bekannte TCDD, in Juschtschenkos Blut nachgewiesen – drei Monate nach der Vergiftung. Bei Mäusen beträgt die Dosis von TCDD, bei der 50 Prozent der Tiere sterben (LD_{50}), etwa 100 µg/kg Körpergewicht (1 Mikrogramm ist 1 Millionstel Gramm).

Sechs Wochen nach der Einlieferung hatten sich Juschtschenkos Magen, Darm, Bauchspeicheldrüse und Leber wieder erholt. Nun traten allerdings Nervenschmerzen in den unteren Extremitäten auf. Und auch die Akne wurde schlimmer. Am Anfang nur auf Gesicht und Ohren beschränkt, befiel sie erst nach neun Monaten den gesamten Körper. Elf Monate nach dem Abendessen in Kiew zeigte sich der Höhepunkt der Hautveränderungen. Zu diesem Zeitpunkt waren 40 Prozent seines Körpers von dieser Akne betroffen. Selbst Hand- und Fußflächen blieben nicht verschont und sehen bis zum heutigen Tag so aus. Einzig im Achsel- und Genitalbereich trat nur wenig Akne auf.

Es war eine solch große Menge Dioxin, dass selbst in der wissenschaftlichen Literatur nur ein weiterer Fall beschrieben ist. Bei Einlieferung lag Juschtschenkos Konzentration bei 108 ng/g Fettgewebe. Mindestens 2000-mal so hoch wie in der normalen Bevölkerung (unter 50 pg/g). Daraus konnten Toxikologen in etwa die Menge berechnen, die Viktor Juschtschenko verabreicht worden sein könnte. Die maximal akzeptierbare tägliche Dosis beträgt 4 pg/kg KG, Juschtschenko erhielt 20 µg/kg KG, was einer Dosis von circa 2 bis 5 mg Dioxin entspricht.

Noch heute ist Juschtschenko mit dieser Substanz vergiftet. Denn TCDD verfügt über eine sehr hohe Eliminationshalbwertszeit im Menschen. Unter Halbwertszeit versteht man die Zeit, in welcher die Konzentration einer Substanz im Blut um die Hälfte absinkt. Diese ist abhängig davon, ob der Mensch einer hohen (> 10 000 pg/g) oder niedrigen (< 50 pg/g) Dosis TCDD ausgesetzt war. Bei Überdosen beträgt sie unter fünf Jahre, bei normalen Dosen über zehn Jahre. Die Halbwertszeit im Fall Juschtschenko wurde mit 15,4 Monate errechnet. Dies erklärt die lange Zeitspanne der Erkrankung bei Juschtschenko, bedeutet aber auch, dass TCDD für den Rest von Juschtschenkos Leben in einer hohen Konzentration in seinem Blut vorhanden sein wird. So verringerte sich die TCDD-Konzentration im Blut zwar progressiv, lag aber auch 39 Wochen nach Einlieferung Juschtschenkos noch bei circa 20 Prozent des Ausgangswerts. Neben dem Blut reicherte sich das TCDD auch in den Hautveränderungen ein, dort wurde die höchste Konzentration nach elf Wochen erreicht. Die Hautkonzentration von TCDD stieg also noch, als die Konzentration im Blut schon sank.

Juschtschenko versuchte alles, um zumindest die Hautveränderungen wieder loszuwerden. Insgesamt 26 Operationen am Universitätsspital Genf ließ er über sich ergehen, und nach 39 Wochen waren 97 Prozent der Hautläsionen verschwunden.

Juschtschenko erwischte diese Vergiftung mitten im Wahlkampf, der für Ende Oktober 2004 angesetzt war. Er konnte vier Wochen lang nicht am Präsidentschaftswahlkampf teilnehmen. Erst kurz vor den Wahlen kehrte er immer noch ernsthaft krank in die Ukraine und in die Politik zurück. Aus dieser Wahl ging er zusammen mit Viktor Janukowitsch als Sieger hervor, in einer Stichwahl im November konnte Juschtschenko sich allerdings nicht durchsetzen. Da allerdings internationale Wahlbeobachter Wahlbetrug vermuteten, wurde die Wahl im Januar 2005 erneut angesetzt. Diese Wahl konnte Juschtschenko für sich entscheiden und übernahm bis 2010 das Amt des ukrainischen Präsidenten.

Auch in diesem Fall spielt sich in der Frage des Täters eine osteuropäische Posse ab. Die ukrainische Generalstaatsanwaltschaft nahm Ermittlungen wegen »Vergiftungsversuchs« auf. Juschtschenko selbst hatte von Anfang an den Verdacht geäußert, er sei von den ukrainischen Behörden vergiftet worden, die beabsichtigten, ihn politisch auszuschalten. In einem Interview mit dem Nachrichtenmagazin *Der Spiegel* im September 2009 beschuldigte Juschtschenko Moskau, die Verdächtigen, die mit ihm zu Abend gegessen hatten – Gastgeber Sazjuk, jemanden von der Bedienung und einen Koch –, zu schützen und somit in das Verbrechen verwickelt zu sein. Bis heute ist der Fall nicht vollständig aufgeklärt.

Der Fall Litwinenko – Polonium und die unsichtbare Gefahr

Gifte, die sich über die Luft übertragen, herumschwirren und sich scheinbar unsichtbar an alles und jeden haften, das nur im Entferntesten damit in Kontakt tritt. An Opfer. An Unbeteiligte. Und an die Täter. Ein echter Vorteil für die Ermittler. Oder doch ein Nachteil?

1. November 2006 – London. Alexander Litwinenko hat heute eine Menge vor. Der Mord an Anna Politkowskaja kann heute aufgeklärt werden. Zumindest hat Litwinenko die Hoffnung, an Informationen zu gelangen, die seinen Verdacht erhärten würden. Politkowskaja ist einige Wochen zuvor in ihrem Viertel in Moskau erschossen aufgefunden worden. Die dem Kreml und Tschetschenien-Krieg gegenüber kritische Journalistin und Autorin wurde getötet – da konnte nur der Kreml selbst dahinterstecken. Litwinenko stellt Nachforschungen an. Der Ex-KGB-Mann und Putin-Kritiker lebt in London, nachdem er selbst im Jahr 2000 das Land verlassen musste und in Großbritannien politisches Asyl fand. Selbst ein Kreml-Kritiker, ist er froh, als sich ein Informant auftut, Mario Scaramella. Der Italiener hatte schon für Berlusconi die Verbindungen von dessen Kontrahenten zum KGB recherchiert. Nun war er wohl an Informationen im Falle Politkowskaja gelangt. Litwinenko ist mit dem Italiener in einem Sushi-Restaurant in London verabredet:

15:00 Uhr. Litwinenko trifft sich mit dem italienischen Geheimdienstexperten im Sushi-Restaurant Itsu in Picadilly. Der Italiener übergibt ihm Unterlagen, in die er aber vorläufig nicht blickt.

17:00 Uhr. Nach dem Essen beim Japaner hetzt er zum nächsten Termin ins Millennium Hotel. Seine Geschäftspartner Andrej Lugowoi und Dmitri Kowtun warten bereits. Mit den beiden hatte sich Litwinenko in den letzten Monaten häufiger getroffen. Er wollte in die Sicherheitsfirma von Lugowoi investieren. Und ab hier gibt es mehrere Versionen des Tathergangs.

Angeblich war auch noch ein dritter Mann namens Wjatcheslaw Sokolenko, wie Lugowoi und Kowtun Ex-Agent, anwesend. Er soll Litwinenko einen Tee zubereitet, übergeben und ihn überredet haben, diesen Tee mit ihm zu trinken. Zumindest Lugowoi bestreitet dies jedoch. Er behauptet: »Sokolenko kam erst, als wir (Lugowoi und Kowtun) die Bar gerade verließen. Außerdem hat mein Sohn Litwinenko noch begrüßt. Der war beim Treffen dabei.«

Der Barmann Norberto Andrade beschreibt die Situation folgendermaßen: »Als ich Gin und Tonic zu ihrem Platz brachte, war mir der Weg versperrt. Ich konnte nicht sehen, was am Platz passierte, aber es schien, als ob ich bewusst abgelenkt werden sollte. Ich glaube, dass das Gift in die Teekanne gesprüht worden ist. Ich sah, dass es sich auf dem Bild über Litwinenkos Platz, auf seinem Stuhl, Tisch und auf dem Boden befand. Es muss ein Giftspray gewesen sein. Als ich die Teereste in den Abfluss schüttete, sah der Tee gelber und zähflüssiger aus. Ich schöpfte sie aus dem Abfluss und warf sie in den Mülleimer.« Andrade dachte sich nichts weiter dabei. Auch Litwinenko zunächst nicht.

Danach geht Litwinenko ins Büro seines Freundes Boris Beresowski und will die Unterlagen kopieren, die ihm sein Informant Scaramella ausgehändigt hat. Ein kurzer Blick in die Unterlagen genügt: Neben den gewünschten Informationen wird Litwinenko selbst und auch Beresowski als nächstes Ziel von Anschlägen genannt. Doch Litwinenko weiß um die Gefahr. Dass die Gefahr so nah ist, ahnt er jedoch nicht.

18:00 Uhr: Achmed Sakajew holt ihn aus dem Büro ab und bringt ihn in seinem Mercedes nach Hause, nach Muswell Hill.

Einige Zeit nach dem Vorfall beginnen die Schmerzen, der

Durchfall und das Übergeben. Litwinenko hat Probleme, selbstständig zu laufen, und bittet am 3. November seine Frau, einen Krankenwagen zu rufen. Zu diesem Zeitpunkt hatte sich die Substanz schon über Litwinenkos Blutstrom im Körper verteilt und die Strahlenkrankheit ausgelöst. Polonium-210, wie sich später herausstellen sollte.

Circa 50 bis 90 Prozent des Poloniums werden nach Einnahme des Giftes über den Mund direkt mit dem Kot wieder ausgeschieden. Der Rest des Giftes wird sehr langsam aus dem Körper eliminiert. Man spricht von einer biologischen Halbwertszeit von circa 50 Tagen und einer physikalischen Halbwertszeit von 138 Tagen. Das bedeutet, dass die Polonium-Konzentration innerhalb von 50 Tagen auf die Hälfte sinkt, die Strahlenbelastung durch Polonium allerdings länger anhält. Besonders angegriffen von der Strahlung werden zunächst alle Zellen, die sich schnell teilen, wie zum Beispiel Knochenmarkszellen.

Im Fall Litwinenko werden die Mediziner durchaus auf die Symptome aufmerksam. Durchfall, ein Abfall der Anzahl der roten Blutkörperchen, dadurch bedingt ein allgemeines Schwächegefühl sowie Zahnfleisch- oder Nasenbluten. Auch die Haare fielen Litwinenko aus. Knochenmark, Leber und Immunsystem sind beschädigt, sein Gesicht ist geschwollen. Die Strahlenkrankheit ist schnell diagnostiziert. Die Art des Giftes allerdings nicht. Die Ärzte hatten zunächst den Verdacht, radioaktives Thallium hätte die Krankheit ausgelöst.

Beim Behandlungsversuch im Krankenhaus kommt es zu einem Aufruhr. Im Dickdarm Litwinenkos seien drei unbekannte Objekte »fester Struktur« auf Röntgenaufnahmen sichtbar. Zwei Objekte in Form und Größe einer Zwei-Pence-Münze, ein drittes in der Form einer Acht. Die Nachricht verbreitet sich wie ein Lauffeuer. Waren etwa wie im Fall Markow Objekte mit Giftinhalt in den Körper Litwinenkos gebracht worden? Litwinenko hätte diese allerdings bewusst geschluckt haben müssen. Wie auch immer die Meldung in die britischen Boulevardmedien kam, der Klinikdirektor gab schnell Entwarnung. Die »Schatten« auf den Röntgenbildern seien auf die Behandlung mit dem Farbton »Berliner Blau« zurückzuführen. Berliner Blau ist ein künstlich hergestelltes dunkelblaues Farbpigment. Es ist in der Lage, Thallium (und auch Polonium) zu binden und das Gift als Komplex aus dem Körper auszuscheiden. Nach der Reaktorkatastrophe in Fukushima ist die Nachfrage nach diesem Medikament gestiegen, da auch das dort frei gewordene Caesium mit Berliner Blau aus dem Körper geschwemmt werden kann. Die Menge Polonium bei Litwinenko war aber wohl zu groß, sodass die Behandlung mit Berliner Blau keinen Erfolg brachte.

Während der Behandlung äußerte Litwinenko den starken Verdacht, der Kreml stecke hinter dem Attentat. Der Verdacht auf Thalliumvergiftung wurde verworfen. Litwinenkos Arzt Dr. Nathwani sagte: »Seine Symptome sind sehr sonderbar für eine Thallium-Vergiftung. Außerdem sprechen die Thalliumkonzentrationen in seinem Körper nicht für eine Vergiftung mit Thallium.« Am Abend des 23. November 2006 versagt Litwinenkos Herz, drei Wochen nach seiner Einlieferung ins Krankenhaus. Einige Stunden nach seinem Tod dann der Nachweis der Todesursache – Polonium-210.

Warum konnte der Nachweis nicht eher geführt werden? Nun, erstens gehört Polonium nicht zum Standardrepertoire jedes analytischen Labors. Derartige Vergiftungen gehören zu den seltenen. Erst bei Verdacht auf ein derartiges Gift können Speziallabore radioaktive Substanzen nachweisen. Bei Polonium gibt es im Vergleich zu anderen hochradioaktiven Substanzen folgende Probleme: Man kann nicht einfach mit einem Geiger-Müller-Zählrohr hingehen und einen Menschen auf poloniumbedingte Strahlung testen. Diese Bilder kennen wir aus Hiroshima, als diese »Geigerzähler« auf die bei der Explosion der Kernwaffe ausgeschüttete Gammastrahlung ansprang. Bei Gammastrahlung handelt es sich um elektromagnetische Strahlung. Polonium strahlt aber nur mit einer Wahrscheinlichkeit von 0,0012 Prozent Gammastrahlung ab. Durch den Zerfall des Poloniums werden Alphastrahlen ausgestrahlt. Diese Alphastrahlung kann durch Barrieren relativ leicht gestoppt werden, ein Blatt Papier reicht schon aus. Auch die menschliche Haut kann sie kaum durchdringen, die toten Zellen der obersten Hautschicht bilden eine undurchdringliche Barriere. Polonium-210 ist deshalb relativ ungefährlich, solange es nicht in den Körper gelangt. Im Körpergewebe hat Alphastrahlung eine Reichweite von weniger als einem zwanzigstel Millimeter. Sie kann dadurch aber Zellwände im Körper durchdringen, die nur circa ein Hundertstel Millimeter dick sind. Ein Blick auf folgendes Experiment macht klar, dass der Zerfall von Polonium gefährlich sein kann. Wenn man eine Kapsel mit nur einem halben Gramm Polonium-210 füllt, entsteht beim Zerfall des Elements eine so große Energie, dass die Kapsel eine Temperatur von 500 °C erreicht.

Und Alphastrahlung kann, einmal im Körper, kaum aufgefunden oder nachgewiesen werden. Daher ist man darauf angewiesen, die Strahlung außerhalb des Körpers zu messen. In Ausscheidungen wie Kot oder Urin, aber auch in Schweiß, Nägeln und Haaren. Dabei ist zu beachten, dass die Strahlendosis im Urin viel länger nachweisbar ist als im Kot, in dem sie je nach Dosis nur einige Tage zu finden ist. In Litwinenkos Urin fand sich zum ersten Mal überhaupt Polonium-210 im Körper eines Menschen. Die tödliche Dosis wird für Polonium-210 mit circa 50 ng angegeben. Die Symptome und gemessene Alphastrahlung bei Litwinenko entsprechen einer Dosis von circa 10 µg Polonium, also dem 200-Fachen einer angenommenen tödlichen Dosis.

Angesichts der weiten Verbreitung von Polonium rund um den Tatort London war bald klar, dass eine riesige Menge dieser Substanz genutzt worden war. Man untersuchte Hotels, Büros, Krankenhäuser genau wie Flugzeuge, Busse und Autos. Selbst Orte außerhalb Londons, die von beteiligten Personen besucht wurden, wurden nach Polonium untersucht. Es musste also nach jemandem gefahndet werden, der aufgrund seines Kontaktes mit Polonium überall seine Spuren hinterlassen hatte. In Restaurants, Hotelzimmern, Taxis, an Lichtschaltern, Banknoten, Quittungen von Kreditkarten und Flugtickets.

Auch Personen, mit denen Litwinenko in Kontakt gekommen war, hinterließen danach Polonium-Spuren, allerdings in wesentlich geringerem Umfang. Ebenso werden über die Schweißdrüsen geringe Mengen Polonium ausgeschieden. Doch die Substanz kommt in winzigen Spuren überall in der Natur vor. Auch im Essen und im Zigarettenqualm. Einer Studie zufolge nimmt die portugiesische Bevölkerung durch den hohen Fischgenuss die dreifache Polonium-210-Dosis ein wie ein Meeresfrüchteverweigerer. Auch Rentier- und Karibufleisch hat einen erhöhten Anteil, da diese Tiere vermehrt Flechten fressen, die mehr Polonium enthalten. Bis Mitte Januar wurden im gesamten Londoner Raum 600 Menschen untersucht. Weniger als drei Prozent zeigten Kontaminationen, die zur weiteren Überprüfung Anlass gaben.

Wie konnte man zwischen der natürlichen Menge und der durch eine Intoxikation mitgeschleppten Menge unterscheiden? Die erste Aussage, die Ermittler und Wissenschaftler in diesem Fall treffen konnten, war, dass die Menge für einen Mordanschlag auf einen Menschen nur in einem militärischen oder wissenschaftlichen Labor hergestellt werden konnte. Wegen der im Vergleich zu anderen Elementen niedrigen Halbwertszeit erfolgt die Produktion künstlich in Kernkraftwerken. Litwinenkos Verdacht vor seinem Tod wurde durch diese Aussage natürlich reichlich Nahrung gegeben.

Der Bus, mit dem Litwinenko zum Treffen ins Millenium Hotel gefahren war, zeigte keine Radioaktivität. Dies sprach gegen eine Vergiftung durch den italienischen Informanten.

Im Hotel dagegen wurden riesige Mengen festgestellt. Polonium wurde in einem Zimmer im vierten Stock und in einer Teetasse der Pine Bar gefunden. In Boris Beresowskis Büro fand man Spuren von Radioaktivität auf dem Faxgerät. Vieles spricht also für die Verabreichung des Giftes im Hotel. Die Konzentration von Polonium im Auto, mit dem Sakajew Litwinenko am Abend nach

Hause fuhr, ist so groß, dass das Auto als nicht mehr benutzbar angesehen wurde. Alles, was Litwinenko in den nächsten zwei Tagen zu Hause anfasste, wurde kontaminiert.

Außer Litwinenko hinterließen nur zwei Menschen Polonium-Spuren – Lugowoi und Kowtun. Beide kannten sich schon seit Schulzeiten und waren früher Mitarbeiter des KGB. Beide mussten direkten Kontakt mit Polonium gehabt haben und die Substanz nicht eingenommen haben. Dies schloss man daraus, dass sie erheblich deutlichere Spuren als Litwinenko hinterließen.

Die beiden hatten Litwinenko bereits einmal am 16. Oktober im Millenium Hotel getroffen. Damals hatten sie an einem anderen Tisch gesessen. Aus der Tatsache, dass auch an diesem Tisch noch Polonium gefunden wurde, schloss man, dass dieses Treffen entweder eine Probe oder ein nicht erfolgreicher Mordversuch war. Polonium-Spuren wurden in Flugzeugen aus Moskau nach Heathrow gefunden, die am 25. und am 31. Oktober in London landeten. Auch den umgekehrten Weg nach Russland ging das Polonium am 28. Oktober und am 3. November.

Andrej Lugowoi war schnell der Hauptverdächtige von Scotland Yard. Lugowoi hatte sich in den Monaten vor Litwinenkos Tod häufig geschäftlich mit diesem getroffen. Nachforschungen ergaben, dass er am 31. Oktober aus Moskau eingeflogen und am 3. November aus London geflohen war. Weiterhin hatte er eine regelrechte Poloniumspur durch ganz London gezogen. Und zwar auch an Orten, an denen er sich vor dem 1. November aufgehalten hatte. Ein British-Airways-Flug und fünf Zimmer im Sheraton Park Lane Hotel, die von Lugowoi und seiner Entourage am 25. Oktober bewohnt worden waren, wurden ebenfalls positiv auf Polonium-210 getestet. Das bedeutete, dass er schon vor dem Anschlag in Kontakt mit Polonium gewesen sein musste. Und Ende des Jahres 2006 litt Lugowoi plötzlich auch an der Strahlenkrankheit. Er behauptete, dass seine Frau und Kinder ebenfalls erhöhte Poloniumkonzentrationen aufwiesen, und sagte: »Zu behaupten, ich würde mit Gift hantieren und meine Familie einem Risiko aussetzen, ist einfach lächerlich. Jemand will mich reinlegen.«

Am 22. Mai 2007 beschuldigte die britische Generalstaatsanwaltschaft Lugowoi offiziell des Mordes. Dieser will damit aber nichts zu tun gehabt haben. »Ich habe doch selbst zum ersten Mal im November gehört, was das überhaupt ist, Polonium.« Auch ein Motiv fehle, habe der ehemalige KGB-Mitarbeiter Lugowoi doch auch mit weiteren Putin-Kritikern zusammengearbeitet. Die geforderte Auslieferung Andrej Lugowois an Großbritannien ist gemäß der russischen Verfassung nicht möglich, so lebt Lugowoi unbehelligt als Abgeordneter, Getränkemogul und Besitzer einer Sicherheitsfirma. Im Jahr 2012 soll er sogar einen Lügendetektortest bei einer privaten britischen Firma bestanden haben.

Ein Gesetz, das kurz vor Litwinenkos Ermordung im Juli 2006 in Russland verabschiedet wurde, erlaubt wörtlich »die Ermordung von Extremisten im Ausland durch russische Staatsorgane«. Auch Verleumdungen des Präsidenten Putin, welche Litwinenko vor seinem Tod zuhauf getätigt hatte, werden unter extremistische Aktivitäten gezählt.

Der andere anwesende Russe beim Teetrinken, Kowtun, ist ebenfalls nicht unverdächtig. Die Staatsanwaltschaft Hamburg hatte einen Anfangsverdacht gegen Kowtun geäußert. Es lief ein Ermittlungsverfahren wegen Verdachts auf unerlaubten Umgang mit radioaktiven Substanzen und des Missbrauchs ionisierender Strahlen. Kowtun soll aus Moskau mit Polonium im Gepäck nach Hamburg eingeflogen und direkt am Flughafen mit einem schwarzen Mercedes in die Stadt gebracht worden sein. Der Mercedes hatte ein paar Wochen später einen Unfall. Totalschaden. Kowtun hielt sich drei Tage in Hamburg auf und wechselte jede Nacht den Schlafplatz. Im Haus seiner früheren Ehefrau hinterließ er Polonium-Spuren auf dem Sofa. Bei der ehemaligen Schwiegermutter in Haselau im Landkreis Pinneberg in Schleswig-Holstein schlief er eine Nacht. Am Stuhl und an seinem Bett fand die Polizei Polonium. Einen Tag verbrachte der Russe beim Ausländeramt Hamburg-Altona, wo er sein Bleiberecht für Deutschland verlängern wollte. Auf der Akte, die er unterschrieb, fand sich ebenfalls Polonium.

Am Morgen des 1. November stieg er in ein Germanwings-Flugzeug nach London, wo er am selben Tag noch zum Teetrinken verabredet war. So kam der Verdacht auf, er wäre der Kurier des radioaktiven Elements nach London gewesen. Am Abend des 1. November ging Kowtun mit Lugowoi ins Emirates-Stadium zum Spiel von Arsenal London gegen ZSKA Moskau. Auf der Tribüne des Stadions wurde ebenfalls gering erhöhte Alphastrahlung festgestellt. Warum er und der dritte anwesende Russe, den man angeblich mit Kowtun in Hamburg gesehen haben will, nicht angeklagt wurden, etwa wegen Beihilfe zum Mord oder wenigstens wegen des illegalen Transports radioaktiver Substanzen, will die Staatsanwaltschaft nicht preisgeben. Die Anklage in Deutschland wird jedenfalls fallengelassen.

Aber auch im Sushi-Restaurant, in dem Litwinenko gegessen hatte, wurden erhöhte Strahlenwerte gemessen. Scaramella gab an, im Sushi-Restaurant nichts gegessen und nur Wasser getrunken zu haben. Am 1.12.2006 wurde er ins University College Hospital gebracht, wo er positiv auf Polonium-210 getestet wurde. Die Dosis war nach eigenen Angaben so hoch gewesen, dass er nicht hätte überleben können. Doch er überlebte. In einem Interview behauptete Lugowoi, dass bei einem Telefonat mit Litwinenko dieser den Verdacht ausgesprochen habe, der Italiener Scaramella habe ihn vergiftet. Beresowski behauptete allerdings Gegenteiliges. Litwinenko hätte ihm gegenüber einen Verdacht gegen Lugowoi geäußert. Litwinenkos Vater, der in Italien lebt, vermutet dagegen, dass Boris Beresowski hinter dem Anschlag steckte.

So wird auch die Suche nach dem Mörder in diesem undurchsichtigen Spiel von Agenten wohl im Sande verlaufen. Marie Curie jedenfalls, die spätere Nobelpreisträgerin, hatte sich sicher nicht im Traum vorstellen können, dass ihre bahnbrechende Entdeckung des Poloniums – im Jahr 1898 und benannt nach ihrer Heimat Polen – eine so raffinierte Mordwaffe hervorbringen sollte.

*

Im Gegensatz zu Litwinenko war Yassir Arafat schon acht Jahre tot, als seine Hinterlassenschaften auf Gift untersucht wurden. Seine Haare, Zahnbürste, Urinspuren auf seiner Unterwäsche und ein Blutfleck auf einer OP-Haube wurden in die Schweiz geschickt. Und tatsächlich wurde Polonium-210 gefunden, und zwar 25-mal konzentrierter als die normale Poloniumkonzentration in der Atmosphäre. Da Polonium über die Jahre langsam zerfällt, muss die Konzentration vor acht Jahren noch viel höher gelegen haben. Daraufhin stimmte die Palästinensische Autonomiebehörde einer Exhumierung des Leichnams zu, um zu klären, ob Arafat vergiftet worden war.

Dass ihr Führer keines natürlichen Todes gestorben sein kann, ist für viele Palästinenser klar. Sie vermuten Israel hinter der Attacke. Arafats Gesundheitszustand hatte sich im Oktober 2004 in seinem von der israelischen Armee belagerten Hauptquartier in Ramallah überraschend schnell verschlechtert. Sein Leibarzt wusste sich nicht mehr zu helfen. Weitere Ärzte wurden hinzugerufen, doch auch sie konnten sich die Erkrankung nicht erklären. Der Palästinenserpräsident wurde in ein französisches Militärkrankenhaus ausgeflogen. Auf dem Weg zum Hubschrauber wurde er getragen.

In Frankreich fiel er zunächst ins Koma und starb schließlich am 11. November 2004, zwei Wochen nach seiner Ankunft in Paris. Doch der Grund für seinen plötzlichen Tod ließ sich aus seiner Krankenakte nicht ableiten. Als unmittelbare Ursache nannten die Ärzte des Krankenhauses eine »massive Hirnblutung, Leberversagen oder Nierenversagen«. Dennoch sei es »unmöglich, einen Grund auszumachen, der die Kombination der Symptome erklärt, die zum Tod des Patienten führte«. Arafats Witwe wollte keine Obduktion.

Schon damals argumentierte Leila Shahid, die palästinensische Repräsentantin in Paris, dass Arafat Opfer eines unbekannten Giftes geworden sein müsse. Doch erst ein Bericht von Al Dschasira gibt der Theorie neue Nahrung. Wie der getötete Agent Litwinenko habe auch Arafat unter Durchfall, Gewichtsverlust und Erbrechen gelitten, heißt es. Gleichwohl betont der Sender, die genauen Symptome einer Polonium-Vergiftung seien in der Forschung umstritten – es gebe schlicht nicht genügend bekannte Fälle. Und so passiert das Undenkbare. Palästinenserführer Arafat wird exhumiert, und 60 Proben aus dem Grab werden in die Schweiz geschafft. Nach mehr als einem Jahr dann Ende 2013 das Ergebnis: Mit »moderater« Sicherheit spreche mehr dafür, dass Arafat mit Polonium vergiftet wurde, als dagegen. Dem widersprachen wenig später zwei weitere Berichte eines französischen und eines russischen Forscherteams, die ebenfalls involviert worden waren.

Bei den Untersuchungen gab es zunächst ein sehr großes Problem, lagert sich Polonium doch hauptsächlich in Gewebe und weniger in Knochen ein. Nun wurde Arafats Leichnam aber erst acht Jahre nach seinem Tod exhumiert, und nach dieser langen Liegezeit war fast nur noch das Skelett übrig. Lediglich an Brustkorb und Unterleib soll sich noch etwas Gewebe befunden haben.

Und dann eine weitere Ungereimtheit: In der Natur entsteht Polonium-210 aus Blei-210. Daraus folgt, dass beide Elemente in gleicher Intensität strahlen, wenn eine natürliche Probe ohne Zugabe untersucht wird. In der Kernphysik spricht man vom radioaktiven Gleichgewicht. Demnach wäre im Fall Arafat zu erwarten gewesen, dass Polonium-210 und Blei-210 im Leichnam in gleicher Intensität strahlen, wenn keine Vergiftung mit Polonium erfolgte. Wäre aber künstlich erzeugtes Polonium-210 gegeben worden, um Arafat zu vergiften, wäre eine Verschiebung des radioaktiven Gleichgewichtes zu erwarten gewesen, und das Polonium-210 hätte ein weit stärkeres Signal in den Analysen zeigen müssen als sein Begleiter Blei-210. Was kam aber im Fall Arafat heraus? Das Blei-210 aus den Überresten strahlte stärker als das Polonium-210. Die

Schweizer Wissenschaftler stellten dazu die These auf, dass verabreichtes, künstliches Polonium mit sehr viel Blei verunreinigt gewesen sein könnte. Da Blei sich länger hält als Polonium, würde es heute noch strahlen, während der Großteil des Poloniums bereits zerfallen wäre. Kernphysiker reagierten auf diese Erklärung verwundert. »Bei der Herstellung von Polonium-210 entsteht normalerweise kein Blei-210«, sagte Peter Thirolf von der Ludwig-Maximilians-Universität in München.

So richtig aufgeklärt scheint der Tod Arafats also nicht zu sein. Und wieder zeigt sich, dass eine sachverständige Begutachtung bei weitem nicht nur aus einer Analytik bestehen kann. Die Kunst liegt vielmehr in einer sachgerechten Interpretation erhaltener Befunde unter Berücksichtigung sämtlicher Anknüpfungspunkte, medizinisch-naturwissenschaftlicher Gesetzmäßigkeiten und aller Eventualitäten. Schließlich muss das Gesagte in aller Regel mit der »für ein Strafverfahren erforderlichen Sicherheit« Bestand haben.

Epilog – Toxikologen im Wettlauf
mit der Zeit

Ich hoffe, ich konnte Ihnen die tägliche Arbeit und die Aufgaben eines forensischen Toxikologen näherbringen. Ich persönlich mag meinen abwechslungsreichen und oft auch spannenden Job sehr.

Anhand der verschiedenen historischen wie aktuellen Fälle wird eines klar deutlich: Wir werden immer wieder durch die Entwicklung und Entdeckung weiterer Gifte neu herausgefordert. Morde per Schusswaffe, Messer oder Würgen erscheinen manchmal vielleicht brutaler, und gerade im Zusammenhang mit viel Blut beziehungsweise Gewalt sind solche Fälle schlagzeilenträchtig. Wir haben es dagegen häufig mit sehr verschlagenen Tätern zu tun und mit immer neuen Ideen, um möglichst unentdeckt sein Unwesen treiben zu können. Daher müssen wir ständig auf Neues eingehen und apparativ aufrüsten.

»*Tote haben keine Lobby*« ist der Titel eines Buches der Journalistin Sabine Rückert. Schon vor mehr als zehn Jahren mahnte sie die Zustände mit knappen Ressourcen und viel Desinteresse bei der Klärung von Todesfällen an. Aber sind wir den Verstorbenen und möglichen Opfern von Straftaten nicht eine Aufklärung schuldig? Auf die Probleme der derzeitigen ärztlichen Leichenschau, die erschreckend niedrigen Sektionszahlen in Deutschland und eine vermutlich sehr hohe Dunkelziffer bei unentdeckten Tötungsdelikten wies ich schon hin. Gerade bei Vergiftungsfällen sind selten weder bei der Leichenschau noch bei einer Sektion charakteristische Hinweise zu erhalten, und chemisch-toxikologische Untersuchungen werden nur bei einem Bruchteil von Verstorbenen vorgenommen. So kommt es leider dazu, dass zum Beispiel bei Krankentötungen in Kliniken und Heimen oft erst nach etlichen Vorfällen einem Verdacht nachgegangen wird. Wenn überhaupt. Aber nicht nur dort ist eine hohe Dunkelziffer zu vermuten, wie durch meine Schilderungen hoffentlich vermittelt wurde.

Ausgehend von älteren historischen Fällen habe ich von Kapitel zu Kapitel darzustellen versucht, dass die Entwicklung neuer Gifte im Laufe der Zeit immer weiter voranschritt. Hinzu kommt die stetige Globalisierung. So werden bei uns zum Beispiel längst vom Markt genommene Mittel aus dem Ausland eingeführt. Kürzlich hatte ich mit einem alten Barbiturat zu tun, das bereits seit 50 Jahren nicht mehr in Deutschland vertrieben wird. Auch solche Mittel sollte man bei Untersuchungen immer noch mit berücksichtigen und sicher nachweisen können. Aber wohin geht die Entwicklung? Wie sieht es mit einem südamerikanischen Krötengift oder einem südostasiatischen Pfeilgift aus? Können wir auch die Verwendung solcher Mordmittel nachweisen? Analytisch wird es zumindest in instrumentell gut ausgerüsteten Laboren möglich sein, aber wohl nur dann, wenn man gezielt darauf schaut, also entsprechende Hinweise durch die Ermittlungsbehörden erhält. Es gilt, die staatlichen Einrichtungen für diese Fragen zu sensibilisieren.

Neben den angesprochenen strukturellen Defiziten bei der Leichenschau treten immer mehr Probleme bei der Finanzierung rechtsmedizinischer Institute in Deutschland auf. Es wird Personal eingespart, es wird nicht mehr in moderne Analysegeräte investiert, und überall regiert der Rotstift. So sind immer mehr Standorte bedroht und werden regelrecht ausgeblutet, indem Stellen nicht wiederbesetzt und notwendige Neugeräte mit dem Hinweis auf leere Kassen nicht beschafft werden. Ist das von der Bevölkerung gewünscht? Wie sieht es mit der Rechtssicherheit aus, und haben nicht auch Opfer und deren Angehörige ein Recht auf Aufklärung?

Für den Bereich der forensischen Toxikologie wurde in München mit der Gründung eines privatwirtschaftlichen Forensisch Toxikologischen Centrums (FTC) ein neuer Weg gegangen, der sich seit mehr als zehn Jahren sehr bewährt hat. Durch die Gründung von solchen eng mit rechtsmedizinischen Instituten zusammenarbeitenden Kompetenzzentren, bei denen viele Spezial-analysen zusammenlaufen, kann eine kostendeckende moderne Analytik gewährleistet werden. Zugleich müssen die handelnden Personen aber auch forensisch geschult sein, um bei jedem Fall schnell zu erfassen, was das Wesentliche ist, und um bearbeitete Fälle kompetent auch vor Gericht vertreten zu können. Das funktioniert bei uns besonders gut, da meine Kollegen und ich selbst jahrzehntelang rechtsmedizinische Erfahrungen gesammelt haben. Es bedarf aber auch weiterhin flächendeckend gut ausgebildeter forensischer Toxikologen, die als Ansprechpartner vor Ort fungieren und Fälle vertreten können. Ich hoffe, dass die Wichtigkeit erkannt und Ausbildungsmöglichkeiten geschaffen werden. Ich selbst versuche jedenfalls, meinen Enthusiasmus für die forensische Toxikologie weiterzugeben.

Literaturhinweise und Quellen

Tödliche Chemie – Einige frühe Klassiker

Alexis, W.; Hitzig.title, J. E.: »Gesche Margaretha Gottfried«, in: Liersch, W. (Hrsg.): *Das Gelöbnis der drei Diebe. Kriminalfälle des neuen Pitaval*, Berlin 1981.

Bolte, C.; Dimmler, K.: *Schwarze Witwen und Eiserne Jungfrauen*, 2. Auflage, Leipzig 2000.

Bowden, P.: »Graham Young (1947–90); The St. Albans poisoner: His life and times«, in: *Criminal Behaviour and Mental Health*, S1, Bd. 6 (1996), S. 17–24.

Chowdhury, R. et al.: (2008) »In Vitro and in Vivo Reduction of Sodium Arsenite Induced Toxicity by Aqueous Garlic Extract«, in: *Food and Chemical Toxicology* 46, 2 (2008), S. 740–751.

Christandl, M.: »Was weiß Doktor Mord?«, in: *merkur-online.de* vom 18.08.2009.

Clasen, I. et al.: »Quecksilberingestion – Makromorphologische und histologische Befunde«, in: *Rechtsmedizin* 23 (2013), S. 191–195.

Drews, V.-M.: »40-Jähriger liegt nach Attacke mit Spritze im Koma«, in: *Hannoversche Allgemeine* vom 01.09.2011.

Flocken, J. v.: »Der Giftmordskandal von Versailles«, in: *Welt.de* vom 09.01.2008.

Gayot de Pitaval, F.: *Unerhörte Kriminalfälle. Eine Sammlung berühmter und merkwürdiger Kriminalfälle*, Auswahl und Übersetzung von Schiller, F., 1792–1794, neu bearb. und zsgest. Paderborn 2005.

Hiess, P; Lunzer, C.: *Die zarte Hand des Todes. Wenn Frauen morden …*, Wien 2002.

Klemm, M.; Meißner, D.: Problematik, Klinik und Beispiele der Spurenelementvergiftung – Thallium, in: *Toxichem Krimtech* 79, 1 (2012), S. 17.

Marzahn, C.: »Scheußliche Selbstgefälligkeit oder giftmordsüchtige Monomanie? Die Gesche Gottfried im Streit der Professionen«, in: *Criminalia – Bremer Strafjustiz 1810–1850, Beiträge zur Sozialgeschichte Bremens* 11 (1988), Bremen.

Mell, J.: »Dr. Mord – hat er wieder getötet?«, in: *tz.de* vom 25.04.2008.

Ottenschläger, L.: »Thallium und Antimon«, in: *Umweltgeochemisches Seminar Karlsruhe*, Seminar am Institut für Mineralogie und Geochemie der Universität Karlsruhe, gehalten am 07.11.2003. http://www.rz.uni-karlsruhe.de/~dg21/geochem0304/TlSb.pdf, letzte Einsicht am 25.02.2014.

Scholz, H.: »Das Schwermetall Thallium: ein Zellgewebs- und Nervengift«, in: *textatelier.com*, Blogeintrag vom 20.01.2012.

Sharp, J.: »Graham Young, the St. Albans Prisoner«, in: *Crimelibrary.de*.

Stöcker, C.: »Mordversuch: Der Blog der jungen Giftmischerin«, in: *spiegel.de* vom 03.11.2005.

Stokes, H.: *Madame de Brinvilliers and her times 1630–1676*, London und New York 1912.

Thies, L.: »Dr. Mord geht in Revision«, in: *Augsburger Allgemeine* vom 31.08.2009.

Dies.: »Mord-Arzt bekam Zulassung zurück«, in: *Augsburger Allgemeine* vom 14.05.2008.

Dies.: »›Ich wurde von einem Mörder behandelt‹«, in: *Augsburger Allgemeine* vom 29.04.2009.

Dies.: »Hat ›Dr. Mord‹ noch einen Menschen getötet?«, in: *Augsburger Allgemeine* vom 19.08.2009.

Thorwald, J.: *Handbuch für Giftmörder*, München 1968. (Das Jahrhundert der Detektive. Weg und Abenteuer der Kriminalistik, Bd. 3).

»Überdosis Abführmittel: Wurde Napoleon zu Tode gepflegt?«, in: *spiegel.de* vom 23.07.2004.

»Verdacht: Dr. Mord fälschte Testament«, in: *tz.de* vom 24.02.2009.

Voget, F. L.: *Lebensgeschichte der Giftmörderin Gesche Margarethe Gottfried*, Bremen 1990.

Witte, J., dapd: »Quecksilbervergiftung – 40-Jähriger stirbt nach rätselhafter Spritzenattacke«, in: *spiegel.de* vom 11.05.2012.

Pflanzliche Gifte

Alexandre J. et al.: »Digitalis Intoxication Induced by an Acute Accidental Poisoning by Lily of the Valley«, in: *Circulation* 125 (2012), S. 1053–1055.

»Alleged Case of Poisoning by Strychnine (1855). Committal of a Surgeon for Willful Murder«, *Lancet* 66 (Issue 1686), S. 617–620.

Amsterdam, J. v.; Opperhuizen, A., Brink, W. v. d.: »Harm Potential of Magic Mushroom Use: a Review«, in: *Regulatory Toxicology and Pharmacology*, 59 (2011), S. 423–429.

»Aus England: Der Prozess Palmer. Ein Beitrag zur Kenntnis der Strychninvergiftung«, in: *Henkes Zeitschrift LXXII* (1856), S. 196–235.

Breitmeier, D. et al.: »Evaluation of the Correlation Between Time Corpses Spent in In-Ground Graves and Findings at Exhumation«, in: *Forensic Science International* 154 (2005), S. 218–223.

Grab, W.: »Kriminelle Atropinvergiftung«, in: *Deutsche Zeitschrift für die gesamte gerichtliche Medizin* 40 (1951), S. 641–648.

Hiess, P; Lunzer, C.: *Die zarte Hand des Todes. Wenn Frauen morden ...*, Wien 2002.

Madea, B.: *Die ärztliche Leichenschau. Rechtsgrundlagen, Praktische Durchführung, Problemlösung*, 3. Aufl., Heidelberg 2014.

Musshoff, F.; Madea, B.: »Modern Analytical Procedures for the Determination of Taxus Alkaloids in Biological Material«, in: *International Journal of Legal Medicine*, 122, 4 (2008), S. 357–358.

Musshoff, F. et al.: (1993) »Suicidal Yew Leave Ingestion – Phloroglucindimethylether as a Marker for Poisoning from Taxus Baccata«, in: *International Journal of Legal Medicine*, 106 (1993), S. 45–50.

Niess, C.; Schnabel, A.; Kauert, G.: »Die Engelstrompete: Giftige Gartenpflanze als neues ›Suchtmittel‹?«, in: *Deutsche medizinische Wochenschrift*, 124 (1999), S. 1444–1447.

»Shipman inquiry criticises police«, in: *news.bbc.co.uk* vom 14.07.2003.

Thorwald, J.: *Das Jahrhundert der Detektive. Weg und Abenteuer der Kriminalistik*, München 1968. (Handbuch für Giftmörder, Bd. 3).

Whittle, B.; Ritchie, J.: *Harold Shipman – Prescription for murder*, London 2004.

Synthetische Gifte

Cowan, R.: »›Black widow‹ jailed for life for killing husband«, in: *The Guardian.com* vom 16.12.2003.

Dreyer, P.: »Todesstrafe: Häftling in USA mit Tier-Narkosemittel hingerichtet«, in: *spiegel.de* vom 17.12.2010.

»Familie Barschel fordert neue Ermittlungen«, in: *Netzeitung* vom 12.08.2007.

Georgia Department of Corrections: »Corrections to Change Execution Protocol«, in: *dcor.state.ga.us* vom 17.07.2012.

Hess, C.; Musshoff, F.; Madea, B.: »Disorders of Glucose Metabolism. Post Mortem Analyses in Forensic Cases – Part I.«, in: *International Journal of Legal Medicine*, 125 (2011), S. 163–170.

Hess, C. et al.: »Determination of a Hypoglycaemia Induced by Insulin or is Synthetic Analogues Post Mortem«, in: *Drug Testing and Analysis*, 5 (2013), S. 802–807.

Hess, C. et al.: »Simultaneous determination and validated quantification of human insulin and its synthetic analogues in human blood serum by immunoaffinity purification and liquid chromatography-mass spectrometry«, in: *Analytical and Bioanalytical Chemistry*, 404 (2012), S. 1813–1822.

Hiess, P; Lunzer, C.: *Die zarte Hand des Todes. Wenn Frauen morden …*, Wien 2002.

»Insulin – Der ideale Mord«, in: *Der Spiegel* 46 (1958).

Klee, E: »Die Geschichte der Giftmörderin«, in: *Die Zeit* 36 vom 01.09.1995.

»Le drame de la rue de Madagascar – Le mécanicien et sa femme ont été victimes d'un empoisonnement criminel«, in: *Le Petit Parisien* vom 25. August 1933.

»Life sentence for ›Black Widow‹«, in: *dailymail.co.uk*, letzte Einsicht am 26.02.2014.

Marks, V.; Richmond, C.: »Kenneth Barlow, England: The first documented case«, in: *Insulin murders. True Life Cases*, London 2007, S. 1–6.

Musshoff, F.; Hess, C.; Madea, B.: »Disorders of Glucose Metabolism. Post Mortem Analyses in Forensic Cases – Part II.«, in: *International Journal of Legal Medicine*, 125 (2011), S. 171–180.

Rowlands, H: »The Black Widow: UK Killer's Possible Bulgarian Victim«, in: *novinite.com* vom 17.02.2010.

Thorwald, J.: *Das Jahrhundert der Detektive. Weg und Abenteuer der Kriminalistik*, München 1968. (Handbuch für Giftmörder, Bd. 3.).

Toyn, G.: »Dena Thompson: The Black Widow and the Poisoned Vindaloo«, in: *courtnewsuk.co.uk* vom 26.02.2014.

Wikipedia francais: Violette Noizière.

Wikipedia: Barschel-Affäre.

Wikipedia: Heaven`s Gate.

Alkohol und giftige Gase

AG Wennigsen: »Anforderungen an sorgfältige Untersuchung der Leiche durch den die Todesbescheinigung ausstellenden Arzt«, in: *Neue Juristische Wochenschrift* 12 (1989), S. 786–787.

Akaishi, S. et al.: »Homicidal and Camouflaged Carbon Monoxide Poisoning in Japan«, in: *Zeitschrift für Rechtsmedizin*, 88,4 (1982), S. 297–304.

»Dignitas empfiehlt den Tod aus der Plastiktüte«, in: *Die Welt* vom 18.03.2008.

Doberentz, E.; Madea, B.: »Ertrinkungstod in Kopftieflage – Bericht über einen ungewöhnlichen Unfall«, in: *Archiv für Kriminologie*, 224 (2009), S. 108–115.

Elger, K; Kleinhubbert, G; Steinvorth, D.: »Gepanschter Alkohol in der Türkei: Der Stoff, der Rafael das Leben kostete«, in: *spiegel.de* vom 04.04.2009.

Gezer, Ö; Hauser, U.: »Klassenfahrt mit tödlichem Ende«, in: *stern.de* vom 30.03.2009.

Hartwig, S.; Tsokos, M.: »Suicidal and Accidental Carbon Monoxide Poisonings Due to Charcoal Fires in Closed Spaces«, in: *Archiv für Kriminologie*, 222 (2008), S. 1–13.

Hausch, S.: »Tatmittel Kohlenmonoxid – Ein ungewöhnliches Tötungsdelikt durch eifersüchtigen Liebhaber«, in: *Kriminalistik*, 1 (1996), S. 31–34.

Humphrey, D.: *Final Exit: The Practicalities of Self-Deliverance and Assisted Suicide for the Dying*, 3. Aufl., New York 2002.

Hunger, H.; Tröger, H. D.; Urban, R.: »Kunstfehler Kohlenmonoxidvergiftung. Todesfälle im Zusammenhang mit ärztlichen Maßnahmen in Leipzig und Hannover«, in: *Beiträge zur gerichtlichen Medizin*, 48 (1990), S. 141–145.

»Korrekt bis in den Tod«, in: *Der Spiegel* 11 (2011).

Kortschak, D.: »25 Tote durch giftigen Alkohol in Tschechien – Schnaps-Panscher gefasst«, in: *Frankfurter Rundschau* vom 24.09.2012.

Lindekamp, H.: »Ein ungewöhnlicher Giftgasmord«, in: *Der Kriminalist* 28 (1996), S. 23–32.

Loose, H.-W.: »Es geht um Gold, Cappuccino und eine tote Kollegin. Anklageschrift liest sich wie das Drehbuch zu einem Krimi – Ist G. W. Täter oder Opfer eines Komplotts?«, in: *Die Welt* vom 03.01.1996.

Loose, H.-W.: »›Das Leben ersinnt oft seltsame Geschichten‹. Für drei Kilo Gold schüttete er der Kollegin Blausäure in den Kaffee – Lebenslang für den ›Cappuccino-Mörder‹«, in: *Die Welt* vom 29.03.1996.

Mußhoff, F.; Madea, B.: »Billiger Rausch – Der Einsatz von flüchtigen Substanzen«, in: Madea, B. (Hrsg.): *Von den Maden zum Mörder*, Leipzig 2010, S. 273–286.

Mußhoff, F.; Madea, B.: »Schluck auf den Schreck? – Nachtrunkfälle im Visier«, in: Madea, B. (Hrsg.): *Von den Maden zum Mörder*, Leipzig 2010, S. 262–272.

Musshoff, F.; Kirschbaum, K. M.; Madea, B.: »An Uncommon Case of Suicide With Inhalation of Hydrogen Cyanide«, in: *Forensic Science International*, 204 (2011), e4–e7.

Musshoff, F. et al.: »A gas chromatographic analysis of phosphine in biological material in a case of suicide«, in: *Forensic Science International*, 177 (2008), e35–e38.

Musshoff, F. et al.: »Accidental Autoerotic Death by Volatile Substance Abuse or Nonsexually Motivated Accidents?«, in: *The American Journal of Forensic Medicine and Pathology*, 27 (2006), S. 188–192.

Nejezchleba, M.: »Tschechiens ungelöstes Problem: Tödlicher Methanol-Mix«, in: *spiegel.de* vom 26.03.2013.

»Neue ›Mode‹ – Gefährliche Suizide«, in: *feuerwehr-ub.de* vom 11.11.2011.

Oehme, C.; Penning, R.: »Suizid durch Kohlenmonoxidvergiftung mithilfe des Holzkohlegrills – Fälle von Selbsttötung nach chinesischem Vorbild«, in: *Rechtsmedizin*, 21 (2011), S. 102–105.

Reiser, O: »Methanolvergiftung – wie groß ist die Gefahr für jeden Einzelnen?«, in: *chemie-im-alltag.de* von 2010.

Schmidt, P. et al.: »Ungewöhnliche CO-Intoxikationen«, in: *Archiv für Kriminologie*, 208 (2001), S. 10–23.

Selina, M.: »Russen sterben an Gift-Alkohol – Türkei fürchtet um Ruf«, in: *Ria Novosti* vom 10.06.2011.

Thiele, K.-H.; Steinecke, H.; Günzel, A.: »Cyanidkonzentrationen bei Fahrzeugbränden«, in: *Zentralblatt Rechtsmedizin,* 36 (1991), S. 331.

»Tödlicher Kaffeegenuss«, in: *Gerstel Aktuell* 42 (2010), *gerstel.de.*

Vock, R.; Hofmann, M.: »Verschleierte Tötungsdelikte . Teil 8: Allgemeine Vergiftungen und CO-Intoxikation«, in: *Kriminalistik,* 2 (1997), S. 131–135.

Medizinisches Personal – Sterbehilfe und Mord

Beine, K. H.: *Krankentötungen in Kliniken und Heimen. Aufdecken und Verhindern,* Freiburg 2011.

Daldrup, T.: »Erfahrungen während der Entwicklung eines Verfahrens zum Nachweis von Clonidin in Geweben«, in: Daldrup, T. (Hrsg.): *Spurenanalytik im Human- und Umweltbereich,* Heppenheim 1992, S. 111–120.

Daldrup, T.: »Todesfälle in einer Wuppertaler Klinik«, in: Oehmichen, M. (Hrsg.): *Lebensverkürzung, Tötung und Serientötung. Eine interdisziplinäre Analyse der »Euthanasie«,* Lübeck 1996, S. 171–181.

Gibiec, C.: *Tatort Krankenhaus. Der Fall Michaela Roeder.* Bonn 1990.

Küpper, U.; Madea, B.; Mußhoff, F.: »Succinylcholin in der forensischen Toxikologie. Verdachtsgewinnung und Beweissicherung bei Intoxikationen«, in: *Rechtsmedizin,* 22 (2012), S. 415–428.

Lediger, B.: *Fallstudie zum Todespfleger von Sonthofen. Konsequenzen für die pflegerische Praxis,* München 2007.

Madea, B.; Dettmeyer, R.; Musshoff, F.: »Fall Downstairs: Accident, Homicide or Natural Death?«, in: *Forensic Science, Medicine and Pathology,* 4 (2008), S. 122–128.

Maisch, H.: *Patiententötungen. Dem Sterben nachgeholfen,* Berlin 1997.

Musshoff, F.; Kuepper, U.; Madea, B.: »Nurse Induced Respiratory Depression by Succinylcholine – the ‚Hero Syndrome'«, in: *Drug Testing and Analysis,* 5 (2013), S. 741–744.

Redondo, R.: »›Todesengel‹. Wenn Pflegekräfte morden«, in: *Die Schwester, Der Pfleger,* 45 (2006), S. 66–74.

Thieme, D. et al.: »Multi Target Analysis of Putrefactive Specimens by Liquid Chromatography-Tandem Mass Spectrometry to Prove Multiple Poisonings by Hypnotics and Muscle Relaxants«, in: *Drug Testing and Analysis,* 4 (2009), S. 156–161.

Urteil Landgericht Kempen 1 Ks 212 Js 14068/04.

Urteil Landgericht Rottweil 1 Ks 10 Js 4434/05 – AK 10/07.

K.-o.-Mittel und ihre Folgen

Andresen, H. et al.: »Liquid Ecstasy. Ein relevantes Drogenproblem«, in: *Deutsches Ärzteblatt,* 105, 36 (2008), S. 599–603.

Arnold, W.; Grützmacher, H. F.: »Die Aufklärung der Noludarzwischenfälle im Hamburger Hafenviertel (St. Pauli) mit Hilfe kombinierter Analysenmethoden«, in: *Deutsche Zeitschrift für die gesamte gerichtliche Medizin*, 65 (1969), S. 44–60.

Gerkens, E.: »Noludar-Tropfen als Werkzeug zum Raub«, in: *Kriminalistik*, 21 (1967), S. 253–255.

Madea, B.; Mußhoff, F: »K.-o.-Mittel: Häufigkeit, Wirkungsweise, Beweismittelsicherung«, in: *Deutsches Ärzteblatt international*, 106, 20 (2009), S. 341–347.

Mußhoff, F.; Madea, B.: »Betäubung per Getränk. Der Einsatz von K.o.-Tropfen«, in: Madea, B. (Hrsg.): *Von den Maden zum Mörder*, Leipzig 2010, S. 231–244.

Musshoff, F. et al.: »Diphenhydramine Positive Hair Sample After a Single-Dose Dimenhydrinate Administration«, in: *Forensic Science International*, 176 (2008), e29.

Thieme, D. et al.: »Screening and Long-Term Retrospection for Psychoactive Drugs in Presumptive Drug Facilitated Crimes Using Segmented Single Hairs«, in: *Drug Testing and Analysis*, 5 (2013), S. 736–740.

»Tief geschlafen«, in: *Der Spiegel*, 29, vom 08.07.1966.

Politisch motivierte Giftanschläge

Albes, A.: »Polonium-Mord ›Haben Sie Litwinenko vergiftet?‹«, in: *stern.de* vom 01.03.2007.

Ansoborlo E. et al.: »Review of Chemical and Radiotoxicological Properties of Polonium for Internal Contamination Purposes«, in: *Chemical Research in Toxicology*, 25 (2012), S. 1551–1564.

Becker, M.: »Polonium-210. Der strahlende Killer«, in: *spiegel.de* vom 30.11.2006.

Beitzer, H.: »Gerüchte um Polonium-Vergiftung. Arafats Zahnbürste erhärtet den Mordverdacht«, in: *sueddeutsche.de* vom 04.07.2012.

»Biowaffen in London: Auch Al-Quaida experimentiert mit Rizin«, in: *spiegel.de* vom 08.01.2003.

Borger, S.: »Der Fall Georgi Markow. Wie Moskau mit einem Regenschirm mordete«, in: *welt.de* vom 06.09.2008.

Brill, K.: »Mysteriöser Regenschirmmord aufgeklärt. Gift direkt vom Diktator«, in: *sueddeutsche.de* vom 01.08.2008.

»Bulgarien: Süße Kugel«, in: *Der Spiegel*, 7 (1992).

Clover, Charles: »Litvinenko Accused Passes Lie Detector Test«, in: *ft.com* vom 25.04.2012.

Deeg, L.: »Plutonium-Mord: Hamburg stellt Kowtun-Verfahren ein«, in: *aktuell.ru* vom 12.11.2009.

Desel, H.: »Paradigmenwechsel bei der Giftentfernung – Evidence Based Medical Toxicology«, in: Pragst, F.; Aderjan, R. (Hrsg.): *Aktuelle Beiträge zur Forensischen und Klinischen Toxikologie. Tagungsband zum*

XV. *GTFCh-Symposium, 18.–21.04.2007 in Mosbach*, Bad Vilbel 2008, S. 227–237.

Erdmann, L.; AP; dpa; Reuters: »Der Fall Litwinenko: Die Bastarde haben mich gekriegt«, in: *spiegel.de* vom 24.11.2006.

»Fall Litwinenko: Scotland Yard spricht jetzt offiziell von Mord«, in: *spiegel.de* vom 06.12.2006.

Hamilton, J.; Walker, T.: »Dane named as umbrella killer«, in: *thesundaytimes.co.uk* vom 05.06.2005.

Maier-Borst, H.: »Kriminalfall Jassir Arafat – Polonium ist keine perfekte Mordwaffe«, in: *zeit.de* vom 07.11.2013.

Matthews, K. M.; Kim, C. K.; Martin P.: »Determination of 210Po in Environmental Materials: A Review of Analytical Methodology«, in: *Applied Radiation and Isotopes*, 65 (2007), S. 267–279.

Miller, C. W. et al.: »Murder by Radiation Poisoning: Implications for Public Health«, in *J. Environ. Health* 74 (2012), S. 8–13.

Milmo, C.: »Was Soft-Drink Entrepreneur Used as a Cover by Litvinenko Assassins?«, in: *independant.co.uk* vom 09.12.2006.

Musshoff, F.; Madea B.: »Ricin poisoning and forensic toxicology«, in: *Drug Testing and Analysis*, 1 (2009), S. 184–191.

»Neue Hinweise zur Todesursache: Wurde Arafat mit Polonium vergiftet?«, in: *tagesschau.de* vom 04.07.2012.

Pergande, F.: »Fall Litwinenko: War Kowtun der Polonium-Kurier?«, in: *Frankfurter Allgemeine Zeitung* vom 11.12.2006.

Rasooly, R.; He, X.; Friedman, M.: »Milk Inhibits the Biological Activity of Ricin«, in: *Journal of Biological Chemistry*, 287 (2012), S. 27924–27929.

»Russische Experten schließen Vergiftung Arafats aus«, in: *zeit.de* vom 26.12.2013.

Salloum, R.: »Polonium-Fund in Arafats Leichnam: Das Gift-Rätsel«, in: *spiegel.de* vom 06.11.2013.

Stather J.-W.: »The polonium-210 poisoning in London«, in: *Journal of Radiological Protection*, 27 (2007): S. 1–3.

»The polonium trail: Key locations«, in: *news.bbc.co.uk* vom 17.08.2007.

Thomas, J. D. et al.: Intentional castor bean ingestion with serial ricinine levels. American Academy of Clinical Toxicology, San Francisco 2006.

»Umbrella Murder Case Stays Open«, in: *news.sky.com* vom 09.09.2008.

Welsch, W.: *Ich war Staatsfeind Nr. 1*, Frankfurt/M. 2001.

Wittrock, P.: »Giftanschlag in London: Ärzte finden radioaktive Substanz im Körper des toten Ex-Spions«, in: *spiegel.de* vom 24.11.2006.

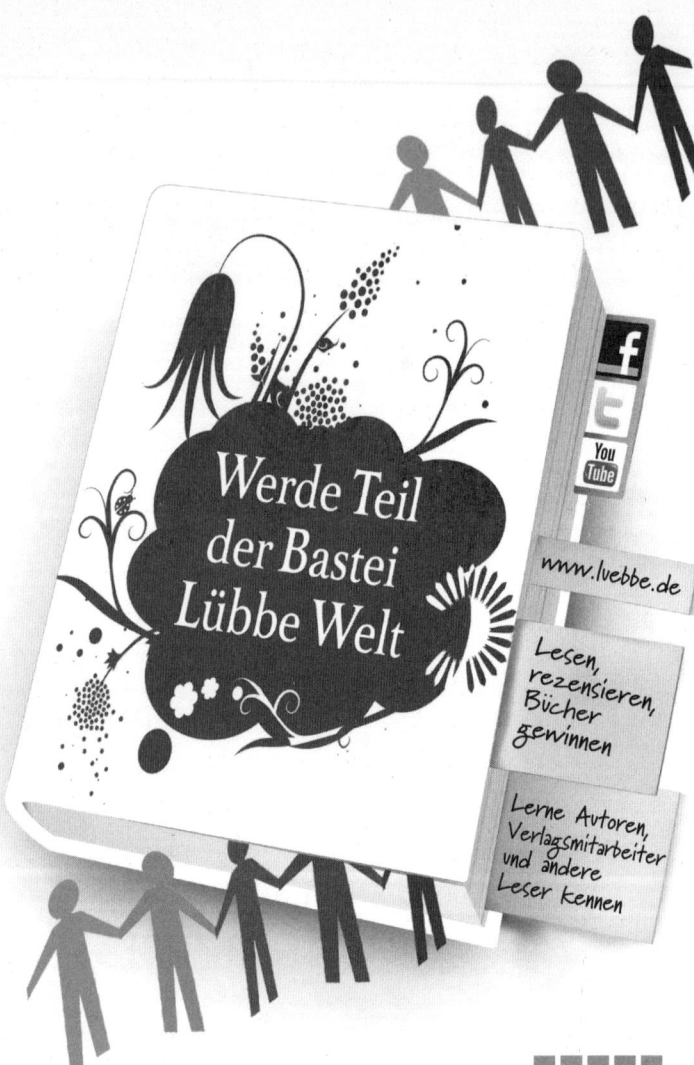